운동과 건강

편찬위원

박승한 영남대학교 체육학부 교수
미국 Ball State University 철학박사

류호상 영남대학교 체육학부 교수
미국 University of Georgia 철학박사

권영우 영남대학교 체육학부 객원교수
한국체육대학교 이학박사

운동과 건강

초판 발행 2000년 3월 22일
제5판 2쇄 2022년 2월 10일

지은이 박승한 · 류호상 · 권영우
펴낸이 최외출
펴낸곳 영남대학교출판부

출판등록 1975년 9월 5일 경산 제16-1호 | **주소** 경북 경산시 대학로 280
전화 053) 810-1801~3 | **FAX** 053) 810-4722 | **홈페이지** book.yu.ac.kr

ISBN 978-89-7581-546-1 93690

• 값은 표지 뒷면에 있습니다.
• 잘못 만들어진 책은 바꾸어 드립니다.

운동과 건강

박승한 · 류호상 · 권영우

pegasus

머리말

세계보건기구(WHO)가 1978년 애틀란타 회의에서 채택한 "2000년까지 전 인류에게 1차 의료혜택을 주자."라는 결의 사항을 각국이 준수함으로서 인류의 공포 대상이었던 감염성질환의 치유는 어느 정도 해결되어가고 있다. 반면 현대 사회의 부산물인 과잉섭취와 운동부족으로 인한 퇴행성질환인 성인병은 급속도로 증가되어 인류의 건강을 위협하고 있다.

미국을 비롯한 구미선진국들은 오래전부터 "Sports for all"의 기치 아래·국가 차원에서 국민들에게 생활체육으로의 참여를 확대시키고 필요한 시설들을 확충해 왔다. 우리도 이제 국가적 목표를 가지고 예방의학의 일환으로 운동을 정기적인 일상계획에 넣어 실시할 때가 되었다.

삶의 궁극적인 목적은 행복이며 행복을 위한 가장 중요한 요건은 건강이다. 운동은 바로 건강을 증진시키고 유지하는 가장 효과적인 방법이다. 더욱이 운동은 건강증진의 의미를 넘어 삶의 질을 향상시키는데도 매우 중요한 것으로 인식되고 있다.

이 책은 바로 그러한 시대적 요청에 입각하여 일반인들에게 “왜 운동을 해야 하는지”와 “어떻게 운동을 해야 하는지”에 대한 정보를 제공할 것이다. 또한 운동과 관련된 최신의 중요한 정보를 수록하여 보다 과학적인 방법으로 운동할 수 있도록 좋은 안내가 역할을 할 것으로 기대된다.

이 책에서 설명된 각종 성인병과 운동효과들을 이해한 뒤 많은 사람들이 운동을 생활화하는데 동참해 주길 희망한다. 이것을 실천하기 위해서는 동기유발은 물론 때로는 신체적인 노력과 인내가 필요할 것으로 본다. 전문가의 운동처방에 따라 규칙적으로 운동을 하면 자신의 생리적 · 신체적 기능을 향상시킬 뿐만 아니라 정신적 · 사회적 건강도 크게 증진시킬 수 있음을 확신한다.

2017년 2월

지은이

차례

chapter 04 스트레스와 운동

chapter 05 운동과 수면

chapter 06 운동과 정신건강

chapter 12 노화와 운동

chapter 13 골다공증과 운동

01 chapter

현대사회와 운동

1. 현대사회와 성인병

경제와 과학기술의 눈부신 발전은 인간의 삶에 많은 이기와 편리를 가져다 주었다. 그러나 기계화와 자동화에 따른 신체활동의 감소와 복잡한 조직사회에서의 바쁜 업무와 과도한 경쟁으로 인한 스트레스 및 불규칙적이고 지나친 영양섭취는 현대인의 건강을 위험수위로 몰아넣고 있다. 1950년대 Morris 박사는 영국의 운수회사직원들을 대상으로 연구한 결과 신체활동이 비교적 많은 안내원에 비해 활동이 적은 운전기사들에게서 관상동맥질환 발생률이 훨씬 높음을 관찰하였다. 이 연구가 표된 후 많은 나라들이 국민들의 건강과 삶의 질 향상을 위해 정부차원의 체육정책과 대책들을 수립하기 시작하였다.

신체활동부족이나 잘못된 영양섭취 등이 원인이 되어 발생하는 질병을 흔히 **운동부족증**hypokinetic disease, **성인병, 또는 생활습관병**이라고 부른다. 구체적으로 비만, 고혈압, 당뇨병, 뇌졸중, 심장병, 죽상동맥경화 등의 순환, 호흡, 대사, 내분비계의 만성퇴행성질환을 의미한다. 이러한 성인병은 주로 중년기나 그 이후에 발생되며 일단 발병하면 완전한 치료가 어렵고 기능장애로 인하여 사회활동에 많은 지장을 초래하며 심지어 사망에 이르게 할 수도 있다. 우리나라도 급격한 경제발전과 생활양식의 변화로 성인병의 발생빈도가 높은 실정이다. 2014년의 한국통계청 보고에 따르면 사망통계 사인별 분포에서 심혈관과 뇌혈관계 질환이 수위를 차지하고 있어 이것을 입증하고 있다. 근래에는 중년이후 연령의 증가에 따라 나타나던 이러한 성인병이 이제는 어린 시절부터 발병하는 경향이 있어 성인병의 기준도 모호해지고 있는 실정이다.

생활습관병에 속하는 대부분의 질환들은 위험인자들이 밝혀졌기 때문에 충분히 예방할 수 있다. 과도한 스트레스, 지나친 영양섭취, 불규칙한 생활습관, 음주 및 흡연 등의 위험요인들을 제거하는 것이 예방책이 될 수 있다. 특히 신체활동의 부족은 대부분의 성인병에 중요한 위험인자이기 때문에 적절한 식이요법과 함께 운동의 생활화가 이루어져야 할 것이다. 의학의 아버지 Hippocrates는 이미 2400년 전에 "사람이 건강해지기 위해서는 먹는 것만으로 될 수 없고 운동을 해야 한다"고 주장하였다. 실제 대부분의 사람들이 운동을 하면 건강을 증진시킬 수 있다는 믿음을 가지고 있으면서도 정확히 그 방법에 대해서는 잘 모르고 있다. 올바른 운동은 건강에 이익이 되지만 그렇지 않으면 오히려 해가 될 수 있다. 이 장에서는 먼저 운동과 관련된 용어와 개념들부터 정리하여 독자들이 이 책을 읽고 운동을 이해하고 수행하는데 필요한 기초 정보들을 제공하고자 한다.

2. 건강과 운동의 정의

건강은 단순히 질병이 없는 상태가 아니고 신체적, 정신적, 사회적인 안녕well-being을 의미한다. 또한 건강은 과도한 피로 없이 매일의 과제와 여가적인 활동을 수행할 수 있는 충분한 에너지와 활력을 지닌 상태로 정의된다. **체력**은 건강을 위한 중요한 요건이며 신체적인 체력뿐만 아니라 정신적, 사회적, 물리적 체력 등 다양하게 구성된다. 일상적으로 운동을 통하여 체력을 증진시킴으로써 건강을 유지하거나 증진시킬 수 있다. 건강은 우리가 만들기를 원하는 광대한 기초적인 초석이며, 체력은 건강이라는 초석 위에 계속적으로 조각을 새기는 것에 비유될 수 있다.

체력을 증진시키기 위해서는 신체활동이나 운동이 필요하다. 근육이 에너지를 소비함으로써 일어나는 신체의 모든 움직임을 **신체활동**physical activity이라고 한다면 **운동**은 기능이나 건강을 증진시키기 위해 계획적, 체계적, 반복적, 의도적으로 행하는 육체활동을 포함하고 있다. **스포츠**는 경쟁, 기술 또는 연습의 의미를 포함하고 있다. 선수들의 경우 스포츠는 경기규칙에 따라 승패를 가리는 활동으로 명예와 부, 혹은 직업으로서의 의미가 강하지만 여가적으로 스포츠를 하는 사람들은 건강의 증진이나 유희적 스포츠recreational sports에 더 큰 의미를 두고 있다. 유희적 스포츠를 통하여 발생할 수 있는 과다한 경쟁이나 내기는 오히려 건강을 해칠 수 있다.

3. 운동의 효과

1) 신체적 건강

비활동적인 생활방식은 근육의 힘을 잃게 하고 비만을 가져오며, 심장과 폐의 기능을 무력화시키는 생리적인 변화를 초래한다. 규칙적인 운동은 개인의 건강과 행복에 필요한 것으로 인식되어 왔지만 많은 사람들이 운동과 관련된 생활을 하는데 무관심해 왔다. 인간의 신체는 활동적으로 만들어졌기 때문에 적당한 운동은 심장, 폐, 혈관, 근육, 뼈 등의 **조직기능**을 향상시킨다. 또한 규칙적인 운동은 생리학적 **노화**를 지연시키는 것은 물론 심혈관질환, 관절염, 두통, 변비, 불면증 등 다양한 **질병**으로부터 탈피시켜 삶의 질을 향상시킨다. 규칙적인 운동은 건강의 좋은 열쇠이며 세상에서 가장 값싼 예방약이라고 할 수 있다.

2) 정신적 건강

건강한 신체는 정신건강에도 긍정적인 영향을 미친다. 실제로 땀을 흘리며 운동을 하고 나면 육체적으로 약간 피로하나 현대인들에게 자주 나타나는 긴장, 불안, 우울증을 완화시키고 **안정감과 평안감, 상쾌함**을 가져다 준다. 이러한 효과는 운동에 의하여 체온이 상승되고 뇌조직으로의 혈류와 산소공급량이 증가하여 나타난다. 또한 남보다 뛰어난 체력이나 운동기술로 자신의 우수성을 나타내려는 인간의 가장 기본적인 욕구를 충족시키며 직위나 명성에 관계없이 인정을 받을 수 있는 기회를 제공해 **자긍심**을 높인다. 이외에도 암벽등반과 같은 모험적인 운동은 즐겁고 짜릿한 쾌감을 제공하는 **유희적 속성**이 있다.

3) 사회적 건강

운동은 사회생활에 필요한 **협동심과 희생정신 및 준법정신**을 함양시키고 운동을 통한 성공적 경험은 **자신감과 인내심**을 키워서 장차 경험하게 될 시련을 극복하는 데도 도움을 줄 수 있다. 운동은 또한 근원적 경향성을 정화시키는 것은 물론 **독립적 활동**에 도움을 준다. 예를 들면, 스포츠경기를 할 때 스포츠맨십을 가지고 정해진 규칙을 준수하고 동료들과 협동하여 경기를 할 때 사회성의 함양은 물론 좋은 경기력을 발휘할 수 있다. 또한 걷기, 조깅, 자전거타기 등의 운동에 참여하면서 어디로, 얼마나 빨리, 얼마나 멀리, 언제 멈출지를 자신이 결정한다. 즉 어떤 성별, 직업, 직위에 상관하지 않고 자신의 의지대로 행할 수 있다. 이와 같이 규칙적인 운동은 신체적 잠재력을 증가시키고 보다 나은 건강생활을 영위할 수 있도록 도와준다. 그렇지만 운동이 만병통치약이라는 의미는 아니며 적절한 식이, 휴식, 수면 등과 같은 다른 건강과 관련된 요인과 조화를 이룰 때 건강이 증진될 수 있다.

4. 병원진료, 약물, 운동

현대사회의 일차적인 치료수단은 병원진료와 약물사용이며 이러한 수단들이 불치병을 치료하고 인간의 평균수명을 연장하는 등 건강에 많은 기여를 한 것은 사실이다. 그러나 **병원진료**는 많은 비용을 지출해야 하고, 일단 수술을 하게 되면 이전의 건강상태로 완전하게 회복하기 힘든 경우가 많다. 수술에 의해 절단되거나 제거된 신체의 일부는 말할 것도 없고, 인공기관이나 기구로 대체된 인체의 조직이 원래의 기능을 대신할 수 없다. **약물**은 독성toxicity을 가지고 있고 장기간 복용할 경우 내성의 증가로 인해 복용 양을 늘려야 하며 줄이거나 중단하면 금단효과withdrawal effect가 나타난다. **운동**은 임상적 효과 측면에서 약물과 병원진료보다 부족하며 이차적 치료수단이지만 일차적 수단들에 비해 독성과 부작용이 없고 비용이 적다는 장점을 가지고 있다. 또한 운동은 미리 질병을 예방하고 건강을 증진시킬 수 있는 예방의학preventive medicine의 기능을 가지고 있다는 점이다. 이러한 측면으로 볼 때 진정한 일차적 치료수단은 운동이고 의약과 병원진료는 이차적 치료수단이 되어야 한다. 인간은 자체적으로 치료능력을 가진 하나의 복잡하고 역동적이며 통합된 유기체라는 사실을 잊어서는 안 되며 예방이 최선의 방법이다.

chapter 02

운동의 해부, 생리적 이해

1. 순환계

1) 심장

심장은 혈관을 통하여 필요한 물질을 혈관을 통해 이동할 수 있도록 압력을 가하는 **펌프 역할**을 한다. 심장에 의한 펌프작용이 원활히 이루어질 때 혈액이 순환하며 물질의 운반과 세포활동, 노폐물의 제거 등의 생존에 필요한 작용이 이루어질 수 있다. 해부학적으로 심장은 원추형 근육기관으로 그 첨부apex가 좌측 흉부에 위치한다. 심저부base는 흉곽 내 정중선median line으로부터 좌측으로 약 15° 정도 비스듬히 위치하고 있다. 성인의 경우 심장의 길이는 12.5cm, 폭은 9cm이며 전후 경은 6cm이다. 무게는 남성의 경우 300g, 여성의 경우 250g 정도이다. 심장의 좌심실은 우심실보다 뒤쪽 왼쪽에 위치하며 좌심실과 우심실의 두께는 각각 8~14mm, 3~4mm로 좌심실이 우심실에 비해 3배 더 두껍다. **관상동맥**coronary artery은 심근의 수축에 필요한 영양소와 산소를 공급하는 동맥혈관이며 우관상동맥과 좌관상동맥으로 구성되어 있다. 관상동맥을 통하여 심장근육으로 흘러 들어오는 혈액 량은 전신을 순환하는 혈액량의 약 5%에 해당한다. 관상동맥의 혈류량은 안정 시의 경우 분당 250~300cc이며 전체 심박출량의 4~5%에 해당된다. 성인의 심장은 분당 약 70회, 1일 약 1만 번 박동한다. 또한 심장은 1일 약 9,000ℓ의 혈액을 전신으로 순환시킨다.

2) 혈액

혈액은 세포의 활동에 필요한 물질을 공급하고 생성된 부산물과 노폐물은 배출하는 매개체역할을 한다. 세포의 성장과 활동, 생존은 혈액으로부터 필요한 물질을 공급받고 노폐물은 제거될 때 가능하다. 혈액은 체중의 약 8%를 차지하며 체중이 60kg인 사람의 혈액량은 약 5ℓ정도가 된다. 혈액은 45%가 고형성분인 적혈구red blood cell로 구성되며 이중 약 1% 이하는 백혈구white blood cell와 혈소판platelet으로 구성되어 있다. 나머지 55%는 액체성분인 혈장plasma으로 구성되어 있다.

적혈구는 햄과 글로빈으로 구성되어 있으며 각각 산소와 이산화탄소를 운반하는 역할을 한다. **백혈구**는 체내에 들어온 이물질foreign body이나 세균 등에 대하여 식작용phagocytosis 및 항체를 생성하는 면역기능을 수행한다. **혈소판**은 혈액 응고 등의 역할을 수행하며 혈관의 손상으로 초래될 수 있는 혈액의 손실을 방지한다. **혈장**은 90%의 수분과 10%의 용질로 구성되어 있다. 10%의 용질 중 단백질이 8%를 차지하며 나머지는 호르몬, 영양물질, 전해질, 산소와 이산화탄소 등으로 구성되어 있다. 혈액과 혈장의 점성은 물에 비하여 각각 약 3~4배, 2배 정도 높으며 혈액의 pH는 7.4(7.37~7.43)이다. 혈액은 대사에서 생성된 열을 분산시키고 산도를 조절하는 완충기능도 지니고 있다. 혈액의 기능이 원활히 작용하기 위해서는 항상 일정한 혈액 양이 유지되어야 한다. **혈관**은 혈액을 운반하는 통로역할을 하며 동맥, 정맥, 모세혈관으로 구성된다. 특히 동맥은 혈관내막, 혈관 중간 막, 혈관 바깥 막으로 이루어져 있다. 동맥의 중간 막은 근육이 포함되어 혈관의 수축과 이완이 가능하다. 정맥은 판막valve를 가지고 있어 혈관의 압력을 분산시키는 역할을 한다.

3) 순환계 회로

순환계는 우심장-폐-좌심장을 주축으로 하는 회로이며 폐순환pulmonary circulation과 체순환systemic circulation으로 구분된다. **폐순환**은 우심실로부터 폐동맥, 폐조직의 모세혈관, 폐정맥, 좌심방으로 연결되는 소순환계를 가리킨다. **체순환**이란 좌심실, 동맥, 체조직의 모세혈관, 정맥, 우심방으로 연결되는 대순환계를 말한다. 폐순환과 체순환을 통하여 영양물질과 산소, 호르몬 등 인체에 필요한 물질이 적재적소에 공급되고 노폐물과 부산물은 신장, 폐, 피부, 간, 호흡을 통해 제거된다.

4) 호흡계

호흡계는 산소와 이산화탄소와 같은 가스를 운반하며 외호흡과 내호흡으로 구분된다. **외호흡**external respiration은 폐순환에 의해 이루어지는 호흡으로 폐포와 모세혈관 사이에서 산소와 이산화탄소의 교환이 이루어지는 과정을 말한다. 코와 입을 통하여 우리 몸에 들어온 산소는 목구멍에서 기관지, 세기관지를 거처 폐포에 도달한다. 세기관지 말단에는 약 10억 개의 폐포alveoli가 위치하고 있다. 폐포들은 스폰지 같은 형태로 서로 밀집되어 있으며 모세혈관이 분포하고 있다. 폐를 통하여 들어온 산소는 폐포에 도달되어 분압차에 의해 모세혈관 내 적혈구 세포의 헤모글로빈과 결합하여 심장과 체동맥systemic arteries을 거쳐 근육 등 요구 조직으로 이동된다. 반면 이산화탄소는 적혈구에서 폐포를 거쳐 호흡으로 배출된다. **내호흡**internal respiration은 체순환에 의해 이루어지는 호흡으로 근육세포와 혈관 사이 가스교환이 이루어지는 과정을 말한다. 여기에서 적혈구는 자신이 포함하고 있는 산소를 근육세포로 유입하고(약 30%), 근육세포 내에서 생성된 이산화탄소는 적혈구의 헤모글로빈과 결합하여 호흡으로 배출된다. 조직에서 생성된 이산화탄소의 20%가 적혈구에 의해서 제거된다. 외호흡과 내호흡은 분압차에 의해 높은 분압에서 낮은 분압으로 가스가 교환된다. 이러한 일련의 현상을 호흡조절이라 하며 호흡조절은 호흡중추, 혈액 내에 있는 이산화탄소와 산소의 양, 수소이온(H+), 체온 등의 변화에 의해서 이루어진다. 운동을 할 때 **올바른 호흡법**이 중요한 이유는 바로 적절한 호흡을 통하여 근육의 에너지생성에 필요한 산소를 충분히 공급하고 반대로 산성증과 과호흡의 원인인 이산화탄소 등의 부산물을 제거하기 때문이다. 운동 시 올바른 호흡을 하지 않을 경우 산성 물질이 과도하게 축적되는 것은 물론 활동근육의 산소부족으로 늑막염 등이 발생할 수 있다.

2. 근골격계

1) 골격계

골격또는 뼈은 생명력이 없는 단단한 세포간질과 여기에 매몰된 살아 있는 세포로 구성되어 있다. 세포간질은 유기질 및 무기질로 구성되어 있고 전자는 주로 단백질과 관련 있는 물질인 세섬유로 되어 있다. 이들 섬유는 세포간질의 약 30~40%를 차지하고 나머지 60~70%는 주로 칼슘, 인, 탄산염 등의 무기물로 구성된다. 또한 골격은 외부의 단단한 치밀골compact bone과 내부의 해면 같은 **해면골**cancellous or spongy bone로 구성되어 있다. 해면골은 뼈의 안쪽부위이며 불규칙적인 그물과 스펀지 같은 형태로 구성되어 있다. 축성의 골격axial bone 및 장골long bone의 끝부분distal은 주로 해면골이다. 해면골은 파괴와 재생이 빠르고 골다공증에 노출되기 쉽다. 골반, 요추, 허리는 다른 부분보다 연조직이 많기 때문에 골다공증에 의해 쉽게 손상될 수 있다. **치밀골**cortical은 뼈의 바깥부위를 차지하며 해면골보다 단단하고 전체 골격 무게의 80%를 차지한다. 뼈들은 여러 가지 방법으로 서로 결합되어 있으며 둘 이상의 뼈가 연결된 것을 **관절**joint or articulation이라 부른다.

인체의 골격은 성장과 순응, 파괴와 재생이 이루어지는 구조물로 다양한 기능을 가지고 있다. **뼈의 기능**으로 첫째, 신체무게를 지탱하는 지지역할을 한다. 둘째, 외부의 충격으로부터 신체의 내부구조를 보호하는 역할을 한다. 셋째, 관절과 골격근을 연결하여 신체의 운동이 이루어지게 한다. 넷째, 조혈작용으로 혈구를 생산하는 역할을 한다. 다섯째, 신체에 필요한 무기물의 저장 장소이며 신체의 요구에 따라 체내에 공급된다.

2) 근육계

근육은 화학적 에너지를 기계적 에너지와 열로 전환시킬 수 있는 에너지변환기이다. 근육세포에 의해 만들어지는 에너지는 내부 환경을 조절할 뿐만 아니라 자신을 움직이게 하여 외부환경에 존재하는 사물을 조절 또는 조정한다.

(1) 근육의 유형

인체 근육은 골격근, 심근, 평활근으로 알려진 세 가지 유형으로 분류된다. **골격근**은 뼈와 연결되어 있어 근육이 수축하면 뼈에 힘이 가해져 신체가 움직이게 된다. 골격근은 자신이 의도하는 대로 움직일 수 있으므로 수의근voluntary muscle에 해당되며 가로무늬가 규칙적으로 보이므로 횡문근으로도 불려진다. **심근**cardiac muscle은 골격근과 마찬가지로 횡문근에 속하지만 자신의 의지대로 움직일 수 없고 주기적, 자율적으로 수축하므로 불수의근에 해당된다. **평활근**smooth muscle은 가로무늬가 없으며 의지대로 움직일 수 없으므로 불수의근에 해당된다. 위장관, 혈관, 자궁, 방광 등이 있으며 근육의 수축에 의해 관의 직경을 변화시킬 수 있다.

(2) 근육의 구조

근육은 체중의 40%를 차지하며 근섬유muscle fiber와 이를 결합하는 결합조직connective tissue으로 구성된다. 근섬유는 근육세포라고도 불리며 근육의 가장 기본이 되는 단위이다. **근섬유**가 모여서 근육을 형성한다. 근섬유는 수축의 특성에 따라 속근, 지근, 중간형섬유로도 구분되며 이후 설명하기로 하겠다. 근섬유는 다수의 **근원섬유**myofibril가 모여 형성된 것이며 근원섬유는 다수의 근세사myofilament가 모여 형성된다. **근세사**는 다시 마이오신근세사myosin filament와 액틴근세사actin filament로 구성되어 있다. 근육의 수축은 마이오신근세사가 액틴근세사 사이로 미끄러져 들어가 근절sarcomere의 길이가 짧아지면서 이루어지는데 이것을 **활주설**sliding theory이라 한다. 근육이 수축할 때 크기가 증가하는 것은 바로 활주에 의해 액틴근세사와 마이오신근세사가 겹쳐지기 때문이다. **결합조직**은 근육과 같은 연조직을 지지하고 보호하는 역할을 한다. 근섬유가 차지할 충분한 공간을 확보하고 근섬유세포들과 서로 결합되어 근섬유의 원활한 작용은 물론 근육의 형태와 탄력을 유지하게 한다. 결합조직은 지방저장을 위한 공간도 확보한다. 건, 연골, 지방, 혈액도 결합조직에 포함된다. 건은 뼈와 근육을 연결하는 결합조직의 일종이다. 연골과 같은 결합조직은 골격의 마찰을 완충시켜 보호한다. 지방은 인체 기관의 절연과 보호뿐만 아니라 여분의 연료를 저장한다. 혈액과 같은 결합조직은 인체 내 물질의 수송역할을 한다. 혈액은 혈액세포로 구성되어 있고 혈장이라고 불리는 혈액의 모체(matrix)에 의해서 둘러싸여 있어 결합조직으로 분류된다.

3) 근육수축의 양식

인체의 운동은 근육의 장력이 연결된 뼈에 가해짐으로써 가능하다. 이러한 근육의 뼈에 대한 장력은 등척성운동isometric muscle exercise과 등장성운동isotonic muscle exercise, 등속성운동isokinetic muscle exercise의 형태로 이루어진다. **등척성운동**은 근육의 힘은 발휘되지만 길이는 변하지 않는 것으로 정적 운동이 여기에 해당된다. 등척성 운동은 장소에 구애되지 않고 언제 어디서나 수행할 수 있으며 관절의 움직임이 없기 때문에 재활운동에도 사용될 수 있다. **등장성운동**은 관절의 움직임이 발생하기 때문에 동적 운동dynamic action에 포함되며 단축성운동concentric exercise과 신장성운동eccentric exercise으로 분류된다. *단축성운동*은 근육의 길이가 짧아지면서 장력이 발생하는 운동을 말한다. *신장성운동*은 근육의 길이가 이완되면서 장력이 발생되는 운동이다. 신장성운동을 이용한 근력훈련은 단축성운동보다 많은 근력 향상을 유도하는 것으로 알려져 있지만 상해의 위험성이 높다는 단점을 가지고 있다. 단축성운동과 신장성 운동의 예는 흔하게 찾아볼 수 있다. 예를 들면 계단을 올라갈 때 대퇴사두근이 짧아지면서 힘이 발생되며 단축성운동이 일어나지만 계단을 내려갈 경우 대퇴사두근은 이완되면서 힘이 발생되는 신장성운동이 나타난다. 등산을 위하여 산을 오르내릴 때에도 같은 경우에 해당된다. 또한 근력운동을 수행하기 위하여 웨이트트레이닝을 할 때, 기구를 올리고 내릴 때에도 같은 경우에 해당된다. 일반적으로 원심성운동이 이루어지는 단계는 운동의 마무리단계에서 이루어지기 때문에 소홀히 하기 쉬운데 이때의 운동이 근력의 향상은 물론 상해의 위험이 높다는 것은 인지하여야 한다. **등속성운동**은 가해지는 힘과 상관없이 운동 시 일정한 속도와 동일한 저항이 부과되는 운동이다. 등속성운동은 운동의 전 동작범위에 걸쳐 최대한의 저항을 근육에 부과할 수 있고 안전하여 재활에 유용한 운동이지만 고가의 특정기구가 필요하다는 단점이 있다.

4) 근력, 근파워, 근지구력

운동에 의한 근육의 발휘는 근력, 근파워, 근지구력형태로 발휘된다. 근력은 얼마나 많이 근육의 힘을 발휘할 수 있느냐의 개념이여 근육의 수축에 의해 발휘될 수 있는 최대의 힘을 말한다. 예를 들면 40kg을 들어 올리는 사람은 30kg을 들어 올리는 사람보다 근력이 높다는 의미가 된다. **근파워**는 순발력으로도 불리며 일정 힘의 발현을 얼마나 빠른 속도록 수행하느냐의 능력이다. 즉 순간적인 근력의 발휘능력과 관련되며 근력에 속도의 개념이 추가적으로 포함된다. 예를 들어 200kg의 벤치프레스를 할 수 있는 두 사람이 같은 무게를 들어 올렸는데 이중 한 사람이 들어 올린 속도가 다른 사람보다 2배 빠르다면 2배 높은 근파워를 소유한 것으로 볼 수 있다. **근지구력**은 운동부하에 의해 나타나는 근육의 피로에 대항하여 얼마나 오래 견디며 지속적으로 운동할 수 있느냐의 능력이다. 근지구력은 근력과 상반되는 개념으로 어떤 무게나 저항을 한번 이상 들어 올릴 수 없다면 완전한 최대근력이라고 할 수 있다. 반면 어떤 무게나 저항을 1회의 수행으로 한번 이상 최대한 많이 반복할수록 근지구력에 가까운 운동이라고 할 수 있다. 간헐적 운동일 경우 근지구력은 근력과 근파워에도 적용될 수 있다. 근력과 근파워를 반복적으로 수행할 때 원래의 힘을 유지하며 오래 지속할수록 근지구력적인 근력과 근지구력적인 근파워가 높다고 볼 수 있다.

3. 운동의 특성을 결정하는 요인

운동을 통한 이익을 얻기 위해서는 개개인에게 적합한 운동을 수행하여야 한다. 건강을 위해 운동을 하는 사람들은 물론 고령자, 허약자, 여성, 질환자, 부상자의 운동은 다르게 수행되어야 된다는 의미이다. 경기력향상을 목적으로 하는 운동선수 또한 마찬가지이다. 자신에게 적절한 운동을 선택하고 선택한 운동을 적절하게 수행하여 효과를 극대화하기 위해서는 해당되는 운동의 특성을 먼저 이해하여야 한다. 이것을 이해할 때 자신에게 적절한 운동의 선택은 물론 올바른 목적과 목표를 세워 운동할 수 있고 이렇게 함으로 운동의 효과를 극대화할 수 있다.

지구상에는 특성이 다른 다양한 운동과 스포츠가 존재하며 이러한 다양한 운동의 특성을 모두 이해한다는 것은 쉬운 일이 아니지만 개개의 스포츠는 어떤 일정한 특성과 형태를 가지고 있다. 이러한 개별적인 특성과 형태를 이해할 수 있다면 스포츠가 가진 특성을 이해하는 것이 어려운 일이 아니다. 지금부터는 개별적인 운동이나 스포츠의 특성을 결정하는 요인들을 학습하고 이것을 토대로 다양한 스포츠의 특성을 이해할 수 있는 능력을 배우게 될 것이다.

1) 에너지시스템

인체의 활동이 이루어지기 위해서는 에너지가 필요하다. **ATP**adenosine triphosphate는 인체에서 근육수축, 신경자극과 같은 세포활동에 필요한 에너지원으로 사용된다. ATP는 아데노신에 3개의 인산이 결합되어 있는 형태이며 이중 1개(AMPadenosine monophosphate) 또는 2개의 인산(ADPadenosine diphosphate)이 떨어져 나가면서 에너지를 발생한다. 여기서 발생된 에너지가 신체활동 등의 에너지로 사용된다. 에너지로 사용된 ADP는 더 이상 에너지로 이용될 수 없으며 다시 에너지로 이용되기 위해서는 ATP로 재합성 되어야 한다. 이러한 에너지의 재합성은 산소를 이용하지 않는 무산소계로 알려진 젖산계와 ATP-PC계와 산소를 이용하여 이루어지는 유산소계aerobic system 에 의해 이루어진다.

(1) ATP-PC계

먼저 ATP-PC계는 영양소와 산소를 이용하지 않고 무산소적으로 에너지를 생성하는 시스템이다. 이것은 PCphosphocreatine로 알려진 고에너지 화합물이 분해되면서 발생되는 에너지로 ATP를 재합성하는 과정이다. 즉 PC 1몰이 분해될 때마다 ATP 1몰이 생성된다. 이 시스템은 에너지를 빠르게 생성할 수 있다는 **장점**이 있지만 소량이어서 오랜 시간 에너지를 만들어 낼 수 없다는 **단점**이 있다. 최대운동 후 *4-6*초가 되면 모두 고갈된다. 운동종목으로 100m 달리기, 높이뛰기와 같은 순간적인 고강도 힘의 발현을 요구하는 스포츠가 이러한 시스템을 주로 사용한다.

(2) 젖산계

젖산계는 해당과정이라고도 하며 ATP-PC계와 마찬가지로 산소를 이용하지 않고 에너지를 생산하는 시스템이다. 젖산계가 작용하기 위해서는 당이라는 영양소가 이용되어야 하며 1분자의 당glucose이 젖산lactic acid으로 변화되면서 2개의 ATP를 재합성한다. 실제 4개의 ATP가 생성되지만 합성과정에서 2개의 ATP가 소비되어 순수하게 2개의 ATP가 생성된다. 젖산계는 ATP-PC계와 마찬가지로 단시간에 많은 ATP를 합성시킬 수 있다는 **장점**이 있지만 피로의 원인이 되며 오랜 시간 에너지를 생성할 수 없다는 **단점**이 있다. ATP-PC계와 젖산계는 무산소과정이라는 점에서 동일하지만 차이점이 존재한다. 이러한 **차이점**으로 *첫째*, 젖산계는 당이라는 영양소를 사용한다는 점이다. *둘째*, 젖산계는 ATP-PC계보다 순간적으로 생산하는 에너지가 적고 운동의 지속시간은 길다. 전력으로 운동할 경우 *30초-180초* 사이에 이루어지는 운동은 젖산계가 가장 많이 동원되는 운동이라고 할 수 있다. 따라서 육상의 200m과 400m 달리기, 수영의 100m 등의 운동 시 많이 동원되는 에너지체계이다. 30-90초에 이루어지는 최대의 운동은 젖산계 이외 ATP-PC계의 공헌도 이루어진다. 반면 90-130초간 이루어지는 최대의 운동은 젖산계 이외 유산소계의 공헌도 이루어진다. 이러한 이유로 젖산계는 유산소와 무산소운동의 중간역할을 하는 에너지시스템이기도 한다. *셋째*, 운동에 따른 젖산의 증가는 근육의 통증이나 호흡곤란의 요인이 되어 운동의 수행을 제한한다는 점이다.

한편 운동 후 나타나는 근육의 통증과 호흡의 곤란은 젖산의 생성과 관련 없다는 주장 또한 제기되었다. 이러한 주장의 근거는 *첫째*, 운동 후 혈중젖산이 완전회복 된 1시간 후에도 운동에 의한 근육통이 완화되지 않고 장시간 지속된다는 이유와 *둘째*, 단련된 운동선수들의 경우 운동 후에도 근육통이 나타나지 않는다는 이유에서 비롯된다. 그렇지만 이러한 주장은 지연성근통증에 국한된다. 운동에 따른 호흡의 곤란이나 근육의 통증은 지연성근통에 의해서가 아닌 급성근통증에 의해 나타난다. 급성근통증은 혈중의 젖산생성에 의해 나타나는 통증이며 운동에 따른 통증과 젖산의 생성시점과도 일치한다. 단련된 운동선수들 또한 높은 강도로 운동 할 경우 근육의 통증이나 호흡의 곤란이 나타난다.

급성근통증과 지연성근통증

급성근통증이란 운동 중 나타나는 근육의 통증을 말한다. 운동의 강도가 높아질수록 근육의 통증은 물론 호흡의 장애가 높아진다. 운동 시 나타나는 쥐(muscle cramp) 또한 급성근통증의 예가 되며 활동근육으로의 혈액공급 부족이나 수분부족, 전해질부족 등의 요인에 의해 발생된다. **지연성근통증**delayed onset of muscle soreness은 급성근통증과 다르게 운동 후 바로 나타나지 않고 서서히 나타나서 오래 지속되는 근육의 통증을 의미한다. 지연성근통증의 증후로 근육의 경직과 염증, 통증, 운동수행능력의 감소를 들 수 있다. 지연성근통증은 운동 시 나타나는 자연적인 현상이며 보통 며칠에서 일주일 정도 지나면 자연적으로 사라진다. 지연성근통증은 운동을 처음 하는 사람들에게서 심하게 나타나는 경향이 있지만 운동에 단련되면 이후에는 발생되지 않거나 발생되더라도 증후가 심하지 않다. 따라서 운동의 초기 잘 대처하면 지연성근통증의 발생에 대한 두려움을 가질 필요는 없다. 지연성근통증은 인체에 부정적 반응만을 초래하는 것은 아니다. 적당한 정도의 지연성근통증은 회복과정에서 근력과 근량을 증가시킨다. 그렇지만 지나친 손상은 부상에 이를 수 있으므로 주의해야 한다. 지연성근통증은 **생리적·기전적 원인**에 의해 발생한다. 생리적 원인으로 운동에 의한 근섬유나 주위조직이 파열, 근경직(muscle spasm), 결체조직의 손상, 염증 반응, 삼투압 변화로 인한 조직의 체수분 정체가 있다. 기전적 원인으로 과도한 운동이나 평상시에 사용하지 않은 근육의 운동, 익숙하지 않은 운동, 원심성 운동이 있다. 지연성근통증을 **예방**하기 위해서는 *첫째*, 운동을 시작하기 전 충분한 준비운동을 실시한다. *둘째*, 운동을 처음 시작할 때 강도를 낮게 시작하여 지연성근통증을 최소화하는 방법으로 운동초보자에게 적당하다. *셋째*, 익숙하지 않은 운동 또한 지연성근통증의 요인이므로 적응될 때 까지 운동의 강도를 낮게 한다. 지연성근통증의 **처치**는 운동량의 감소나 냉찜질, 항염증약 복용을 들 수 있다. 일부에서는 마사지, 온수목욕, 사우나 등을 통하여 근육의 혈류순환을 증가시키는 방법을 추천하고 있지만 염증상태에서 이러한 방법은 오히려 해가 될 수 있다.

한편 무산소계인 젖산계는 상황에 따라 산소를 이용하는 유산소경로로 전환될 수 있다. 즉 젖산계는 산소의 이용유무에 따라 무산소성해당과정과 유산소성해당과정으로 분류된다. 당이 산소를 이용하지 못하고 젖산으로 변화되면서 에너지를 합성할 경우 **무산소성해당과정**이 되며 피로가 나타난다. 반면 당이 산소를 이용하여 에너지를 합성하게 되면 피로물질인 젖산으로 변화되지 않고 **유산소해당과정**으로 들어가게 된다. 무산소성해당과정이 되느냐 유산소성 해당과정이 되느냐는 운동의 강도에 의해서 결정된다. 운동의 강도가 높게 되면 유산소계에 의한 에너지의 이용이 한계에 도달하게 되어 무산소성해당과정으로 진행된다. 이것은 젖산의 경우 운동의 상황에 따라 유산소적으로도 이용될 수 있고 무산소적으로도 이용될 수 있다는 것을 의미한다.

무산소성역치anerobic threshold란 젖산역치로도 불리며 운동에 따라 혈중의 젖산이 급격히 증가하는 시점을 말한다. 운동에 따른 혈중 젖산의 증가는 젖산의 생성율이 젖산의 제거율을 능가할 때 나타나며 유산소성해당과정에서 무산소성해당과정으로 넘어가는 단계라고 볼 수 있다. 젖산역치에 해당하는 혈중의 젖산농도는 보통 *3-4mM* 정도로 알려져 있지만 운동선수와 같이 최대유산소운동능력이 높을수록 젖산역치는 높아진다. 이러한 높은 젖산의 역치는 젖산의 내성이 향상되어 나타난다. **젖산내성**이란 젖산생성에 따른 피로의 저항 능력을 의미하며 심폐기능이나 근지구력이 높은 운동선수들은 젖산이 축적되더라도 견뎌내는 능력이 강하다. 이러한 이유로 무산소성역치는 지구성운동선수들의 경기력을 예측하는 지표로도 사용된다. 실제 최대산소섭취량을 기준으로 할 경우 일반인은 50-75%의 운동강도에서 젖산역치가 나타나지만 운동선수의 경우 80-85%의 강도에서 젖산역치가 나타난다. 최대심박수를 기준으로 할 경우 일반인은 70-75%, 운동선수는 85-90%에서 나타난다. 더욱이 지구성운동선수들의 경우 운동을 하지 않는 사람들에 비해 높은 강도에서 운동을 하더라도 유산소계에 의한 에너지의 생성능력이 높아 젖산의 생성을 지연시킨다. 한편 운동의 강도가 증가함에 따라 혈중젖산이 급격하게 증가하지만 환기량 또한 급격한 증가를 보이며 환기

역치라고 한다. 갑작스런 호흡의 증가는 근육으로의 산소공급을 증가시키고 근육에서 생성된 젖산과 이산화탄소를 제거하기 위해 나타난다.

(3) 유산소계

유산소계는 탄수화물, 지방, 단백질과 같은 영양소가 산소를 이용하여 ATP를 만들어 내는 과정을 말한다. 유산소과정은 유산소성 해당과정, 크렙스사이클, 전자수송계로 구성되어 각각 에너지를 생성한다. 유산소계의 **장점**은 산소와 탄수화물, 지방과 같은 영양소만 공급되면 계속해서 많은 양의 ATP를 합성할 수 있다는 것이다. 당을 이용할 경우 무산소과정보다 18배나 더 많은 36개의 ATP를 만들 수 있다. 또한 피로물질인 젖산을 생성하지 않으므로 피로가 나타나지 않는다. **단점**으로는 짧은 시간에 많은 에너지를 합성하는 능력이 부족하여 높은 강도의 운동 시 충분히 에너지를 공급하지 못한다. 일반적으로 *3분 이상* 운동을 지속하면 유산소계가 주로 이용되며 운동시간의 증가와 비례하여 유산소계의 의존은 더욱 높아진다. 인체 생활에 필요한 대부분의 에너지는 유산소계를 통하여 획득된다는 점을 감안할 때 가장 중요하고 바탕이 되는 에너지시스템이라고 할 수 있다. 유산소계가 주로 이용되어 이루어지는 운동은 유산소운동으로 분류된다.

(4) 운동과 에너지시스템의 상호작용

지구상에 존재하는 모든 운동과 스포츠는 언급한 3가지 에너지시스템에 의해 만들어지는 에너지로 수행된다. 투척이나 높이뛰기와 같은 극단적인 형태의 스포츠를 제외하고 대부분 3가지 에너지시스템이 **상호보완적으로 작용**하여 요구되는 에너지를 공급한다. 이러한 상호작용적인 에너지의 사용으로 인하여 인간은 높은 강도의 운동뿐만 아니라 장시간의 운동 또한 수행할 수 있다. 그럼에도 불구하고 특정한 스포츠가 유산소운동과 무산소운동으로 구분되는 것은 각각의 에너지시스템의 **의존 정도**가 다르기 때문이다. 예를 들면 3가지 에너지시스템이 같이 사용되더라도 유산소계의 기여가 높으면 유산소운동이 되며 무산소적인 에너지의 기여가 높으면 무산소운동이 된다. 따라서 현재 수행하는 운동이나 스포츠가 어떠한 에너지시스템을 주로 사용하는지를 이해하게 되면 보다 쉽게 운동이나 스포츠의 특성을 이해할 수 있다. 언급한 젖산역치는 무산소운동의 판단에 이용될 수 있다.

운동에 의한 에너지시스템의 이용은 운동의 방법에 따라 **동일한 운동종목**이라도 다르게 나타날 수 있다. 예를 들면 달리기의 경우 유산소계가 동원되는 운동으로 알려져 있지만 강도를 높이고 시간을 줄여 운동하게 되면 무산소계가 동원되는 운동이 될 수 있다. **동일한 강도**에서 운동을 하더라도 에너지시스템은 다르게 이용될 수 있다. 예를 들면 동일한 경사도와 속도로 등산을 할 때 어떤 사람은 근육의 피로와 같은 무산소계가 운동제한의 요인인 반면 어떤 사람은 호흡의 피로와 같은 유산소계가 등산을 제한하는 요인이 될 수 있다. 동일한 강도에서 운동을 하더라도 운동에 단련된 사람과 단련되지 않은 사람들의 에너지시스템의 사용은 다르게 나타날 수 있다. 즉 특정 운동이 유산소와 무산소운동으로 구분되는 것이 아니고 수행하는 사람의 체력이나 숙련 정도와 같은 개인적 특성과 운동의 수행방법에 따라 유산소계에 의한 운동이 될 수도 있고 무산소계에 의한 운동도 될 수 있다.

2) 근섬유 형태

인간이 수행하는 운동의 특성은 근섬유형태와도 관련된다. 운동 시 어떤 근섬유가 동원되느냐에 따라 유산소운동이 될 수도 있고 무산소운동이 될 수 있다. 또한 동일한 형태의 운동을 하더라도 근섬유의 분포에 따라 유산소적 운동이 될 수도 있고 무산소적 운동도 될 수 있다. 언급하였듯이 인간의 근육은 서근섬유slow-oxidative fiber, 속근섬유fast-glycolytic fibers, 중간형섬유fast-oxidative glycolytic fibers로 구성되어 있다. **서근섬유**는 지속적으로 수축하는 지구성 운동능력이 높은 근섬유이다. 이러한 지속적인 근육의 수축이 가능한 것은 속근섬유보다 더욱 많은 모세혈관망과 미토콘드리아를 가지고 있어 *유산소계를* 이용한 에너지의 생산이 높기 때문이다. 따라서 비교적 운동의 강도가 낮으면서 오랫동안 근육의 수축이 요구되는 마라톤, 크로스칸츄리 등에 적합한 근섬유형태이다. 실제 이러한 운동을 하게 되면 서근이 발달되는 것은 물론 서근섬유에 포함되어 있는 탄수화물과 지방이 주로 사용된다. 단점으로는 순간적으로 많은 에너지가 요구되는 높은 강도의 운동능력은 낮으며 근육의 크기증가도 적게 나타난다. 이러한 이유로 마라톤을 하는 운동선수들의 경우 많은 운동량에도 불구하고 근육 발달에 의한 근량증가나 체중증가는 높지 않다.

속근섬유는 운동지속시간이 짧으면서 폭발적인 힘을 요하는 운동에 적합한 근섬유이다. 이러한 속근의 능력은 무산소에너지계인 *ATP-PC계에* 의한 에너지 생성능력이 높기 때문이다. 따라서 100m달리기, 높이뛰기와 같은 순발력운동이나 높은 강도의 근력운동을 할 때 가장 많은 기여를 하는 근섬유형태이다. 힘의 발현이 높아 운동에 의한 근량과 근력의 증가가 높게 나타난다. 단점으로는 산소를 이용하여 에너지를 생산하는 능력은 낮아 장기간 지속적으로 힘을 발휘할 수 없다는 점이다.

중간형섬유는 속근섬유에 포함되며 서근섬유와 속근섬유의 중간성질을 가지고 있다. 즉 양 극단의 섬유만큼 높지는 않지만 산소를 이용하는 유산소적인 능력은 물론 순간적으로 높은 힘을 발휘하는 무산소적인 능력을 가진 근섬유형태이다. *이러한 능력은 ATP-PC계와 젖산계와 같은 무산소적인 대사능력도 가지고 있으면서 유산소계와 같은 산소를 이용하는 능력도 가지고 있기 때문에 가능하다.* 따라서 근력과 전신지구력이 모두 요구되는 핸드볼, 축구 등의 운동에 많이 사용되는 근섬유형태이다.

이러한 각기 다른 근섬유형태는 부위에 따라 분포비율이 다르다. 예를 들면 동물의 가자미근은 약 70-80%가 서근섬유로 구성된 반면 장지신근은 약 80%가 속근섬유로 구성되어 있다. 많은 활동과 관련되어 있는 대퇴외측광근vastus lateralis의 경우 서근이 가장 많은 분포를 차지하며 중간형이 뒤를 따르며 속근이 가장 적다. 구체적으로 체육을 전공하는 대학생의 대퇴외측광근의 경우 서근이 69%, 중간형이 24%, 속근이 7%로 구성되어 있다고 한다. 테니스선수의 경우 서근이 약 60%, 중간형 33%, 속근 5%로 구성되어 있다고 한다.

한편 근섬유의 분포는 수행하는 **운동의 종목**에 의해서도 다르게 나타난다. 지구성운동을 하는 운동선수들은 지근섬유의 동원 율이 높은 것은 물론 지근섬유의 비율이 상대적으로 높다. 이것은 중간형섬유가 지근섬유로 전환되었음을 의미한다. 실제 대퇴근의 경우 일반인들은 지근섬유가 47-53%, 속근섬유는(중간형 포함) 47-53%로 구성되지만 장거리 달리기 선수들의 경우 지근 70-80%, 속근(중간형 포함) 20-30%로 지근의 비율이 높다. 근파워적인 운동을 하는 운동선수들은 속근섬유가 많이 동원되며 속근의 비율이 높다. 100m 달리기선수들의 경우 지근이 27-30%, 속근이 70-75%로 속근의 비율이 높다. 따라서 운동을 통하여 근력이나 근량, 순발력을 발달시키고 싶다면 속근을 자극하는 운동을 하여야 하며 반대로 지구력을 증가시키고자 한다면 서근을 동원시키는 운동을 하여야 한다. 또한 지구력과 파워, 근력 모두 요하는 운동이면 지근과 속근, 중간형을 모두 발달시킬 수 있는 운동을 하여야 한다. 근파워적인 운동의 경우 훈련에 의한 속근섬유로의 전환이 어려우며 선천적으로 타고난다는 연구 또한 보고되었다.

3) 운동을 제한하는 증후의 형태

운동의 특성은 운동 시 나타나는 통증이나 증후에 의해서 구분될 수 있다. 운동을 수행할 경우 어떤 요인에 의해 더 이상 운동을 할 수 없는 상황이 오게 되는데 이러한 운동을 제한하는 요인에 의해 운동의 특성이 구별될 수 있다. 이러한 요인으로 첫째, **근육의 발휘능력** 한계에 의해 더 이상 운동을 수행하지 못하는 경우이다. 운동에 따른 근육의 통증이나 호흡곤란이 운동을 제한하는 요인이 아니며 근육의 수축력이나 수축속도와 같은 근육의 발휘능력 자체가 운동을 제한하는 요인이 된다. 대표적인 운동으로 역도나 높이뛰기가 있으며 근력이나 근파워운동에 포함된다. 근육의 힘의 발휘능력이 운동을 제한하게 되면 근력운동이 되고 근육의 수축속도가 운동을 제한하게 되면 근파워운동이 된다. 둘째, **근육의 통증**을 들 수 있다. 운동을 할 때 근육의 통증으로 운동을 더 이상 지속할 수 없는 경우가 여기에 해당된다. 대표적인 운동으로 조정 등이 있으며 근지구력운동에 해당된다. 셋째, **호흡곤란**에 의한 운동의 제한이다. 운동을 할 때 거친 호흡으로 인해 더 이상 운동을 할 수 없는 운동이다. 대표적인 운동으로 마라톤을 들 수 있으며 심폐지구력운동에 포함된다. 호흡곤란의 지속이 너무 짧을 경우 역시 충분한 심폐지구력운동이 될 수 없다. 자신이 어떤 운동을 수행할 때 언급한 요인 중 어떤 요인이 운동의 수행을 제한하는지에 의해 운동의 특성이 결정된다.

4) 국소운동과 전신운동

운동의 특성은 국소운동이냐 전신운동이냐에 의해서도 결정된다. 국소운동은 적은 양의 근육이 동원되어 이루어지는 운동을 말한다. 전신운동은 많은 양의 근육이 동원되어 이루어지는 운동을 말한다. 국소운동과 전신운동은 근력, 근파워, 근지구력 모두에서 발생한다. 먼저 **근파워**는 국소근파워운동과 전신근파워운동으로 구분된다. *국소근파워운동은* 근육의 발휘능력 중 국소적인 근육의 수축 속도 제한이 운동을 제한하는 요인이 된다. 근육의 수축 속도 저하는 근력의 저하와도 관련된다. 배드민턴의 손목 스냅에 의한 타구는 국소적인 근파워운동의 예가 된다. *전신근파워운동은* 전신근육의 수축 속도가 운동을 제한하는 요인이 되는 운동을 말한다. 높이뛰기나 배구의 점프, 100m달리기 등은 전신근파워운동의 예가 된다.

근력의 경우 국소근력운동과 전신근력운동으로 구분될 수 있다. *국소근력운동은* 국소적인 근육의 발휘능력이 운동을 제한하는 요인이 되는 운동이다. 주로 근육의 수축력 저하와 관련된다. 예를 들면 1RM[repetition maximum]의 bicep curl은 국소근력운동에 해당된다. 1RM은 한번 이상 들 수 없는 무게저항을 의미한다. 국소운동의 경우 운동의 강도가 높더라도 혈중으로 방출되는 젖산이 많지 않아 호흡곤란에 의한 운동제한이 나타나지 않는다. *전신근력운동은* 많은 근육이 동원되는 상태에서 근육의 통증이나 호흡곤란이 아닌 근육의 발휘능력이 운동을 제한하는 요인이 되는 운동을 말한다. 예를 들면 많은 근육이 동원되는 1RM의 스쿼트를 수행하였다면 전신근력운동이 된다.

근지구력은 국소근지구력과 전신근지구력으로 구분된다. *국소근지구력운동은* 국소적인 근육의 통증이 운동을 제한하는 요인이 되는 운동이다. 국소적인 저항운동을 할 때 근육의 통증에 의해 더 이상 운동을 수행할 수 없게 되면 국소근지구력운동이 된다. *전신근지구력운동은* 전신적인 근육의 통증이 운동을 제한하는 요인이 되는 운동을 말한다. 부하를 지니지 않은 스쿼트를 최대 반복횟수로 수행할 경우 전신근지구력운동이 된다.

5) 지속적 운동, 간헐적 운동

지구상의 모든 운동은 지속적 운동 또는 간헐적 운동 형태로 이루어져 있다. **지속적 운동**은 어떤 운동을 일정시간 휴식 없이 지속적으로 수행하는 것을 의미하며 마라톤, 사이클, 수영과 같은 운동이 포함된다. 지속적 운동이 되기 위해서는 운동 중단이나 휴식 없이 비교적 일정한 강도에서 지속적으로 운동이 이루어져야 한다. 지속적 운동의 경우 운동의 변화가 크지 않고 일정하게 지속되기 때문에 운동의 특성파악이 용이하다. 예를 들면 마라톤은 심폐지구력적인 특성이 요구되는 운동이며 100달리기는 근파워적인 특성이 요구되는 운동이다.

간헐적 운동은 인터벌운동으로도 알려져 있으며 일정한 운동과 휴식, 다시 운동을 되풀이 하면서 이루어지는 운동을 의미한다. 예를 들면 400m의 전력질주와 60-90초 휴식을 10회 반복하는 방법이 있다. 인터벌운동은 운동선수들이 자기 종목에 부합하게 체력을 발달시키는 보조운동으로 많이 사용하여 왔다. 인터벌운동이 운동선수들의 보조운동으로 사용되어 온 것은 지구상에 존재하는 다양한 스포츠가 바로 간헐적 운동의 형태로 이루어졌기 때문이다. 예를 들면 축구, 핸드볼, 투기경기 등 상당수의 스포츠가 간헐적으로 운동이 수행된다. 이러한 운동의 경우 운동을 하는 동안 높은 강도의 운동과 낮은 강도의 운동에 의한 휴식을 되풀이하면서 이루어진다. 예를 들면 축구경기의 경우 90분 전 경기를 최대의 힘을 발휘하면서 경기하는 것은 불가능하며 중간 중간 낮은 강도의 운동에 의해 휴식이 이루어지기 때문에 90분간의 경기가 가능하다.

따라서 이러한 종목에 참가하는 운동선수들의 인터벌 훈련은 그들이 수행하는 운동의 체력적 특성에 맞게 고안될 필요가 있다. 인터벌운동은 단련시키고자 하는 체력의 특성에 따라 다양하게 수행될 수 있다. 예를 들면 유산소와 무산소능력 모두 요구되는 장거리달리기선수들의 경우 400m 거리를 전력으로 달릴 수 있는 시간으로 60-90초 휴식을 하면서 10회 반복하는 인터벌트레이닝이 있다. 무산소적인 기능을 발달시키는 인터벌 트레이닝을 하고 싶다면 200m의 전력질주와 2분간 휴식을 10회 반복하는 방법이 있다. 이것은 지구력의 향상보다 달리기 속도를 향상하기 위하여 수행하는 간헐적 운동이다. 근파워적인 인터벌 운동이 이루어지는 배구의 경우 에도 이러한 형태의 근파워적인 능력을 발달시킬 수 있는 인터벌훈련으로 구성되어야 한다. 인터벌운동은 운동선수들뿐만 아니라 건강을 위하여 운동을 하는 일반인들이 사용할 수도 있다. 간헐적 운동은 개인의 요구나 필요에 맞게 고안될 경우 일반인은 물론 허약자 등 모든 대상들에게도 유용하게 사용될 수 있다. 간헐적 운동은 낮은 강도의 운동을 반복하면서도 수행될 수 있다. 간헐적 운동은 달리기뿐만 아니라 저항운동에도 적용되고 있다.

운동선수이건 건강을 위해 운동하는 사람이건 적절하고 올바른 간헐적 운동을 수행하기 위해서는 첫째, 자신의 **체력적 특성파악**이 이루어져야 한다. 만약 심폐지구력이 약하다면 심폐지구력을 발달시킬 수 있는 간헐적 운동을 고안하여 실행하여야 할 것이다. 근지구력이 부족하다면 이를 충족할 수 있는 간헐적 운동으로 구성하여야 한다. 둘째, 보조운동의 수단으로서 인터벌운동을 할 경우 수행하는 **운동의 특성**을 파악하여야 가능하다. 수행하는 스포츠가 심폐지구력적인 운동인지 근지구력적인 운동인지, 심폐지구력적인 운동이라면 무산소성에 가까운 심폐기능운동인지, 유산소성에 가까운 심폐지구력인지 등 다양한 특성을 이해하여야 한다. 이러한 운동의 특성을 이해할 수 없게 되면 효과적인 간헐적 운동의 방법을 설계하는 것이 어려워진다. 잘못된 방법으로 간헐적 운동을 할 경우 적절한 운동의 효과를 얻을 수 없을 뿐만 아니라 부작용을 초래할 수 있다. 다양한 스포츠에서 나타나는 간헐적 운동은 불규칙한 운동과 회복이 반복되기 때문에 운동의 특성을 이해하기 어려운 경우가 많다. 다음에 언급하는 내용은 다양한 간헐적 운동의 특성을 이해하는데 도움을 줄 것이다.

(1) 동적 휴식의 간헐적 운동과 정적 휴식의 간헐적 운동

간헐적 운동은 동적 휴식의 간헐적 운동과 정적 휴식이 간헐적 운동으로 분류된다. **동적 휴식**의 간헐적 운동이란 운동 중간의 휴식이 활동적으로 이루어지는 운동을 말한다. 동적 휴식의 간헐적 운동의 예로 핸드볼, 축구 등이 있다. 하프타임을 제외하였을 경우 이러한 운동의 중간 중간의 휴식은 정적인 상태가 아닌 대부분 몸을 움직이며 이동하면서 이루어진다. **정적 휴식**의 간헐적 운동은 인체의 이동이 없는 안정된 상태에서 휴식이 이루어지는 운동을 말한다. 복싱, 태권도, 레슬링 등의 운동에서 각 회전이 끝난 후 휴식은 정적인 상태에서 이루어진다. 일반적으로 정적 휴식보다 동적 휴식이 안전하고 유리하다. 특히 전신적인 높은 강도의 운동직후 갑작스런 정적 휴식은 울혈현상으로 인해 심장으로 혈액회귀나 뇌로의 혈액공급 감소를 초래할 수 있으므로 주의해야 한다. 어떤 운동이든 높은 강도의 전신적 운동을 하면서 갑작스럽게 동작을 정지하는 정적인 휴식은 위험할 수 있다. 가능하다면 운동직후 휴식은 동적인 휴식이 이루어져야 안전하며 동적인 휴식은 혈중 젖산의 빠른 제거에도 도움이 된다.

(2) 운동 진행성 간헐적 운동과 운동 종료성 간헐적 운동

간헐적 운동은 운동진행성 간헐적 운동과 운동 종료성 간헐적 운동으로 구분될 수 있다. **운동 진행성 간헐적 운동**이란 운동이 이루어지는 도중 동적, 또는 정적으로 간헐적 휴식이 이루어지는 운동을 의미한다. 예를 들면 복싱, 축구, 핸드볼과 같은 운동은 한 경기를 완전히 마치기 전에 운동 중 동적 휴식의 간헐적 운동이 이루어진다. **운동 종료성 간헐적 운동**이란 정해진 운동이나 경기를 완전히 마치고 다시 운동하는 것을 말한다. 대체로 정적 휴식의 간헐적 운동이 여기에 해당되며 지속적 운동의 반복이라고도 할 수 있다. 예를 들면 올림픽에서 유도, 태권도와 같은 경기는 하루 이내 우승자를 가릴 때까지 계속 반복하여 경기를 한다. 즉 한 경기에서 승리할 경우 다음경기를 위하여 장기간 휴식을 하고 다시 경기를 반복하여 우승자를 가린다. 1일 이상 운동 종료성 간헐적 운동이 이루어지는 운동도 있다. 예를 들면 테니스의 경우 승리할 경우 다음날 다시 경기를 반복하면서 우승자를 가린다. 월드컵 축구의 경우 3-4일 정도의 휴식을 취한 후 다음 경기를 반복하는 경우도 있다. 건강을 위해 운동을 하는 일반인들의 경우에도 운동 종료성 간헐적 운동을 하는 경우가 있다. 예를 들면 동호인들이 테니스나 배드민턴운동을 할 때 하루에 여러 게임을 하게 되며 경기 사이 장기간 휴식을 하는 경우가 많다.

정적 휴식이 오래 지속되는 운동 종료성 간헐적 운동은 휴식이 오래 지속되어 피로를 충분히 회복한 상태에서 경기를 반복할 수 있지만 이전운동에 따른 젖산의 축적이나 근육의 손상은 오래 지속된다. 이러한 문제는 이전의 운동강도가 높을수록 오래 지속된다. 더욱이 장기간의 휴식에 의한 체온저하, 근육경직상태에서 다시 운동하게 되면 운동수행능력의 저하는 물론 상해의 위험이 있다. 예를 들면 테니스경기에서 예선전에서 5세트 풀세트를 하여 장기간 경기한 사람과 3대0으로 짧은 시간을 경기한 사람의 경우 전자의 선수가 체력적 소비가 많으며 하루를 쉬고 다음날 경기를 하더라도 완전한 회복이 이루어지지 않을 수가 있다. 건강을 위하여 운동을 하는 일반인의 경우에도 회복이 되지 않는 상태에서 매일 반복적인 운동을 하게 되면 과도한 운동으로 인한 부작용에 노출될 수 있다. 따라서 장기간의 휴식이 이루어지는 간헐적 운동의 경우에도 다음 경기를 위한 적절한 휴식은 물론 준비운동과 정리운동이 다시 이루어져야 한다.

(3) 완전휴식의 간헐적 운동과 불완전휴식의 간헐적 운동

완전휴식에 의한 간헐적 운동이란 이전 운동에 의해 발생한 근육의 통증, 호흡의 곤란, 근육의 발휘능력저하가 상당히 또는 거의 회복된 후 반복적으로 이루어지는 운동을 말한다. 예를 들면 역도, 높이뛰기, 투척경기를 들 수 있다. 이러한 경기는 한 번의 시도 후 완전한 휴식을 하고 다시 경기를 한다. 운동 종료성 간헐적 운동은 거의 대부분 완전휴식의 간헐적 운동에 해당된다. **불완전휴식에 의한 간헐적 운동**이란 이전 운동에 의한 근육의 발휘능력 제한, 근육의 통증, 호흡의 곤란과 같은 증후가 완전히 회복되지 않으면서 반복되는 운동을 말한다. 운동 진행성 간헐적 운동에서 주로 이루어지며 불완전휴식에 의해 운동이 반복될 때 근지구력, 심폐지구력적인 운동이 된다. 축구, 핸드볼 등이 이러한 운동에 해당된다.

(4) 일정형태의 간헐적 운동과 일정하지 않은 형태의 간헐적 운동

일정한 형태의 간헐적 운동이란 반복되는 운동의 강도와 휴식이 비교적 일정하게 이루어지는 간헐적 운동을 말한다. 인의 적으로 고안되어 수행되는 인터벌 운동이 여기에 해당된다. 예를 들면 100m전력질주를 60초 간격으로 10회 반복하는 인터벌운동을 들 수 있다. 일정하지 않은 형태의 간헐적 운동이란 운동과 휴식의 시간이나 운동의 강도가 일정하지 않게 반복되는 간헐적 운동을 말한다. 축구, 농구와 같은 스포츠에서 이루어지는 간헐적 운동이 여기에 해당된다.

4. 유산소운동과 무산소운동

1) 유산소와 무산소운동의 개념

지구상에 존재하는 모든 운동과 스포츠는 유산소와 무산소적인 운동에 의해 이루어진다. 유산소와 무산소적인 형태로 이루어지는 운동이 언급한 운동의 특성을 결정하는 요인들과 결합하여 다양한 형태의 운동과 스포츠가 이루어지는 것이다. 이러한 사실은 유산소와 무산소운동을 올바르게 이해하면 다른 어떤 형태의 운동이나 스포츠의 특성도 이해할 수 있다는 의미이다. 먼저 **유산소운동** aerobic exercise이란 심장과 폐, 그리고 혈류에 의해 운반되는 산소를 이용하여 생산되는 에너지로 운동하는 것을 말한다. 완전한 유산소운동이 되기 위해서는 에너지시스템 중 유산소계 만을 이용하여야 하며 운동에 따른 피로를 느끼지 않아야 한다. 이러한 형태의 운동이 가능한 운동유형은 일상생활에서 이루어지는 가벼운 활동이나 평지에서의 걷기운동을 들 수 있다. 이러한 가벼운 신체활동과 운동은 강도가 아주 낮지만 정상적인 기능 유지는 물론 건강의 유지에 중요한 역할을 한다. 가벼운 활동이 얼마나 중요한 가는 건강적인 문제로 장기간 입원하거나 골절 등의 부상에 의해 장기간 고정을 해보면 알 수 있다. 건강한 사람도 질병이나 부상에 의해 장기간 입원하거나 고정을 하게 되면 관절의 가동범위와 근력, 근량이 급속도로 저하된다. 그렇지만 낮은 강도의 유산소운동이 유익한 것은 사실이지만 운동을 통해 얻을 수 있는 이익에는 한계가 있다. 따라서 질환자나 부상자, 허약한 사람들과 같이 높은 강도의 운동이 어려운 사람들에게 낮은 강도의 유산소운동이 유용하지만 건강하고 체력이 높은 사람들의 경우에는 다소 힘이 드는 운동을 하는 것이 더욱 유익하다.

최대유산소운동maximal aerobic exercise은 전신지구력, 또는 심폐지구력운동으로도 알려져 있으며 인체가 산소를 최대한 이용하여 만들어지는 에너지로 운동할 수 있는 능력을 말한다. 따라서 유산소계가 운동수행에 중요한 역할을 하지만 최대의 운동을 수행하기 위하여 젖산계의 동원이 불가피하다. 젖산계는 유산소와 무산소운동의 중간역할을 하므로 동시에 동원되는 경우가 많다. 마라톤, 1600m달리기 등은 최대유산소적인 능력이 요구되는 대표적인 운동이다. 최대산소섭취량VO2max은 최대유산소능력을 알 수 있는 가장 유용한 지표이다.

무산소운동이란 용어가 의미하는 대로 무산소적으로 생산되는 에너지를 최대한 이용하여 운동할 수 있는 능력을 말한다. ATP-PC계와 젖산계가 사용되는 운동은 무산소운동에 포함된다. 완전한 무산소운동이 이루어지기 위해서는 산소를 전혀 이용하지 않아야 한다. 이것이 가능한 운동으로 투척이나 높이뛰기와 같이 순간적으로 짧은 시간에 최대로 이루어지는 운동이 있으며 주로 *ATP-PC계가* 사용된다. *젖산계가* 사용되는 무산소운동으로 200m, 400m 육상 달리기가 있으며 운동의 수행시간이 ATP-PC계와 비교하여 다소 길다. 이러한 이유로 젖산계는 무산소운동은 물론 최대유산소운동에도 기여할 수 있다. 달리기와 같은 전신운동 형태의 최대 무산소적인 운동능력maximal anaerobic exercise capacity을 측정할 수 있는 방법으로 Wingate test가 있다.

다른 무산소형태의 운동으로 저항운동이 있다. *저항운동*은 수축과 힘의 발현형태에 따라 근파워, 근력, 근지구력으로 구성되며 운동특성의 결정에 결정적인 영향을 미친다. 근력은 근육의 힘의 발현능력을 의미한다. 근파워란 일정 힘의 발휘를 얼마나 빠른 속도로 수행하느냐의 의미이다. 근지구력은 운동부하에 의해 나타나는 근육의 피로에 대항하여 얼마나 오래 견디며 지속적으로 운동할 수 있느냐의 능력이다. 그렇지만 저항운동이라도 강도를 약하게 오래 지속하거나 간헐적으로 수행하면 유산소나 최대유산소운동이 될 수 있다는 점을 알아야 한다.

2) 유산소와 무산소운동의 특성

지금까지 유산소와 무산소운동이 무엇인지에 대하여 살펴보았다. 실제 이루어지는 모든 운동은 언급한 유산소와 무산소운동에 의해서 이루어지지만 이것을 제대로 구분하지 못하는 경우가 많다. 지금부터는 유산소와 무산소운동을 운동의 특성을 결정하는 요인에 적용하여 좀 더 자세히 살펴보도록 하겠다.

(1) 에너지시스템

에너지시스템적인 측면에서 **유산소운동**은 유산소계가 거의 사용된다. **심폐지구력운동**의 경우 유산소계가 가장 중요한 역할을 하지만 젖산계 또한 이차적으로 중요한 역할을 한다. 최대유산소운동은 운동 시 주로 유산소계가 사용되지만 최대의 운동을 더 이상 할 수 없을 때 까지 수행해야 하기 때문에 무산소계인 젖산계의 이용이 불가피하다. 무산소운동 중 **근력과 근파워**는 ATP-PC계가 주로 동원된다. 근파워가 근력보다 높은 ATP-PC계의 사용이 이루어진다. **근지구력**의 경우 젖산계가 운동수행을 결정하는 요인이 되어야 하지만 운동의 지속시간에 따라 유산소계가 기여할 수 있다. 이미 언급하였지만 3가지 에너지시스템은 운동 시 한 가지만 이용되기 보다는 2가지 이상 에너지시스템이 동시에 사용될 수 있다는 점을 고려해야 한다. 이러한 경우 운동수행에 가장 많은 영향을 미치는 에너지시스템이 운동의 특성을 결정하는 요인이 된다.

(2) 근섬유형태

근섬유의 경우 **유산소운동**은 산소를 이용하는 서근이 주로 사용된다. **심폐지구력운동**은 운동의 지속시간과 강도에 따라 차이가 있지만 중간형과 서근의 기여가 높다. 운동시간이 길어질수록 서근섬유의 기여가 높아진다. **근력과 근파워**는 주로 속근이 사용된다. **근지구력**의 경우 서근의 기여가 높지만 운동의 강도와 지속시간에 따라 다소 차이가 나타날 수 있다. 강도가 낮으면서 운동지속시간이 길어지는 최대운동일수록 완전한 근지구력에 가까운 운동이 되며 서근의 기여가 높다. 반대로 운동의 강도가 다소 높으면서 운동지속시간이 짧아지는 근지구력운동일수록 중간형이나 속근의 기여도 이루어질 수 있다. 다른 특성과 마찬가지로 근섬유 또한 비율의 차이는 있겠지만 2가지 이상 형태가 동시에 기여할 수 있다는 점을 알아야 한다.

(3) 힘의 발현

힘의 발휘측면에서 **유산소운동**은 낮은 강도의 운동이 되어야 한다. **심폐지구력운동**은 높은 강도로 운동이 이루어져야 한다는 점에서 유산소운동과 구별된다. 근력, 근파워, 근지구력과 같은 **무산소저항운동**의 경우 모두 힘의 발휘나 운동의 지속시간, 근육의 수축 속도가 높게 또는 최대로 이루어져야 한다. 근파워의 경우 근육의 수축 속도도 중요하지만 근력 또한 영향을 미친다. 근육의 수축 속도가 높더라도 근육의 힘의 발휘가 부족하게 되면 높은 근파워를 발휘할 수 없다.

(4) 운동제한요인

운동을 제한하는 요인적인 측면에서는 **유산소운동**의 경우 근육의 통증이나 거친 호흡 등의 운동제한요인이 나타나지 않아야 한다. 호흡이나 근육의 통증 없이 오래 지속되는 운동은 유산소운동에 포함된다. **심폐지구력운동**은 호흡의 피로가 운동을 제한하는 요인이 되어야 한다. 호흡피로의 지속시간이 너무 짧게 나타나는 전신적인 최대운동일 경우 최대유산소능력을 충분히 발달시킬 수 없으며 오히려 근력 또는 근파워에 가까운 운동이 될 수 있다. **근력과 근파워**의 경우 호흡의 피로나 근육의 통증 보다 근육의 발휘능력에 해당하는 근육의 수축력이나 수축속도가 운동을 제한하는 요인이 되어야 하며 **근지구력운동**은 근육의 통증이 운동을 제한하는 요인이 되어야 한다. 운동의 강도가 너무 낮아 근육의 통증이 나타나지 않는 상태에서 근육운동을 오래 지속할 경우 유산소운동이 되며 근육의 통증이 나타나더라도 너무 짧게 지속될 경우 충분한 근지구력운동이 될 수 없다. 높은 강도의 운동에서 근육의 통증이 짧게 나타나는 운동은 오히려 근력에 가까운 운동이 될 수 있다.

(5) 동적, 정적 운동

동적, 정적 운동에 따른 접근에서는 **유산소운동**의 경우 정적 운동과 동적 운동 모두 가능하다. **심폐지구력운동**의 경우 정적 운동이 아닌 동적 운동이어야 한다. 정적인 상태에서는 거친 호흡에 의한 운동제한이 나타날 수 없다. **근파워**

의 경우 동적 운동은 가능하지만 정적 운동은 불가능하다. **근력**의 경우 동적, 정적 운동 모두 가능하다. 동적 근력운동은 반복 횟수 적 의미로서의 근력으로 RM으로 결정된다. RM^repetition maximum^은 정해진 반복횟수에서 들어 올릴 수 있는 최대의 무게를 말한다. 예를 들면 어떤 무게를 1회 이상 들 수 없다면 1RM이 되며 10회 까지만 들 수 있고 더 이상 반복할 수 없다면 10RM이 된다. 보통 근력운동을 위해서는 5-6RM이하의 운동을 요구하며 반복 횟수가 증가할수록 근지구력에 가까운 운동이 된다. IRM의 %를 기준으로 할 경우 1RM의 약 80% 이상에서의 근육운동은 근력으로 정의되며 비율이 낮아질수록 근지구력 운동이 된다. **근지구력**의 경우 동적, 정적 운동 모두 가능하다. 정적 근지구력의 예를 들면 정적인 상태에서 근육의 피로를 오래 참으면서 운동하는 flank가 있다.

(6) 동원되는 근육의 양

운동 시 동원되는 근육의 양적 측면에서 **유산소운동**은 적은 양의 근육이 동원되든 많은 양의 근육이 동원되든 모두 가능하다. 즉 국소운동과 전신운동 모두 적용될 수 있다. **심폐지구력운동**의 경우 국소가 아닌 전신근육운동이 되어야 한다. 국소적인 운동은 호흡의 피로가 나타나지 않는다. **근파워**의 경우 국소운동과 전신운동 모두 적용될 수 있다. 국소적인 근육이 동원될 경우 국소근파워운동이 되고 전신적인 근육이 동원될 경우 전신근파워운동이 된다. 예를 들면 배드민턴에서 손목의 스냅을 이용하여 타구 할 경우 국소근파워운동이 되고 점프해서 스매싱을 할 경우 전신근파워운동이 된다. **근력**의 경우 전신과 국소적 운동 모두가 가능하며 높은 부하의 스쿼트는 전신근력운동이 되고 높은 부하의 bicep curl은 국소근력운동이 된다. **근지구력** 또한 국소근지구력운동과 전신근지구력운동 모두 가능하다. 예를 들면 많은 반복횟수로 근육의 통증이 나타나는 스쿼트는 전신근지구력운동이 된다. 반면 많은 반복횟수로 근육의 통증이 나타나는 bicep curl은 국소근지구력운동이 된다.

전신지구력운동과 전신근력운동, 전신근지구력운동의 **구별**에 유의해야 한다. 전신지구력과 전신근력운동, 전신근지구력운동은 동일한 전신운동이지만 전혀 다른 운동 형태이다. 예를 들면 달리기와 스쿼트는 동일한 전신운동이지만 스쿼트는 전신근력 또는 전신근지구력운동이 되고 달리기는 전신지구력운동이 된다. 또한 스쿼트운동을 할 때 근육의 통증이 운동을 제한하면 전신지구력운동이고 근육의 발휘능력이 운동을 제한하게 되면 전신근력운동이 된다. 동일한 전신운동이면서 전혀 다른 운동으로 구분되는 것은 *첫째*, 운동의 강도차이이다. 전신근력적인 스쿼트운동은 전신근지구력적인 스쿼트운동에 비하여 운동의 부하강도가 높다. 달리기가 가장 부하가 낮다. *둘째*, 운동시간의 차이이다. 전신근지구력이 전신근력보다 운동시간이 길다. 전신지구력운동의 경우 운동의 효과가 나타나는 시간까지 운동한다는 가정 하에 운동 시간이 가장 길다. 짧은 시간의 거친 호흡이 이루어지는 전신지구력운동은 심폐기능의 발달이 낮다. *셋째*, 동원되는 근육의 차이이다. 달리기가 가장 많은 근육이 동원되며 전신근력운동과 전신지구력운동은 동일하다. *넷째*, 운동을 제한하는 요인의 차이이다. 거친 호흡이 운동을 제한하게 되면 전신지구력적인 운동이 되며 근육의 발휘능력이 운동을 제한하게 되면 전신근력적인 운동, 근육의 통증이 운동을 제한하게 되면 전신근지구력운동이 된다. 따라서 전신지구력운동과 전신근력운동, 전신근지구력 운동의 정확한 구분을 위해서는 각각의 운동의 분기점이 되는 운동의 강도와 시간, 동원되는 근육의 양, 운동제한요인을 이해할 수 있어야 한다. 개인의 체력적 특성 등의 다른 요인에 의해서도 다르게 분류될 수 있다. 만약 전신근지구력운동인 스쿼트를 하였는데 호흡이 거칠어 운동을 못한다면 심폐기능이 비정상적으로 아주 낮은 것이며 심폐기능운동이 될 수 있다.

(7) 지속적 운동, 간헐적 운동

① 유산소운동, 심폐지구력운동

유산소운동의 경우 힘이 들지 않는 낮은 강도의 지속적 운동과 간헐적 운동 모두에 적용될 수 있다. 심폐지구력운동 또한 지속적 운동과 간헐적 운동 모두에 적용될 수 있다. 심폐지구력운동이 되기 위해서는 전신근육운동이 이루어져야 한다. **지속적 심폐지구력운동**은 전신근지구력적인 운동과 결부되어 나타난다. *전신근지구력적인 운동과* 결부되어 나타나는 심폐지구력운동의 예를 들면 경사가 높은 산을 지속적으로 더 이상 운동을 수행할 수 없을 때까지 오르는 경우이다. 이 경우 대체로 호흡의 피로가 운동을 제한하는 요인이 되지만 근지구력적인 운동의 시작을 의미하는 근육의 통증 또한 나타난다. *전신근력적인 운동과* 결부되어 나타나는 심폐지구력운동은 나타나지 않거나 나타나더라도 효과가 낮을 수 있다. 왜냐하면 근력이 아주 약하지 않는 이상 등산을 위해 걸을 때 근력운동에 해당하는 높은 강도의 근육수축이 발생하지 않게 때문이다. 만약 아주 무거운 배낭을 메고 등반할 경우에는 근력적인 부하가 주어질 수 있지만 이 경우에도 호흡의 피로보다 근지구력의 시작을 의미하는 근육의 통증이나 근육수축력 자체가 운동을 제한하는 요인이 될 수 있다. 이때 근육의 통증은 근지구력만 발생하는 것이 아니라 근력적인 운동 또한 동반된다. 운동에 따른 근육의 통증은 근지구력의 시작을 의미하는 것이지만 높은 부하에서 근육의 통증이 짧게 나타날 경우 오히려 근력운동에 가까울 수 있다. *전신근파워적인 운동과* 결부되어 나타나는 지속적 심폐지구력운동은 나타나지 않거나 미미하다. 예를 들면 전력으로 100m 달리기를 할 때나 경사진 산을 최대의 수축 속도로 달릴 경우 근파워운동에 해당하지만 심폐지구력을 발달시킬 정도로 거친 호흡을 오래 지속할 수 없다. 그렇지만 일회성 지속적인 심폐지구력적인 운동을 간헐적으로 반복할 경우 심폐지구력운동이 나타난다.

간헐적 심폐지구력운동은 불완전휴식에 의한 간헐적 운동이 이루어져야 하며 전신근지구력운동은 물론 전신근파워운동 또한 바탕이 되어 이루어 질 수 있다. 등산을 할 때 나타나는 거친 호흡은 대부분 근육의 통증을 동반하는 *전신근지구력적 운동이* 바탕이 된다. 무거운 배낭을 추가하여 전신근력이 바탕이 되어 간헐적 등산을 할 경우에는 호흡의 피로도 나타나지만 근육의 통증 또한 나타난다. 이 경우 심폐지구력 이외 전신근력이나 전신지구력운동도 될 수 있다. *전신근파워가 바탕이* 되는 간헐적 심폐지구력운동의 예로 50m전력달리기를 불완전휴식에 의해 간헐적으로 호흡의 피로가 나타나도록 운동하는 것이다. 즉 근파워적인 운동이 이루어지지만 거친 호흡이 운동을 제한하는 요인이 된다. 다른 예로 빠른 근육의 수축이 이루어지는 근파워적인 운동으로 등반을 간헐적으로 반복하게 되면 근파워가 바탕이 되는 심폐지구력운동이 된다. 스포츠종목에서도 이러한 예를 찾아볼 수 있다. 레슬링, 유도의 경우 호흡의 곤란이 운동을 제한하기도 하지만 이러한 호흡곤란의 바탕은 전신근지구력적인 운동이나 전신근파워적인 운동의 반복에 의해 나타날 수 있다. 즉 어떤 운동을 수행할 때 심폐지구력과 근력, 근파워, 근지구력과 같은 운동의 특성이 동시에 이루어질 수 있다는 의미가 되며 운동의 특성을 결정하는 요인 또한 비율의 차이는 있지만 한 가지가 아닌 여러 가지가 될 수도 있다는 점을 나타낸다. 이러한 특성은 개인의 특성에 따라서도 다르게 나타날 수 있다. 예를 들면 동일한 운동을 할 때 어떤 사람은 근지구력적인 요소가 운동을 제한하는 요인이 될 수 있고 어떤 사람은 심폐지구력적인 요소가 운동을 제한하는 요인이 될 수 있다. 이것은 자신의 체력 중 어떤 부분이 약한지를 나타내는 척도이기도 하며 약한 특성을 발달시킬 필요가 있을 것이다.

② 근파워운동

근파워 또한 지속적 운동과 간헐적 운동 모두에 적용될 수 있다. **지속적 근파워운동**의 예로 일회성의 100m 달리기가 있다. **간헐적 근파워운동**은 완전휴식의 간헐적 운동과 불완전휴식의 간헐적 운동으로 구분될 수 있다. *완전휴식의* 근파워적인 간헐적 운동으로는 높이뛰기, 투척경기 등을 들 수 있다. 이러한 경기는 1차시기를 마친 후 근파워가 거의 회복 될 수 있도록 충분한 회복시간을 거친 후 다음 시기를 수행하므로 완전휴식에 의한 간헐적 운동에 해당된다. 또한 정적 휴식이 많으므로 정적 휴식의 간헐적 운동 형태이다. *불완전휴식에* 의한 근파워적인 간헐적 운동은 농구나 배드민턴 등 다양한 운동에서 볼 수 있다. 배드민턴 경기에서 이루어지는 불완전휴식에 의한 점프와 스매싱은 불완전휴식에 의한 전신근파워적인 간헐적 운동에 해당된다. 이때에는 언급하였듯이 근파워보다 거친 호흡이 운동을 제한하는 요인이 된다. 국소적인 완전 또는 불완전휴식에 의한 근파워적인 간헐적 운동 또한 존재한다. 예를 들면 복싱경기에서 스트레이트, 잽과 배드민턴에서 손목의 스냅을 이용한 스트로크는 국소적이면서 근파워적인 운동이 된다. 근육통증이나 호흡의 피로가 나타나지 않고 충분한 회복이 이루어지면서 간헐적으로 운동이 이루어질 경우 완전휴식에 의한 근파워적인 간헐적 운동이 된다.

③ 근력운동

근력운동 또한 지속적 운동과 간헐적 운동 모두에 적용될 수 있다. 근력운동의 조건은 근육의 통증이 나타나지 않거나 통증이 오래 지속되지 않는 높은 부하의 운동이 되어야 한다. **지속적 근력운동**의 예를 들면 5RM의 1회성 운동을 들 수 있다. 이러한 일회성의 지속적 운동이 반복적으로 수행되는 **간헐적 근력운동**의 경우 완전휴식에 의한 간헐적 운동과 불완전휴식에 의한 간헐적 운동으로 구분될 수 있다. *완전휴식에* 의한 간헐적 근력운동은 운동 종료성 간헐적 운동에 주로 해당되며 대표적으로 역도를 들 수 있다. 역도는 각 시기를 마친 후 거의 근력이 회복 된 상태에서 다음 시기를 시작한다. 근력운동 위주로 이루어지는 웨이트트레이닝 또한 충분한 휴식을 하면서 이루어질 경우 완전휴식의 간헐적 근력운동에 포함된다. *불완전휴식에* 의한 완전한 간헐적 근력운동 또한 존재하지만 이 경우 근육의 통증이 동반되는 근지구력적인 특성과 결부되어 나타날 수 있다. 전신근력적인 서키트트레이닝을 불완전휴식에 의해 반복적으로 수행할 경우가 여기에 해당된다. 이 경우 근력은 물론 비율이 다를 뿐 근육의 통증과 거친 호흡 또한 나타나므로 근지구력과 심폐지구력운동 또한 나타나며 운동의 특성을 결정하는 요인 또한 다양할 수 있다는 의미이다.

④ 근지구력운동

근지구력 또한 지속적 운동과 간헐적 운동 모두 적용될 수 있다. **지속적 근지구력운동**의 예로 조정이 있다. 조정은 지속적 운동에 의한 전신근육적인 근지구력운동의 대표적인 예이다. **간헐적 근지구력운동**은 완전휴식에 의한 간헐적 근지구력운동과 불완전휴식에 의한 간헐적 근지구력운동으로 또한 나눌 수 있다. *완전휴식에* 의한 간헐적 근지구력운동의 예로 충분한 휴식을 하면서 근지구력 위주로 이루어지는 웨이트트레이닝을 들 수 있다. *불완전휴식에* 의한 간헐적 근지구력운동으로는 운동에 따라 근육의 통증이 나타나는 유도, 레슬링, 서키트트레이닝 등을 들 수 있다. 유도, 레슬링은 일정하지 않은 형태의 간헐적 운동이지만 서키트트레이닝의 경우 운동의 부하와 휴식의 시간이 일정하게 이루어지는 일정한 형태의 간헐적 운동이다.

한편 근지구력은 간헐적으로 운동이 이루어질 경우 근파워적인 근지구력과 근력적인 근지구력이 존재한다. **근파워적인 근지구력**은 주로 운동진행성 간헐적 운동이면서 불완전휴식에 의한 간헐적 운동에서 주로 나타난다. 예를 들면 축구나 핸드볼 경기를 할 때 후반에 접어들수록 속도와 파워는 줄어들 수 있다. 배드민턴 또한 마찬가지이다. 스텝의 속도와 점프스매싱의 파워는 시간이 지속될수록 떨어질 수 있다. 이때 근육의 수축 속도 감소는 근육자체의 수축 속도 감소 이외 불완전휴식에 의한 근력의 감소, 근육의 통증, 호흡곤란과 같은 간접적 요인에 의해서도 나타난다. 한편 테니스나 배구경기에서 운동진행성 간헐적 운동으로 이루어지는 서브나 스파이크의 경우 비교적 호흡의 피로나 근육의 통증 없이 간헐적으로 반복되는 경우도 있다. 이러한 경우 근파워의 감소는 호흡이나 근육의 통증과 같은 간접적인 요인에 의한 감소보다 근육의 손상과 같은 다른 요인과 관련 될 수 있다. **근력적인 근지구력**은 완전휴식의 간헐적 운동에서 주로 나타난다. 예를 들면 올림픽에서 하루에 이루어지는 운동 종료성 간헐적 운동 형태로 이루어지는 유도, 레슬링, 씨름 등을 들 수 있다. 경기를 반복할수록 근력은 감소될 수 있다.

언급한 근력적인 불완전휴식에 의한 간헐적 운동과 근지구력적인 불완전휴식에 의한 간헐적 운동, 근파워적인 불완전휴식에 의한 간헐적 운동, 심폐지구력적인 불완전휴식에 의한 간헐적 운동은 **복합적**으로 동시에 나타나는 경우가 많다. 예를 들면 배드민턴의 경우 심폐지구력적인 간헐적 운동도 이루어지지만 근파워적인 간헐적 운동 또한 이루어진다. 언급한 유도, 레슬링 등의 경우에도 근력, 근지구력, 심폐지구력 모두 운동을 제한하는 요인이 된다.

(8) 운동시간

운동 시간적 의미로서는 개인의 특성에 따라 차이가 있지만 **유산소운동**의 경우 피로가 나타나지 않는 범위에서 어떤 시간대에서도 운동이 가능하다. 유산소운동능력의 발달과 관련되는 **심폐지구력운동**의 경우 젖산계와 함께 주로 유산소계가 사용되는 운동이므로 3분 이상 유지되는 높은 강도의 운동에 해당된다. **근력과 근파워**의 경우 ATP-PC계가 최대 4-6초간 사용될 수 있음을 감안할 때 이 시간 이내 이루어지는 최대 수축의 근육운동에 해당된다고 할 수 있다. **근지구력**의 경우 중요한 에너지시스템인 젖산계를 근거로 할 경우 30-180초대 높은 강도의 운동이 이러한 형태의 운동에 포함된다고 할 수 있다. 보다 세부적으로 젖산계는 ATP-PC계와 같이 작용하며 이루어지는 운동과 젖산계와 유산소계가 같이 작용하며 이루어지는 근지구력운동이 있다. 젖산계와 ATP-PC계가 같이 작용할 경우 30-90초 사이 이루어지는 운동이며 젖산계와 유산소계가 주로 작용할 경우 90초에서 3분간 이루어지는 운동이 여기에 해당된다.

그렇지만 언급한 운동시간범위에 의해 최대유산소인지 또는 근력, 근파워, 근지구력과 같은 무산소운동인지를 구분하는 것은 정확하지 않고 한계가 있다. 이유는 언급한 시간대에서 운동이 이루어지더라도 동원되는 근육의 양이나 개인의 생리적·체력적 특성 등 다른 요소에 의해 동원되는 에너지시스템은 물론 운동을 제한하는 증후의 형태, 무산소운동과 최대유산소운동으로 넘어가는 시점이 다르게 나타날 수 있기 때문이다. 예를 들면 등산을 할 때 동일한 경사인데도 어떤 사람은 호흡의 곤란이 운동을 제한하는 요인이 되지만 근지구력이 아주 약한 사람은 근육의 통증이 운동을 제한하는 요인이 될 수 있다. 따라서 운동의 특성파악은 에너지시스템 이외 운동의 피로증후나 근육의 발휘능력 등 다른 요소를 같이 적용하여 판단하는 것이 보다 정확할 수 있다.

3) 운동특성의 적용

지금까지 언급한 운동의 특성을 결정하는 요인을 파악하였다면 어떠한 운동을 하더라도 자신이 수행하는 운동의 특성을 쉽게 파악할 수 있을 것이며 이를 근거로 효율적이고 효과적인 운동프로그램을 설정할 수 있다. 지금까지 배운 운동의 특성을 실제 스포츠인 배드민턴에 적용해 보자. 배드민턴은 동적 운동에 포함되며 운동진행성 간헐적 운동측면으로 볼 때 불완전휴식에 의한 간헐적 운동, 동적 휴식에 의한 간헐적 운동, 일정하지 않은 형태의 간헐적 운동에 해당된다. 주로 많은 근육이 동원되므로 전신운동에 포함되지만 국소적인 근육이 동원되는 운동 또한 이루어진다. 운동강도의 경우 숙련가나 운동선수들에 의해 수행될 경우 높은 강도의 운동에 해당될 수 있지만 운동에 숙달되지 않거나 초보자인 경우 높은 강도의 운동이 이루어지지 않을 수 있다.

배드민턴은 운동의 시간적 의미로 볼 때 3분 이상 지속되므로 심폐지구력운동에 해당되지만 근파워 또한 중요하게 작용되어 ATP-PC계도 사용된다. 운동을 제한하는 요인 적 측면으로 볼 때 거친 호흡이 운동을 제한하므로 심폐기능운동에 해당되지만 근파워 또한 경기력에 영향을 미치므로 근육의 발휘능력 또한 영향을 미친다고 할 수 있다. 충분한 근파워가 발휘되기 위해서는 근력의 유지 또한 중요하다. 근섬유형태 또한 속근과 중간형이 운동수행은 물론 경기력에 중요한 작용을 한다. 그렇지만 운동 시간적 의미에서 서근 또한 동원된다.

4) 사점(dead point)과 second wind

사점이란 운동강도가 자신의 한계수준을 넘으면서 호흡이 거칠고 심장의 부담을 느끼는 증상을 말한다. 사점은 운동에 필요한 산소량을 충분히 공급하지 못할 때 나타나는 산소부족상태이다. 운동에 필요한 에너지 양과 이를 공급하기 위해 근육에서 대사에 의해 만들어지는 에너지요구량의 균형이 맞지 않는 상태이다. **세컨드윈드**는 초기 운동에 의한 고통이 감소되고 운동의 의욕이 나타나며 신진대사가 조화를 이룬 상태이며 사점을 경험 한 후 혈액공급과 대사가 완전히 이루어져 산소섭취량과 소비량이 균형을 이룬 상태라고 할 수 있다. 즉 운동에 의한 고통스럽고 거친 호흡이 사라지고 심장의 박동이 안정되는 상태이다. 여기에 더하여 엔돌핀이 분비되면서 운동에 의한 고통해방은 물론 기분이 좋아짐을 느끼게 된다. 사점이 발생한 상태에서 세컨드윈도로 접어드는 시간은 보통 30초에서 120초 정도로 알려져 있지만 3-5분 정도 소요될 수도 있으며 연령, 체력수준에 따라 다르게 나타날 수 있다.

운동초기 사점을 슬기롭게 극복하지 못하면 운동에 의한 이른 피로가 발생되어 운동수행능력에 지장을 초래할 수 있다. 사점을 효과적으로 참고 견디면 세컨드윈드가 찾아오지만 무리하게 계속할 경우 이른 피로는 물론 사망 등의 심각한 상황도 발생할 수 있으므로 슬기롭게 극복해야 한다. 일단 사점이 나타나면 인체는 충분한 적응을 할 수 있도록 운동의 강도를 적절히 조절하는 것이 중요하다. 사점이 찾아온 상태에서 무리하게 강도를 증가시키게 되면 인체가 적응되지 않은 상태에서 무리하게 운동을 하는 것과 같으며 심하면 심장박동이 멈출 수도 있으므로 이러한 경우에는 운동속도나 강도를 늦추거나 심호흡 등을 할 필요가 있다. 너무 강도를 낮추거나 주저 앉아 바로 쉬는 것도 좋지 않다. 흔히 달리기나 등산을 할 때 초반부 힘이 든다고 바로 주저앉아 쉬게 된다면 그 동안 끌어올렸던 적응과 페이스를 잃게 될 수 있으며 이후 찾아올 세컨드윈드에 영향을 초래할 수 있다. 사점을 완화하거나 쉽게 극복하기 위해서는 **충분한 준비운동**이 중요하다. 이것은 사점을 완화함은 물론 세컨드윈드로의 전환을 도와준다.

03 chapter

운동처방

1. 운동허용 검사

건강이나 체력의 증진, 아름다운 몸매를 만들기 위하여 많은 사람들이 운동에 참여한다. 운동을 통하여 건강과 체력증진과 같은 이익을 얻기 위해서는 적절한 절차와 프로그램이 필요하다. 올바르지 못한 방법으로 운동할 경우 오히려 해가 될 수 있다. **운동허용검사**란 운동에 따른 부작용을 방지하고 올바르고 적절한 운동을 할 수 있는 정보를 얻기 위해 운동 전이나 도중에 이루어지는 검사라고 할 수 있다. 운동허용검사는 건강을 위해 운동하는 일반인은 물론 건강적인 문제를 가지고 있는 사람, 직업적으로 운동을 하는 운동선수들은 물론 건설업자, 농업, 어업과 같이 직업적인 활동을 하는 사람들에게도 적용되어야 한다. 특히 직업적인 신체활동은 운동보다 심한 신체적인 부하가 반복적으로 주어지기 때문에 더욱 심각한 문제를 초래할 수 있다. 운동허용검사는 운동을 시작하기 전은 물론 참여하는 도중에도 주기적으로 이루어질 필요가 있다. 운동허용검사를 근거로 자신에게 적절한 신체활동의 프로그램을 수행할 때 부작용 없이 건강을 증진시킬 수 있다.

1) 문진 검사

운동을 시작하기 전 가장 먼저 확인해야 할 사항은 자신의 건강상태이다. 건강상태와 관련된 정보는 먼저 설문이나 문진을 통하여 얻을 수 있으며 이를 근거로 운동의 가능성이나 적절한 운동의 정도를 설정할 수 있다. 건강상태의 파악은 운동참여자의 질환유무, 유전경향, 연령은 물론 식이습관, 신체활동, 약물섭취, 흡연과 음주유무 등의 생활습관을 통하여 알 수 있다. 특히 심혈관질환이나 고혈압, 당뇨병과 같은 질환이 있는 사람들은 물론 계단을 오르거나 운동 시 숨이 차고 가슴의 통증과 답답함을 느끼거나 하루 일과 후 심한 피로를 느낀다면 신체적인 조건이 나쁜 상태일 가능성이 있으며 이러한 경우 운동을 시작하기 전에 전문가와 상담이 필요하다. 특히 중년에 이르러 처음 운동을 시작한다면 의학적 검사를 한 후 운동할 것을 권고한다.

의학적 질문의 예

1. 심장부위의 압박과 고통을 경험한 적이 있습니까?
2. 불규칙한 심장박동과 가슴, 목 부위가 심하게 뛰는 것을 경험한 적이 있습니까?
3. 운동을 하는 동안 현기증이 나타납니까?
4. 가벼운 운동에도 호흡이 차고 운동을 중지해야 합니까?
5. 운동을 할 수 없을 정도로 뼈, 관절, 근육의 문제를 가지고 있습니까?
6. 60세 이상이면서 운동의 경험이 거의 없습니까?
7. 혈당이 높거나 당뇨병이 있습니까?
8. 혈압이 높거나 조절을 위해 약물을 복용하고 있습니까?
9. 콜레스테롤, 중성지방, LDL 등의 혈중지질이 정상치보다 높습니까?
10. 하루 10개비 이상 흡연을 하고 있습니까?
11. 체중이 정상보다 10-20kg 더 높습니까?

건강상태의 확인은 건강상태확인표를 이용할 수도 있다〈표 3-1〉. 예를 들면 연령이 45세라면 범위에 포함되는 나이의 줄의 숫자와 자신에게 해당하는 항목의 숫자를 찾은 후 전체 숫자를 합하면 된다. 여기에서 얻어진 점수가 현재 건강상태가 될 수 있다.

표 3-1. 건강상태 확인표

	10-20세 0	21-30세 0	31-40세 1	41-50세 3	51세 이상 5
유전	가족 중에 심장병 기록이 없음 0	50세 이후에 심장병을 가졌던 친척이 1명 있음 1	50세 이후에 심장병을 가졌던 친척이 2명 있음 2	50세 이전에 심장병을 가졌던 친척이 1명 있음 4	50세 이전에 심장병을 가졌던 친척이 2명 있음 5
비만	남성:13% 이하 여성:20% 이하 0	남성:14-16% 여성:21-23% 1	남성:17-20% 여성:24-26% 2	남성:21-24% 여성:27-29% 3	남성:25% 이상 여성:30% 이상 4
흡연	비 흡연가 0	여성연 또는 파이프 1	1일 담배 10개피 이하 3	1일 담배 20개피 이하 5	1일 담배 20개피 이상 7
혈압	심장수축 120mmHg 이하 0	130-120mmHg 1	140-130mmHg 2	150-140mmHg 3	150mmHg 이상 5
운동	1주일 3회 규칙적 조깅, 자전거 타기, 수영 30분 0	힘든 신체활동, 각종 스포츠 활동 1	가벼운 신체활동 3	좌업 생활, 가벼운 레크레이션 활동 4	좌업 생활, 약간씩 걸음 5
성별	40세 이하 여성 0	40세 이하 남성 1	40세 이상 여성 3	40세 이상 남성 3	50세 이상~ 5

언급한 의학적 질문에서 "아니요"의 답변수가 적거나 점수가 낮으면 건강적인 문제가 없다는 의미지만 "예"라는 대답이 많거나 점수가 높으면 전문가의 진단과 임상검사가 필요하다. 이러한 문진을 통하여 얻어진 결과를 근거로 위험도가 낮은 경우, 중간인 경우, 위험도가 높은 경우로 분류할 수 있다. 위험도가 **높은 사람**은 운동에 따른 위험요인이 많고 질환이 있는 사람들이며 반드시 전문가의 진단과 임상검사를 시행한 후 운동프로그램을 시작해야 한다. **중간 정도**의 위험을 가진 사람은 위험요인이 다소 존재하지만 위험수준이 낮은 사람과 유사한 건강과 신체적 상태이다. 질병은 물론 안정 시나 운동 시 특별한 증후도 없다. 이러한 경우에는 전문가의 상담 후 필요하다고 판단되면 임상검사를 시행한 후 적절한 운동프로그램에 참여하는 것이 바람직하다. 위험도가 **낮은 사람**은 건강적인 문제가 없고 운동에 따른 위험성은 낮으며 따라서 전문가의 진료나 임상

검사를 시행할 필요가 없다. 그렇지만 문진검사만으로 확인될 수 없는 건강 적 문제가 존재할 수 있으므로 전문가와의 상담과 임상검사를 추천한다.

2) 임상검사

임상검사는 문진검사를 통하여 위험성이 있을 경우 반드시 시행하여야 한다. 임상검사를 통하여 문제가 발생하였다면 전문가의 상담과 진료 후 운동에 참여하여야 한다. **혈액**은 인체 생존에 필수적인 물질들을 요구되는 조직으로 운반함은 물론 노폐물과 부산물을 제거하는 역할을 한다. 혈액의 성분을 관찰함으로써 현재 자신의 건강적인 상태를 알 수 있으며 이를 근거로 적절한 운동을 시작할 수 있다. 혈중의 콜레스테롤, 당, 중성지방의 수치는 대사질환이나 심혈관질환의 가능성을 판단하는 근거가 된다. **혈압**은 심혈관의 기능을 평가하는 중요한 요소 중 하나이다. 혈압이 높다는 것은 심장의 부담이 높은 것을 의미하는 것은 물론 혈관손상에 의한 질환의 가능성을 판단하는 근거가 된다. 특히 운동은 혈압을 상승시키는 요인이므로 혈압이 높은 사람은 운동 전 반드시 전문가의 진단과 상담이 필요하다. **심전도검사**는 심장의 문제를 파악할 수 있는 효과적인 검사방법이다. 심장은 24시간 쉬지 않고 활동을 하고 있으며 혈관을 통하여 인체 모든 조직으로 혈액을 순환시킨다. 정상적인 심장의 활동은 심장내의 근육조직과 혈관조직, 신경전도기능이 원활이 이루어질 때 가능하다. 이러한 조직의 기능에 문제가 발생한 상태에서 운동을 하게 될 경우 심각한 상황에 노출될 수 있다.

3) 운동부하 검사

운동부하검사란 운동의 부하를 점차적으로 증가시켜 심장 및 순환계의 기능 변화를 관찰하는 것이다. 운동부하검사의 **목적**은 *첫째*, 신체적 건강상태나 잠재된 질환을 파악하기 위한 것이다. 안정 시에는 심장의 이상이 있음에도 불구하고 증후가 나타나지 않는 경우가 있다. 지나치게 낮은 체력은 다른 질환을 가지고 있을 가능성이 있다. *둘째*, 현재 자신이 수행할 수 있는 최대의 운동능력, 즉 체력수준을 파악하기 위한 것이다. 운동부하검사를 통하여 얻어진 심박수, 혈압, 최대산소섭취량은 자신의 체력수준을 대변하며 이를 근거로 적절한 운동의 강도를 설정할 수 있다. 운동부하검사를 할 때 **주의 점**은 *첫째*, 수술이나 질병으로부터 회복중인 사람, 심혈관질환자와 같이 운동에 따른 위험요인이 있는 사람들은 반드시 심전도, 심박수, 혈압 등 안전장비와 측정 장비를 갖추어 의료전문가의 감독 하에 시행하여야 한다. *둘째*, 운동 중 흉통, 답답함, 얼굴 청색증, 현기증 등의 증상이 나타나면 즉시 테스트를 중단해야 한다.

검사나 테스트의 결과는 아래〈표 3-2〉와 같이 작성될 수 있으며 이를 근거로 자신의 건강상태 및 적절한 운동프로그램을 설정할 수 있다. 예를 들면 검사를 통해서 얻어진 혈압, 비만, HDL, 중성지방, 공복 시 혈당 중 비정상적인 수치가 2-3가지 이상 나타나면 동맥경화 등을 초래할 수 있는 **대사증후군**에 노출되었음을 의미한다.

표 3-2. 테스트결과

안정시 심박수 ______________________ 회/분
최대심박수 ______________________ 회/분
최대산소섭취량 ______________________ ml/kg · min
최대 MET치 ______________________ MET*
체중 ______________________ kg
체지방 ______________________ %
안정 시 혈압 ______________________ mmHg
콜레스테롤 ______________________ mg
중성지방 ______________________ mg
고밀도지단백질 ______________________ mg
혈당 ______________________ mg

* one MET = 3.5ml · kg · min

4) 체력자가테스트

현재 자신의 신체적 상태와 건강상태를 알 수 있는 다른 측정항목으로 체력자

가테스트가 있다. 체력자가테스트는 언급한 운동부하검사에 비하여 측정방법이 간단하고 개별적으로 손쉽게 측정할 수 있어 편리하다. 따라서 운동에 따른 위험요인이 없을 경우 운동부하검사를 대신하여 체력수준을 파악하기 위해 사용될 수 있다. 체력자가테스트의 **목적**은 *첫째*, 운동허용검사와 마찬가지로 개인의 신체적 상태, 질환의 잠재위험성을 파악하는 것이다. 운동능력과 질환의 위험도는 반비례 한다. 측정을 통하여 체력이 아주 낮게 나왔다면 건강적인 문제가 있을 가능성이 있으며 정확한 진단이 필요하다. *둘째*, 자신의 체력수준을 파악하는 것이다. 체력수준파악을 통하여 *첫째*, 자신에게 적절한 운동의 시작점과 적합한 운동, 운동의 강도, 빈도 등을 설정할 수 있다. *둘째*, 자신의 체력 중 강한 부분과 약한 부분을 파악하고 다른 사람과의 체력적 차이는 물론, 운동 훈련에 따른 결과를 비교함으로써 피드백을 얻을 수 있다. *셋째*, 운동에 대한 동기를 부여 받을 수 있다. 자신의 체력수준을 측정하고 그 결과를 확인함으로써 운동의 필요성과 동기를 느끼고 운동을 시작하는 계기가 될 수 있다. 체력자가테스트의 항목으로 체구성성분, 걷기테스트, 달리기테스트, 근력검사, 유연성검사 등이 있다.

(1) 체구성성분의 측정

체구성성분이란 체내의 수분, 뼈, 근육, 체지방, 무기질 등 인체를 구성하는 물질을 말한다. 체구성성분은 간단하게 체지방과 제지방으로 구분하기도 한다. 체지방은 인체에 포함된 체지방의 양을 의미한다. 제지방은 지방을 제외한 인체의 총 구성성분으로 수분, 뼈, 근육, 무기질 등의 지방을 제외한 인체의 모든 구성성분을 의미한다. 부적절한 체구성성분은 인체의 체력은 물론 건강에 악영향을 미칠 수 있다. **체지방**이 높으면 거친 호흡과 근력약화 등에 의해 운동의 수행이 힘든 경우가 많으며 심혈관질환이나 당뇨, 고혈압 등 질병에 노출될 위험이 높다. 남성과 여성의 체지방률이 각각 25%, 30% 이상이면 비만이며 최적의 활동을 위한 적정한 비율은 남성 5-13%, 여성은 12-22%이다. **제지방**의 이상 또한 건강적인 문제를 초래할 수 있다. 특히 **근육 량**이 부족하게 되면 힘의 발휘는 물론, 대사기능의 저하를 가져올 수 있다. 따라서 근육 량의 부족은 과다한 체지방 못지않게 건강에 위협적인 요소가 될 수 있다. 근래에 이르러 체중은 정상이지만 체지방은 많고 근육 량이 적은 **마른 비만**인 경우를 흔히 볼 수 있으며 좋은 건강상태라고 볼 수 없다. 따라서 단순히 체중을 기준으로 건강상태와 비만을 판정해서는 안 되며 각각의 구성성분들의 비율을 파악할 필요가 있다. 근육의 량이나 지방의 축적은 성sex, 연령, 유전적 배경에 따라 다양하다. 일반적으로 여성은 남성보다 뼈와 근육 량이 적은 반면 지방은 많다. 또한 나이가 많아질수록 근력은 약화되고 지방은 축적된다.

체지방의 측정방법으로 수중체중측정법과 피하지방측정법, 전기저항측정법이 있다. **수중체중측정법**은 글자가 의미하는 대로 수중에서 자신의 체중을 측정하여 체지방을 산출하는 것이다. 이것은 인체가 수중에서 체적에 상당하는 부력을 받는다고 하는 아르키메데스의 원리에 기초를 두고 있으며 신체밀도를 산출하여 계산한다. 수중체중측정법은 체지방률을 가장 정확하게 구할 수 있는 방법이지만 수온에 따른 물의 밀도 변화, 폐 속에 남아있는 공기(잔기량)의 측정 어려움, 물속에 들어가 체중을 측정하여야 하는 측정상의 불편으로 인하여 그 사용이 보편적이지는 않다. **피하지방측정법**은 수중에서 측정하는 기술과 함께 정확한 체구성성분의 측정법으로 알려져 있다. 이 방법은 간편하고 실용적이기 때문에 비만도를 진단하는데 흔히 사용되어 왔다. 이 방법은 Sloan박사와 그의 동료 연구진들에 의해 개발되었는데 간편한 피지후계skinfold caliper를 사용하여 신체의 특정 부위의 피하 지방 두께를 측정한 다음 %체지방 산출공식을 이용하여 계산하는 방법이다. 피하지방의 두께를 측정하기 위한 측정부위로는 남자의 경우 가슴, 복부, 대퇴전부이고 여자는 상완삼두근, 장골능상부, 대퇴전부이다. **전기저항측정법**은 인체 전기적 저항을 이용하여 체구성성분을 측정하는 방법이다. 신체의 수분과 근육은 전해질의 영향으로 전기저항이 낮지만 지방이 많은 경우 수분이 적기 때문에 전기저항이 증가하는 원리를 이용한 것이다. 이것은 사용하기가 간편하며 체지방의 분석은 물론 근육량, 체수분, 신체균형 등 다양한 측정이 가능하기 때문에 현재 가장 보편적으로 이용되는 방법이다. 전기저항측정 시 **유의점**은 *첫째*, 전기저항측정은 식이섭취의 영향을 많이 받기 때문에 식이 전이나 식이를 하였을 경우 3시간 이상 충분히 소화를 한 후 측정하여야 한다. *둘째*, 과격한 신체활동이나 운동 후 측정을 하여서는 안 되며 안정 상태에서 측정하여야 한다. *셋째*, 과도한 수분의 섭취나 탈수상태에서 측정하지 않아야 한다. 수분이나 음료수를 많이 섭취한 경우 체지방이 낮게 나오는 반면 발한 등으로 탈수상태일 때 높게 측정될 수 있다. *넷째*, 손목시계, 휴대폰 등 금속물질은 전기적 흐름에 영향을 미칠 수 있으므로 반드시 몸으로부터 제거한 후 측정하여야 한다.

(2) 걷기 테스트

걷기테스트는 운동의 경험이 없거나 운동의 위험요소를 가지고 있는 사람들, 재활을 목적으로 운동하는 사람에게 적당한 체력측정항목이다. 걷기테스트를 위해서는 시간을 측정할 수 있는 시계와 거리를 알 수 있는 운동장소가 필요하다. 야외에서 측정을 할 경우 너무 무덥거나 저온, 흐린 날씨를 피한다. 걷기테스트는 최대한 걸을 수 있을 만큼 빠르게 걸어야 하는데 걷는 중 일찍 지치기 시작하면 속도를 줄여도 좋다. 만약 **1.6km**를 다 걷지 못하거나 25분 내에 끝내지 못한다면 체력이 낮다는 의미이며 더 이상 테스트할 필요는 없다. 이때는 수행한 시간과 거리를 기준으로 조금씩 운동량을 늘린다. 그러나 만일 20분 내에 1.6km를 걸을 수가 있다면 0.8km를 계속해서 더 걷는다. 만약 30분 내에 **2.4km**를 다 걸을 수 있다면 40분 내 3.2km를 걸을 수 있도록 시도한다. 40분 내에 **3.2km**를 걸을 수 있다면 60분 내에 4.8km를 걸을 수 있도록 한다. 이 테스트를 통하여 자신이 할 수 있는 정확한 운동의 강도와 신체적성수준을 알 수 있다.

(3) 달리기 테스트

건강하고 젊은 연령이거나 운동의 경험이 있는 경우에는 달리기테스트가 적당하다. 최근에 규칙적으로 운동은 해왔지만 운동허용테스트를 하지 않은 사람에게 체력수준을 평가하는데 가장 쉽고 좋은 방법이다. 그러나 최근까지 비활동적이고 운동을 계속해 오지 않았거나 건강상의 문제가 있는 사람들은 달리기테스트를 실시해서는 안 되며 걷기테스트를 해야 한다. 달리기를 통한 심폐기능을 측정하는 기본테스트로 2.4km와 3.2km달리기, 12~15분간 달리기운동이 있다. 남성인 경우는 3.2km, 여성인 경우는 2.4km의 달리기테스트가 이상적이며 이러한 거리를 달리는데 소요되는 시간은 자신의 심폐기능수준을 결정하는 척도가 될 수 있다. 남성인 경우 3.2km를 10-12분 내에 달리면 가장 우수하고 14분 내에 달리면 우수하고, 14-16분 내에 달리면 심폐기능이 좋은 수준이라고 할 수 있다. 여성인 경우 2.4km를 11.5분 내에 달리면 가장 우수하고, 11.5~14.5분 내에 달리면 좋은 수준이라고 할 수 있다. Ball State대학에서 만든 이러한 데이터는 젊은 사람을 기준으로 해서 만든 것이지만 나이가 많은 사람도 응용하여 사용할 수 있다.

(4) 윗몸일으키기, 팔굽혀펴기

이것은 근지구력을 평가하는 것으로 언급한 심폐기능과 함께 체력의 중요한 구성요소이다. **윗몸일으키기**는 복근abdominal muscle의 근지구력을 측정하는 것으로 뒤로 누워서 발아래를 단단히 고정하고 무릎은 90° 정도 구부리며 손은 머리 뒤에서 깍지 끼고 실시한다. 앞으로 굽힐 때 팔꿈치가 무릎에 닿아야 하며 뒤로 누울 때 매트에 상체가 닿아야 한다. 머리 뒤에 깍지를 낀 손가락이 풀어져서도 안 된다. 이 테스트의 점수는 60초 동안 실시할 수 있는 총 횟수로 결정한다. 30대를 기준으로 할 때 보통수준의 윗몸일으키기 능력은 남성이 21-30회, 여성은 12-19회이다. 저조한 체력은 남성의 경우 14회, 여성의 경우 4회 이하이다. 20대의 경우 보통수준의 근지구력은 남성이 30-40회가, 여성은 15-25회이다. 저조한 체력은 남성의 경우 19회, 여성의 경우 7회 이하이다.

상체근육의 근지구력측정을 위한 **팔굽혀펴기** 테스트는 팔과 발끝을 고정하고 앞으로 엎드린 상태에서 시작한다. 상체와 하체가 평행인 상태에서 가슴이 바닥에 닫기 전까지 팔의 주관절을 굽혀야 하며 남자의 경우 무릎을 지면에 닿지 않게 하여 팔을 똑바로 굽혀 가슴이 매트에 닿을 정도까지 유지한 다음 다시 원래의 준비상태로 팔을 편 상태가 1회가 되며 1분간 실시한다. 여자는 남자와 다르게 무릎을 지면에 닿도록 하여 부담을 줄인 상태에서 수행한다. 30대를 기준으로 할 때 남성은 18-24회가, 여성은 12-17회가 보통수준이다. 남자의 경우

9회 이하, 여자의 경우 5회 이하 수행하면 저조한 체력이 된다. 20대의 경우 보통수준의 팔굽혀펴기 능력은 남성이 20-28회가, 여성은 13-19회이다. 저조한 체력은 남성의 경우 10회 이하, 여성의 경우 6개 이하이다.

(5) 유연성 검사

유연성이란 관절의 가동범위를 의미하며 최적의 근육사용은 물론 부상의 예방, 정상적인 일상생활을 위해 아주 중요한 요인이다. 오랜 기간 동안 앉아서 활동하는 생활습관에 의해서 근육을 다양하게 사용하지 못하면 근육과 건tendon의 사용범위가 짧아져 구부리고, 비틀고, 뻗치는 능력이 상실된다. 허리의 유연성을 측정하는 **체전굴 테스트**는 자신의 유연성 정도를 파악하는데 도움이 된다. 이것은 몸통을 앞으로 구부리고 등과 대퇴근육을 뻗치는 능력을 측정하는 테스트이다. 앉은 자세에서 다리를 펴고 손을 가능한 한 멀리 앞으로 향하게 하여 3초 동안 정지한 상태에서 눈금을 읽어 점수를 기록한다. 무릎이 굽혀지거나 양 손가락이 균형을 이루지 못하거나, 몸의 반동을 이용하면 안 된다. 측정기를 향하여 손가락 끝이 가장자리를 넘어가면 +이고 넘지 못하면 -이다. 연령에 따라 다르지만 보통 20cm이상이면 우수한 범위에 해당된다.

지금까지 설명한 이러한 자가테스트는 자신의 체력수준을 스스로 평가하고 운동프로그램을 만드는데 도움을 줄 것이다. 이 테스트를 한 후에도 자신의 체력수준판단이 어렵다면 낮은 수준의 운동을 시작한다. 운동프로그램을 만들어 실시하는 동안 체력수준이 향상되었다고 생각하면 향상된 만큼 운동프로그램의 강도를 높여 시작해야 한다. 〈표 3-3〉의 체력측정표는 체력의 향상수준을 기록하는데 도움이 될 것이다.

표 3-3. 체력측정기록표

	현재 측정치	3개월 후 측정치	6개월 후 측정치	1년 후 측정치	2년 후 측정치	3년 후 측정치
안정 시 심박수 (회수/분)						
혈압 (mm/Hg)						
체중						
체지방(%)						
최대산소 섭취능력						
최대 MET수준						
장거리달리기 (2.4 ~ 3.6km달리기)						
윗몸일으키기 (무제한)						
팔굽혀펴기 (무제한)						
체전굴 (cm)						

운동허용검사를 하지 않고도 운동을 시작할 수 있는가?

안전하지 못하다. 운동을 시작하기 전에는 언급한 운동절차를 따르는 것이 현명하다. 특히 운동의 위험이 있거나 질환자의 경우 반드시 언급한 운동허용검사를 실시하고 운동을 시작하여야 한다.

5) 건강관련체력과 기술관련체력

다양한 체력의 측정을 이해하기 위해서는 건강관련체력과 기술관련체력을 이해할 필요가 있다. 지속적인 운동으로 건강이 좋아지는 이유는 바로 체력physical fitness이 강화되기 때문인데 대표적인 체력의 기본요소는 건강관련체력과 기술관련체력으로 분류된다. **건강관련체력**health-related fitness은 심폐지구력, 근력과 근지구력, 근파워순발력로 구성된 근골격체력과 유연성, 신체구성body composition; percent body fat을 말한다. 건강관련체력은 전반적인 건강과 관련된 체력으로 건강을 위하여 운동을 하는 사람들은 건강관련체력을 습득하기 위하여 주로 운동을 한다. *건강관련체력의 특징*은 일상적인 활동들을 수행할 수 있는 힘energy과 관련되며 특별히 습득을 위해 고도의 기술이 요구되지 않는다는 점이다. 그렇지만 흥미를 느낄 수 없고 지루하다는 단점이 있다. 운동을 시작하기 위하여 측정되는 체력의 측정은 대부분 건강관련체력에 해당된다. 심폐지구력은 트레드밀과 자전거에르고메터와 같은 장비를 이용하여 측정할 수 있다. 장비의 이용이 힘들 경우 스텝 테스트harvard step test, MaArdle step test 등, 1마일 걷기와 1.5마일 달리기 테스트, 12분 걷기와 달리기검사와 같은 측정을 통하여 파악할 수 있다. 근력과 근지구력, 근파워는 사이백스와 같은 기구를 사용하면 정확하게 측정할 수 있지만 경비가 많이 들어 현실적이지 못하다. 따라서 배근력, 악력, 각력, 1분간 시행하는 팔굽혀펴기, 윗몸일으키기 등을 이용하여 측정할 수 있다. 한편 악력(좌우), 배근력, 각력을 모두 측정하여 근력지수를 이용할 수 도 있다. 유연성 또한 측정을 위하여 장비가 필요하지만 장비가 없어도 가능하다. 유연성의 측정은 다리관절, 허리, 어깨, 팔 등 인체의 관절이 있는 모든 부위에서 이루어질 수 있으며 체전굴, 체후굴 등이 있다.

기술관련체력skill-related fitness은 신체활동이나 스포츠에서 특정한 기술을 발휘하는 데 필요한 신체적 속성을 말하며 평형성, 조정력, 반응시간 등이 있다. *기술관련체력의 특징*은 첫째, 운동수행을 위해 기술이 요구되며 테니스, 배드민턴, 골프 등이 이러한 종류의 스포츠에 해당된다. 둘째, 기술관련체력은 단순한 건강관련체력에 비하여 흥미를 유발할 수 있다. 기술관련체력의 대부분은 경쟁경기이며 경쟁을 통한 경기는 재미를 느낄 수 있다. 또한 기술향상을 통한 경기력향상은 자신감과 성취감을 향상시켜 운동에 대한 흥미를 증가시킨다. 셋째, 경기력향상을 위하여 중요하다. 기술관련체력은 직업적으로 운동을 수행하는 선수들의 입장에서 경기력향상을 위하여 특히 중요하다고 할 수 있다. 건강을 위하여 운동을 하는 사람들 또한 기술관련체력향상을 통한 경기력향상이 중요하다. 기술향상에 의한 경기력의 증가는 성취감 및 자신감, 자신의 우수성을 과시하게 하여 정신적으로 도움이 된다. 넷째, 기술관련체력은 위급한 상황에서 대처하는 능력을 향상시켜 자신을 보호할 수 있다. 예를 들면 갑자기 물체가 자신을 향하여 날아올 때 피할 수 있는 능력, 안정되지 못한 지면에서 균형을 유지하는 능력 등이 있다. 다섯째, 기술관련체력은 운동에 따른 부상의 위험을 방지한다. 올바른 기술, 완전한 기술에서 운동을 수행할 때 경기력향상은 물론 부상을 예방할 수 있다.

수행되는 대부분의 운동은 비율의 차이가 있을 뿐 건강관련체력과 기술관련체력 모두를 포함하고 있다. 예를 들면 저항운동인 웨이트트레이닝의 경우 건강관련체력이지만 운동을 하는 동안 기술관련체력인 평형성, 조정력 등이 어느 정도 습득된다. 반면 배드민턴 같은 운동의 경우 정교한 기술을 정확히 구사하기 위해 기술관련체력도 습득되지만 심폐지구력과 다리의 근력, 근파워의 발달도 이루어진다.

2. 운동에 필요한 기본 지식

운동으로부터 최대한의 효과와 이익을 얻기 위해서는 운동허용검사를 통한 자신의 체력상태의 파악도 중요하지만 운동과 관련된 지식의 함양 또한 중요하다. 실제 운동을 통하여 효과를 보지 못하거나 상해를 경험하는 것은 운동과 관련된 **지식의 부재**에서 시작된다. 운동은 쉬운 것이 아니며 운동을 통한 이익과 건강을 얻고 싶다면 관련지식의 습득 또한 중요하다. 운동과 관련된 지식은 일반인이나 질환자, 부상자, 운동선수뿐만 아니라 **직업적인 활동**을 하는 사람에게도 필요하다. 건설업이나 농업, 어업에서 이루어지는 과도한 노동은 상당한 신체활동이 요구되며 이로 인해 질환이나 상해가 초래될 수 있다. 어떻게 보면 직업적인 신체활동은 건강을 위하여 수행하는 운동보다 더욱 많은 시간과 강도로 이루어지기 때문에 상해의 위험이 높으며 적절한 절차와 방법에 의해 이루어질 필요가 있다. 가사활동을 하는 주부와 같이 비교적 가벼운 활동 또한 부적절하게 장기간 반복적으로 수행될 경우 부상이 나타날 수 있다.

1) 운동의 기본 원리

운동프로그램을 계획하기 전에 먼저 중요한 기본원리인 과부하의 원리, 점진성의 원리, 특수성의 원리, 개별성의 원리, 가역성의 원리를 알아야 한다. **과부하의 원리**란 운동 시 높은 스트레스를 부과하는 것으로 일상적으로 수행하는 운동의 강도보다 더욱 높은 부하로 운동하는 것을 말한다. 운동을 통하여 체력 등의 기능을 발달시키려면 이미 신체에 적응된 부하보다 많은 양의 부하가 새로이 주어져야 한다. 그렇지만 너무 갑작스럽고 많은 부하증가는 오히려 해가 될 수 있다. **점진성의 원리**란 낮은 부하에서 점진적으로 운동의 강도를 증가시키는 것을 말한다. 운동을 처음 시작하는 사람이 갑작스럽게 높은 강도의 운동을 하게 되면 과로나 근육통, 상해가 나타날 수 있다. 따라서 자신보다 체력이 우수한 사람을 따라 잡기 위해 흉내 내는 것은 위험하며 자신의 체력에 맞는 정도에서 점차적으로 부하를 증가시켜 체력을 향상시키는 것이 중요하다. 점진성의 원리는 일회성운동은 물론 장기간 운동에도 적용된다. 일회성운동을 할 때 초기에는 가벼운 강도에서 시작하다가 점차적으로 강도를 높여 과부하에 해당하는 운동으로 진행할 수 있다. 장기간 운동을 할 때에도 체력의 향상 정도에 따라 부하를 점차적으로 증가하여야 한다. **특수성의 원리**란 자신의 운동 목표에 부합하게 운동프로그램을 수행하는 것을 의미한다. 만약 심폐기능을 향상시키기 원한다면 숨이 차는 달리기와 같은 운동을 수행하는 것이 효과적이며 웨이트트레이닝과 같은 운동으로 효과를 볼 수 없다. 반면 근력을 강화시키고 싶다면 웨이트트레이닝이 적합하며 달리기나 등산으로 인체의 모든 근육을 효과적으로 발달시킬 수 없다. **개별성의 원리**란 개별적인 수준에서 자신의 체력수준과 운동의 목표를 설정하여 운동하는 것을 말한다. 모든 사람은 각자 특이한 유전적 재능과 운동능력과 체력수준을 가지고 있으며 이를 근거로 적절한 운동을 하여야 한다. **가역성의 원리**란 규칙적인 운동에 의해 체력이 향상되었더라도 운동을 중단할 경우 시간이 지남에 따라 체력이 다시 저하되는 것을 말한다. 장기간의 운동중지는 심폐기능은 물론 근력, 민첩성, 스피드, 유연성 등을 현저하게 저하시킨다. 따라서 운동을 통하여 지속적으로 이익을 얻고 싶다면 평생 신체활동을 할 필요가 있다. 한편 평소 운동을 규칙적으로 수행하여 체력이 상당 수준에 도달한 사람의 경우 그렇지 않은 사람에 비하여 운동을 중지하더라도 원래의 근육크기나 체력수준으로 급격히 돌아가지 않는 것은 물론 운동을 다시 하게 되면 빠르게 원래의 기능으로 회복된다.

2) 운동의 기본 요소

운동프로그램이 적합하고 효율적으로 이루어지기 위해서는 운동빈도frequent, 운동강도intensity, 운동시간time, 운동종류type를 고려하여야 한다. **운동빈도**는 수행하는 운동의 주당 횟수를 나타낸다. 보통 높은 강도의 운동을 할 경우 주당 3-5일이 적당한 것으로 알려져 있지만 인체에 부담을 주지 않는 아주 낮은 강도의 걷기와 같은 운동은 매일 수행할 수도 있다. **운동강도**는 수행하는 운동의 스트레스 수준을 의미한다. 적절한 운동의 강도는 체력수준, 연령, 질병유무에 따라 다르게 설정되어야 한다. **운동시간**은 운동수행의 지속시간을 의미한다. 특수한 경우를 제외하고는 30-50분의 운동이 적절한 것으로 알려져 있다. **운동종류**는 테니스, 축구와 같이 수행하는 운동의 종목이나 형태를 의미한다. 일상적으로 말하는 적절한 **운동량**은 운동빈도, 운동강도, 운동시간을 모두 합친 것으로 정의될 수 있다. 자신에게 적합한 운동은 운동강도나 운동빈도 등 개개에 요소에 의해 결정되는 것이 아니고 이들 기본요소가 적절하게 배합되어 이루어질 수 있다.

3) 지속적인 운동을 위한 팁

운동을 통하여 건강을 획득하고자 한다면 그 운동을 지속적으로 수행하는 것이 중요하다. 운동을 중단하게 되면 더 이상 운동에 의한 건강의 증진이나 유지는 어렵게 된다. 실제 많은 사람들이 건강을 위하여 운동을 시작하다가 중도에서 포기하는 경우가 많다. 운동을 평생 지속한다는 것은 쉬운 일이 아니지만 전략을 만들고 시작하면 불가능한 것도 아니다. 운동을 장기간 지속하기 위한 가장 중요한 조건은 첫째, **흥미와 즐거움**을 주는 운동을 선택하는 것이다. 자신에게 즐거움과 만족을 주는 운동은 건강유지의 수단을 넘어 여가적 또는 유희적 활동이 된다. 본인의 흥미를 유발하지 않는 운동은 스트레스가 되며 이것은 체지방의 연소저하, 코티졸의 분비 증가, 성장호르몬의 분비저하에 따른 활력저하나 근육 발달의 저하를 초래할 수 있음은 물론 운동을 오래 지속하지 못하거나 포기하는 요인이 된다. 둘째, **소질** 있는 운동을 선택하는 것이다. 소질이 있는 운동을 수행할 때 그 운동의 성취도가 높아지고 이를 통해 인간의 기본욕구인 자신의 우월성의 과시와 근원적 경향의 정화 효과를 볼 수 있으며 흥미는 자연적으로 높아진다.

셋째, **한 가지 운동**을 선택하여 수행하는 것이다. 한 가지 운동을 장기간 수행하면 운동에 대한 소질이 없을 경우에도 기량과 경기력이 자동적으로 증가한다. 특정 스포츠종목의 기능향상은 단기간에 이루어지는 것이 아니고 장기간 수행할 때 이루어진다. 또한 운동을 통한 기량의 증가는 경기력의 향상 외에도 높은 강도의 운동에 따른 피로나 상해의 위험성도 줄여주는 것은 물론 이전에는 느끼지 못하였던 운동의 즐거움과 매력을 발견할 수 있게 한다. 그렇지만 지구상에는 다양한 형태의 운동과 스포츠가 있으며 이러한 많은 운동종목 중에서 자신의 구미와 소질에 맞는 운동을 찾아내기란 쉬운 일이 아니다. 흥미를 가질 수 있는 운동을 찾아내는 방법으로 과거에 즐겨 참여한 운동이 있거나 소질이 있다고 생각하는 운동이나 현재 즐겨보거나 관심을 가지고 있는 운동에 직접 참여하여 경험해 보면 된다. 지역사회에는 다양한 운동을 수행하는 단체나 모임, 사회적 시설이 있으며 이러한 사회단체나 시설에 직접 참여하여 운동을 실제로 경험하면 원하는 운동이나 스포츠를 발견할 수 있다.

넷째, **사회적 교류**와 연관시켜 운동한다. 대체로 사람들은 다른 사람과 어울려 활동을 할 때 즐거움을 느낀다. 특히 자신들과 관련이 있고 호감이 가는 사람들과 어울려 활동을 할 때 즐거움은 더욱 높아진다. 따라서 동료와 함께 또는 단체에 가입하여 운동을 하면 사회적 관계를 가지면서 운동에 대한 즐거움도 느낄 수 있다. 운동의 기술이나 기량의 차이가 너무 많은 사람들과 운동을 하면 흥미를 잃을 수 있으므로 체력수준이 유사한 사람들과 함께 운동을 하도록 한다. 다섯째, **부상방지**이다. 자신에게 적합하고 흥미를 주는 운동을 발견하더라도 부상을 당하게 되면 운동을 지속하지 못하는 경우가 많다. 여섯째, **평생스포츠**로서의 가능성도 고려해야 한다. 예외적으로 평생 수행하기 어려운 운동이나 스포츠종목이 있다. 예를 들면 축구 등의 과격한 운동은 부상의 위험이 높으며 고령이 되었을 때 지속할 수 없는 경우가 있다. 이러한 경우에는 운동의 방법을 변형하거나 노후를 대비하여 무리가 없는 다른 운동을 추가적으로 배워둘 필요가 있다. 일곱째, 운동은 **선택이 아닌 필수**라는 인식이 필요하다. 운동은 흥미와 소질을 떠나 자신의 건강과 삶의 질의 향상을 위해 평생 수행하여야 할 의무로 인식해야 한다. 인간은 활동적인 동물이며 그렇게 진화해 왔다. 인간의 입장에서 활동의 중지는 퇴화와 질환의 원인이 된다. 운동은 스트레스와 노화에 따른 신체적 퇴화와 질병, 사망의 위험을 감소시키고 수명과 삶에 질은 향상시킨다. 이러한 점을 인식하면 운동을 지속적으로 수행해야 한다는 동기를 부여 받게 될 것이다.

4) 준비운동과 정리운동

운동을 시작하기 전 준비운동과 운동을 마친 후 정리운동은 아주 중요하다. 운동자체가 인체에 스트레스를 부과하며 이로 인해 신체적·생리적부작용이 유발된다. 준비운동과 정리운동은 운동에 따른 인체의 생리적 부작용과 부상, 질병을 완화하거나 해소하여 운동의 효과를 증가시킨다. 그렇지만 많은 사람들이 준비운동과 정리운동을 제대로 이행하지 않는 것은 물론 적절한 이행 방법 또한 제대로 알지 못하는 경우가 많다. 준비운동과 정리운동은 건강을 위하여 운동을 하는 사람과 운동선수들뿐만 아니라 직업적으로 과도한 활동을 하는 사람들에게도 아주 중요하다.

(1) 준비운동

준비운동은 인체가 운동을 수행하기 전 최적의 조건을 갖추도록 하는데 목적이 있다. 준비운동의 중요성과 올바른 수행 법을 이해하기 위해서는 준비운동의 **원리**를 이해할 필요가 있다. 준비운동의 원리는 체온의 상승과 유연성의 확보이다. 먼저 *체온상승*은 가벼운 달리기와 같은 유산소운동에 의해 이루어질 수 있다. 체온상승에 의해 얻을 수 있는 효과는 *첫째*, 운동과 관련된 조직이나 기관을 점진적으로 자극시키고 최적화시킨다. *둘째*, 근육, 건, 인대와 같은 연부조직의 탄성을 최대화시켜 운동수행능력의 향상은 물론 부상의 위험은 감소시킨다. *셋째*, 혈관을 확장하여 조직으로의 혈류공급을 증가시킨다. *넷째*, 에너지생산을 위한 대사적 체계가 완성되도록 도와준다. 체온의 상승은 인체가 에너지를 충분히 생산할 수 있는 최적의 상태를 만들어준다. *다섯째*, 운동초기 나타나는 젖산의 생성을 최소화시킨다. *여섯째*, 좌심실의 기능이상을 방지한다. *일곱째*, 신경계의 통합적인 기능을 높여준다. 유연성의 확보는 근육의 이완과 관절가동범위의 확보를 위해 이루어진다. 체조, 스트레칭은 *유연성의 확보를* 위해 이루어진다. 유연성운동에 의해 얻을 수 있는 효과로 *첫째*, 운동 시 근육과 뼈에 대한 부담을 감소시키고 *둘째*, 충격의 흡수 능력을 향상시키며 *셋째*, 주동근과 길항근의 상호작용을 향상시키며, *넷째*, 격렬한 운동을 위한 정신적 준비를 하게 한다. 이러한 적응은 운동수행능력의 향상은 물론 운동에 따른 부상의 위험을 줄여준다.

준비운동의 **순서**는 체온을 먼저 상승시킨 후 유연성운동을 하는 것이다. 체온이 낮은 상태에서 유연성운동은 통증을 수반하는 것은 물론 최대의 가동범위가 이루어지지 않을 수 있다. 체온이 상승되었다는 것은 인체가 운동에 대한 자극을 수용할 준비가 되었다는 의미이며 이러한 상태에서 유연성운동을 할 때 통증은 감소되고 더욱 많은 가동이 이루어진다. 준비운동의 **시간**은 일상적으로 5-10분이 적당한 것으로 알려져 있지만 개인의 상태나 연령, 기후 등의 요인을 고려하여야 한다. 겨울에는 저온으로 인하여 운동에 의한 체온의 상승이 느리므로 좀 더 많은 시간을 할애하여야 한다. 특히 고령자나 질환자, 부상자의 경우 준비운동을 통한 체온의 상승이 힘들 수가 있으며 이러한 경우에는 실내의 고온환경이나 온찜질, 마사지 등을 병행하면 더욱 용이하게 유연성을 확보할 수 있다. 준비운동의 **강도**는 인체의 과도한 부담이나 통증이 나타나지 않는 범위가 적당하다. 과도한 스트레칭은 관절이나 조직손상의 원인이 될 수 있다.

준비운동은 상황에 따라 **운동 중에도 시행**되어야 하는 경우가 있다. 운동의 중단이 거의 없이 지속적으로 이루어지는 걷기, 달리기, 사이클 등과 같은 운동은 운동의 시작과 마지막에 준비운동과 정리운동을 시행하면 되지만 운동 도중 간헐적으로 장시간의 휴식이 이루어지는 경우 추가적인 준비운동이 필요할 때가 있다. 적절한 예로 등산을 들 수 있다. 보통 등산을 할 때 정상에 도달하면 비활동적인 상태에서 오랜 시간 휴식을 한 후 다시 등산을 하는 경우가 있다. 다른 예로 생활체육의 일환으로 이루어지는 배드민턴이나 테니스경기 시 한 경기가 끝나면 중간 오랜 시간 휴식을 취한 후 다시 경기를 하는 경우도 많다. 운동 중간에 이루어지는 이러한 휴식은 이전에 운동에 의해 상승된 체온과 대사활동을 다시 저하시키며 근육이나 건의 탄성저하는 물론 근육경직, 혈관의 수축을 초래한다. 이러한 현상은 운동복이 땀에 의해 젖어 있을 경우 증발효과에 의해 더욱 심해지며 이러한 상태에서 갑자기 운동을 다시 시작하게 되면 심장, 근육, 건 등 조직의 부담이 증가된다. 따라서 운동의 도중 장시간 휴식을 하였을 때에는 다시 준비운동을 하여 충분한 체온상승과 근육이완이 이루어진 후 운동을 하여야 한다. 또한 여분의 운동복을 준비하여 운동복이 젖으면 갈아 있도록 한다.

등산과 부상

많은 사람들이 건강의 증진이나 여가적 활동의 일환으로 등산을 하지만 부상이나 사고를 당하는 경우를 흔히 본다. 등산에 따른 부상이나 사고의 요인으로 첫째, **체온의 저하**를 들 수 있다. 산을 오를 때에는 체온의 저하위험이 없지만 등정 상태에서 오래 기간 휴식을 하게 되면 체온이 저하된다. 특히 산의 정상은 높은 고도이며 기온도 낮다. 더욱이 등산하면서 흘린 땀에 의해 의복이 젖었을 경우 체온의 저하는 더욱 높아진다. 체온의 저하는 심장에 부담을 주는 것은 물론 근육을 경직시키고 수축의 힘을 감소시킨다. 둘째, 올바르지 못한 **등산 자세**이다. 산을 내려올 때 올바르지 못한 착지는 부상의 원인이 된다. 하산할 때 무릎의 충격은 올라갈 때보다 3배 이상 높으며 이러한 충격은 경사가 높을수록 증가된다. 이것은 무릎관절이나 발목 등에 보다 많은 충격을 주고 결과적으로 인대나 근육, 건의 손상으로 연결될 수 있다. 더욱이 내리막길 운동은 **원심성운동**이 발생하며 원심성운동은 동심성운동보다 운동의 효과는 높지만 부상의 위험은 더욱 크다. 실제 대부분의 등산에 따른 사고는 하산하면서 발생한다. 바른 착지는 부드럽고 서서히 무릎의 적절한 굴곡과 신전을 통하여 충격을 완화시키는 것이다. 셋째, **무리한 산**

행이다. 자신의 체력수준을 파악하여 적절한 산행을 하여야 한다. 체력수준에 비해 너무 높거나 경사가 급한 산은 피하며 장기간 무리하게 산행을 해서는 안 된다. 넷째, 적절하지 못한 **장비**의 사용이다. 등산을 할 때에는 적절한 등산용 스틱이나 신발, 의복 등의 장비를 갖추어야 한다. 등산용 스틱이나 막대기를 이용하면 하지의 부담을 줄여주고 충격을 완화하며 넘어짐과 같은 사고를 방지할 수 있다. 또한 상지의 운동을 유도할 수 있다. 산의 길은 경사가 급하고 고르지 않고 장애물이 많아 미끄러우므로 반드시 등산화를 착용해야 한다. 더욱이 겨울철에는 눈이나 결빙에 의해 바닥이 더욱 미끄러울 수 있으므로 아이징을 소지하도록 한다. 땀의 흡수는 물론 배출이 잘되는 의복을 선택한다. 다섯째, **음주**이다. 등산 시 음주 또한 부상의 원인이 되며 산행을 할 때 과도한 음주는 자제해야 한다.

(2) 정리운동

정리운동의 중요성과 적절한 수행방법을 이해하기 위해서는 정리운동의 원리를 이해하는 것이 무엇보다 중요하다. 정리운동은 격렬한 운동에 따른 신체적·생리적인 과도한 자극과 반응을 점차적으로 정상화, 안정화시키는 단계이다. 따라서 정리운동의 **원리**는 이전 운동에 의해 상승된 심장활동과 체온을 서서히 저하시키고 운동에 의해 경직된 근육을 이완시키는 것이다. 먼저 *심장활동과 체온의 점진적인 저하는* 가벼운 달리기와 같은 유산소운동에 의해 달성될 수 있다. 점진적인 심박수와 체온의 저하에 의해 얻을 수 있는 효과는 *첫째*, 울혈을 방지한다. 높은 강도의 운동을 수행한 후 갑작스럽게 운동을 중지하게 되면 근수축에 의한 펌프작용이 소실되어 심장으로 혈액이 완전히 돌아오지 못하고 근육에 혈액이 고이는 울혈상태를 초래한다. 이것은 심박출량을 감소시킴은 물론 부정맥, 저혈압을 초래할 수 있다. *둘째*, 부산물인 젖산의 제거를 촉진한다. 정리운동 후 가벼운 유산소운동은 젖산을 간으로 운반시켜 탄수화물형태로 저장하게 하게 함은 물론 젖산을 유산소운동에 필요한 에너지로 사용하여 혈중젖산의 제거가 촉진된다. *셋째*, 호흡을 통해 회복과정에 필요한 산소를 공급하고 이산화탄소는 배출한다. *경직된 근육의 이완은* 스트레칭, 체조와 같은 유연성운동에 의해 달성될 수 있다. 정리운동에 의한 유연성운동의 효과는 *첫째*, 운동 후 나타나는 근육의 경직을 완화한다. 강도 높은 운동은 근육의 긴장을 높이고 근섬유를 팽팽한 밴드를 형성하게 하며 "근육이 굳었다"로 표현하기도 한다. 이것은 운동수행능력의 저하는 물론 부상의 위험을 높인다. *둘째*, 근육에 축적된 젖산을 순환하는 정맥으로 유입시켜 제거한다. 운동에 의해 생성된 젖산과 이산화탄소는 피로는 물론 인체의 산성화, 근육의 경직 및 상해의 원인이 된다.

정리운동의 **순서**는 준비운동과 마찬가지로 가벼운 유산소운동을 유연성운동보다 먼저 수행 한다. 먼저 가벼운 유산소운동으로 체온과 심장활동, 대사활동을 서서히 안정시킨 후 유연성운동을 통하여 경직된 조직을 이완시킨다. 만약 운동 후 상당시간 휴식을 하여 체온이나 대사 등이 운동이전으로 떨어진 경우에도 동일한 순서로 정리운동을 수행해야 한다. 이때 먼저 수행하는 달리기와 같은 유산소운동은 혈중 부산물의 제거와 체온상승에 의한 효율적인 근육이완을 위해 수행된다. 준비운동을 위한 적절한 **운동시간**은 보통 5~10분이 적당하다. **운동강도**는 젖산의 생성이 나타나지 않는 강도에서 수행되어야 하며 대체로 힘이 들지 않게 운동을 하면 이러한 조건을 충족시킬 수 있다.

5) 운동과 식이

운동은 많은 칼로리를 소비하기 때문에 운동 전 충분한 영양소의 섭취가 중요하다. 그렇지만 운동 바로 전이나 **운동 중 식이**는 활동근육으로 에너지가 집중적으로 공급되어 소화 장애, 구토 등 증후의 원인이 된다. 따라서 식이를 하였다면 충분한 소화시간을 거친 후 운동을 하여야 한다. 식이 후 충분한 소화시간은 식이 량과 식이종류에 따라 다르지만 보통 3시간 이상이 적당하다. 운동 전이나 운동 중 **알코올을 섭취** 또한 삼가야 한다. 운동 전 알코올의 섭취는 *첫째*, 혈중 젖산의 제거를 방해한다. 운동에 의해 생성된 젖산은 보조효소의 도움으로 피루빅산으로 전환되어 제거되는데 알코올을 섭취할 경우 보조효소는 알코올을 산화하는데 우선적으로 사용되어 혈중의 젖산 제거를 방해한다. 이로 인한 젖산의 축적은 피로와 근육경직은 물론 산성화되어 산독증을 초래할 수 있다. *둘째*, 단백질 대사를 둔화시키거나 마비시켜 근육의 합성을 방해한다. 이것은 근위축의 원인이 된다. *셋째*, 당을 저장하고 분배하는 간[liver]의 기능을 저하시켜 저혈당을 초래할 수 있다. *넷째*, 알코올의 해독능력을 저하시킨다. 알코올을 해독시키기 위해서는 간에 저장되어 있던 탄수화물을 에너지로 이용해야 하는데 간의 기능 저하에 따른 탄수화물이용의 제한은 간의 해독에도 영향을 미칠 수 있다.

알코올 섭취의 부작용

알코올의 섭취는 운동과 관계없이 건강에 악영향을 미친다. 알코올 섭취에 따른 부작용으로 첫째, **비만 및 지방간**이 있다. 알코올의 열량은 1g당 7kcal로 높으며 소주 한잔의 칼로리(55kcal)를 소비하기 위해서는 30분 이상 걷거나 6분 이상 줄넘기를 해야 한다. 또한 알코올의 섭취는 간이나 근육의 지방분해를 억제하는 반면 지방의 합성은 촉진시키고 기존의 인체에 축적된 칼로리보다 우선적으로 사용되며, 다른 형태의 고칼로리 음식을 섭취하게 한다. 둘째, **영양불균형** 및 결핍을 초래한다. 알코올은 인체의 대사와 조절에 필수적인 비타민, 미네랄 등의 타 영양소를 포함하고 있지 않은 것은 물론 오히려 소모시켜 영양결핍을 초래할 수 있다. 이러한 이유로 알코올에 포함된 칼로리는 **불완전한 칼로리** empty calory로 알려져 있다. 셋째, **간 손상**을 초래한다. 알코올은 간에서 독성을 가지고 숙취의 원인이 되는 아세트알데히드로 변화되어 다시 독성을 가지지 않은 아세테이트로 전환되는데 아세트알데히드가 적절히 분해되지 못하면 간에서 돌아다니며 간을 손상시키게 된다. 독성이 없는 아세테이트도 지나치게 많을 경우 지방으로 전환되어 간에 축적된다. 넷째, **알코올성케톤산증**을 초래한다. 알코올의 대사는 불완전하여 독성물질인 케톤체를 생성하는 것은 물론 대사과정에서 다량의 수분이 소비되어 탈수증후를 동반하는 알코올성 케톤산증을 초래한다. 그렇지만 알코올을 섭취하지 않더라도 지방간은 나타날 수 있으며 비알코올성 지방간으로 알려져 있다. 비알코올성지방간 환자는 80%로 20%를 차지하는 알코올성지방간환자에 비해 높다.

3. 운동과 상해

1) 부상관리의 접근

상당수의 사람들이 운동을 하는 도중 부상을 경험한다. 부상의 후유증은 의외로 심각할 수 있으며 운동을 하려는 의욕을 잃게 하는 것은 물론 운동을 자주 수행하지 못하게 하거나 심하면 운동을 포기해야 하는 상황을 초래하기도 한다. 일반인은 물론 운동선수들이 운동에 의한 부상에 의하여 경기를 하지 못하는 경우를 흔히 본다. 만약 부상을 당하였다면 빠른 회복을 위하여 적절한 조치를 하여야 한다. 부상관리를 위한 적절한 접근방법으로 첫째, **부상의 조기발견**과 이에 따른 적절한 처치가 중요하다. 상당수의 사람들이 부상의 증후가 나타남에도 이를 무시하거나 소홀이 하며 이로 인해 치유가 장기화되거나 어렵게 되는 경우가 많다. 둘째, **의료기관과 첨단장비**로의 지나친 의존은 좋지 않다. 의료기관에서의 치료는 우선적으로 이루어져야 하는 가장 중요한 과정이지만 한계가 있다. 의료시설 내에서는 진단과 이에 따른 치료가 원활히 이루어지겠지만 의료시설 외에서는 지속적인 관여가 불가능하다. 더욱이 경험이 부족한 전문가의 경우 정확한 진단과 부상의 원인, 적절한 운동처방의 한계가 있을 수 있다. 셋째, 부상과 관련된 **지식의 습득**이 필요하다. 질병이나 부상으로부터 벗어나고 빠른 회복을 원한다면 관련된 지식의 습득이 중요하다. 이러한 지식은 보다 정확한 정보를 치료전문가에게 전해 줄 수 있을 뿐만 아니라 스스로 부상의 원인 발견하여 그에 따른 적절한 대처와 빠른 회복, 재발방지를 가능하게 한다. 진단의 단서와 효율적인 재활의 방향을 제공하는 과훈련의 유무, 통증의 종류나 상태, 부상의 정도, 징후, 부상 당시의 상황, 운동에 대한 생체 역학적 특성은 운동을 하는 당사자가 가장 잘 알고 있다. 즉 부상자 자신보다 훌륭한 치료자가 없다는 의미가 된다.

2) 재활운동의 단계

(1) 증후의 치료

부상 후 빠른 재활을 위해서는 적절한 단계로 진행하는 것이 중요하다. 재활의 단계는 증후의 치료, 기능의 치료, 원인의 치료로 나눌 수 있다. **증후의 치료**는 부상에 따라 나타나는 통증, 염증, 부종 등의 증후를 치료하는 것을 의미한다. 염증은 인체에서 치유의 중요한 과정이지만 과도할 경우 오히려 해가된다. 이것은 부상의 초기에 주로 나타나며 재활 중에 염증과 부종이 다시 발생하였다는 것은 재활운동이 실패하였음을 의미한다. *부상초기에 나타나는 이러한 증후의 치료는 빠른 회복을 위하여 중요하다.* 심하지 않은 부상인데도 회복이 느린 이유는 부상 후 초기치료가 잘못되어 나타날 수 있다. 부상 후 적절한 **초기치료**의 방법으로 RICE로 알려진 안정rest, 냉찜ice, 압박compression, 거상elevation이 있다. *안정*은 부상 후 염증과 부종이 자연스럽게 완화되도록 휴식을 취하는 방법이다. 부상을 당하게 되면 손상부위의 출혈과 염증이 발생하며 이시기에 무리한 활동을 하게 되면 염증과 부종이 더욱 악화된다. *냉찜*은 부상부위의 온도저하, 대사저하, 혈관수축을 유도하며 이것은 통증은 물론 부종과 염증을 감소시킨다. 차가운 얼음을 직접 부상부위에 장기간 접촉하면 동상의 위험이 있으므로 수건 등에 싸서 시행한다. *압박* 또한 염증과 부종, 출혈을 감소시키고 관절을 안정화시킨다. 너무 심한 압박은 오히려 혈액순환을 방해할 수 있으므로 주의해야 한다. 압박과 냉찜을 동시에 시행하면 더욱 효과적이다. *거상*은 상해부위를 심장보다 높게 위치하게 함으로서 부상부위의 혈액순환을 감소시켜 염증과 부종을 감소시키는 방법이다.

(2) 기능의 치료

언급한 증후의 치료 또는 초기치료는 부상의 정도를 완화시키는데 효과적이지만 근본적인 치료는 되지 못한다. 오히려 너무 오랜 기간 손상부위를 고정하거나 움직이지 않게 되면 관절강직, 근 위축과 같은 퇴행성 변화는 물론 근력, 근파워, 근지구력, 심폐기능, 민첩성, 유연성, 운동기술 등의 운동기능들이 저하된다. 따라서 부상을 당하였다면 가능한 빨리 재활운동을 시작하여야 한다. 조기재활운동은 관절과 같은 손상 부위에 산소와 영양공급을 증가시켜 치유를 촉진한다. 기능의 치료는 증후의 치료가 이루어진 후 시작하지만 증후의 치료와 함께 이루어지기도 한다.

기능치료의 **첫째 단계**는 근육, 건, 인대와 같은 연부조직의 경직을 완화하여 관절의 가동범위와 유연성을 향상시키는 것이다. 따라서 운동의 강도보다 근육의 이완과 관절의 가동범위를 증가시키는데 중점을 두어야 한다. 스트레칭, 체조, 걷기, 수동적 운동, 가벼운 정도의 능동적 운동은 부담이 적고 동통유발이 낮아 적절한 운동이 될 수 있다. 높은 강도의 운동이 아닌 움직임 자체도 안전하고 효과적인 재활운동이 될 수 있으며 증후의 악화나 지속적인 통증이 나타나면 안 된다.

둘째 단계는 유연성은 물론 고유감각과 어느 정도 근육의 기능이 회복될 수 있는 운동을 점진적으로 수행하는 단계이다. *고유감각이란 중추신경*에서 운동에 따른 진동, 압력, 근육의 길이변화, 근육의 긴장 등을 감지하여 반사작용이나 균형유지 등을 가능하게 하는 감각이다. 부상에 의해 오랜 기간 활동을 하지 않게 되면 반사작용이나 균형능력과 같은 고유감각이 소실된다. 걸으면서 균형을 잡는 능력은 고유감각을 발달시킬 수 있는 훈련의 한 형태라고 할 수 있다. 낮은 강도의 동적 운동, 저항운동, 자전거타기 등을 통하여 고유감각과 근육의 기능을 서서히 회복할 수 있도록 한다. **셋째 단계**는 근력, 심폐지구력은 물론 운동의 숙련도를 완전히 회복하는 단계이다. 이 단계는 유연성과 고유감각은 물론 근육의 기능이 상당히 회복된 후 이루어져야 한다. 이를 통해 부상부위는 원래의 기능을 회복하고 운동으로 복귀할 수 있는 근거를 마련하게 된다.

기능적 치료 시 **주의 점**은 증후의 악화가 나타나지 않는 범위에서 이루어져야 한다는 것이다. 통증이나 염증과 같은 증후가 심해지는데도 불구하고 계속 운동을 하게 되면 치료가 지연되거나 악화된다. 만약 재활운동 시 통증이 지속되고 증세가 악화된다면 *첫째*, 운동의 방법을 변형한다. 예를 들면 허리운동을 하는데 통증이 발생한다면 통증이 발생하지 않는 운동동작으로 변경한다. 허리를 강화하는 운동은 누워서 하는 방법, 고정된 기구를 사용하여 하는 방법, 정적으로 하는 방법, 동적으로 하는 방법, 가동범위를 줄여서 운동하는 방법 등 다양하며 이중에서 통증이나 증후의 악화가 발생하지 않는 운동을 수행한다. *둘째*, 손상되지 않은 다른 부위의 운동을 수행한다. 예를 들면 다리의 부상으로 인하여 하체운동이 힘들다면 상체운동을 한다. 또한 부상부위가 오른팔이라면 부상을 당하지 않는 왼팔이나 다른 부위의 운동을 할 수 있다. 이러한 다른 부위의 운동은 부상에 따른 유연성, 근력, 고유감각기능의 감소를 최소화 한다. 또한 운동은 전이효과cross education를 가지고 있어 부분적인 운동을 하게 되면 운동을 하지 않는 다른 부위 또한 운동의 효과가 나타날 수 있다. *셋째*, 다른 보조기구를 사용한다. 전기치료는 증후의 악화 없이 이행될 수 있는 간접적인 운동의 방법이다. 온욕이나 마사지, 테이핑, 압박붕대 등을 동반하여 재활운동을 할 경우 통증이나 증후의 악화를 완화할 수 있다. 이러한 다양한 방법에도 증후가 완화되지 않는다면 안정될 때까지 휴식을 취해야 한다. 기능치료를 위한 운동 시 또 하나의 주의 점은 운동에 의한 **마취효과**이다. 운동은 그 자체가 스트레스이며 이러한 스트레스에 반응하여 인체는 스트레스호르몬이나 베타엔돌핀과 같은 아편성분의 호르몬을 방출한다. 이러한 호르몬의 방출은 운동에 따른 기분상승은 물론 마취효과를 가지고 있으며 따라서 부상이 있는 상태에서 이러한 호르몬이 방출되면 통증이 사라져 마치 운동에 의한 부상이 치료된 것처럼 느껴질 수 있다.

재활운동에 의해 인체의 모든 기능이 정상적으로 회복되었다면 **운동이나 스포츠로 복귀**할 수 있다. 스포츠로의 복귀는 신중하게 이루어져야 한다. 먼저 재활에 충분한 시간이 주어지고 생역학적 문제와 통증이 없고 근력과 유연성, 고유감각, 심폐기능, 숙련도와 같은 기능이 완전히 회복되었을 때 가능하다. 운동에 성공적으로 복귀하였더라도 계속적인 관찰이 이루어져야 한다. 만약 통증, 운동범위상실, 열발생이나 발적 등의 증후가 나타나면 다시 원인파악은 물론 진단과 재활의 단계를 시작해야 된다.

(3) 원인의 치료

원인의 치료는 부상을 초래하게 하는 원인을 발견하여 교정하거나 제거하는 것이며 부상의 재발을 방지하기 위하여 아주 중요하다. 증후의 치료나 기능의 치료가 아무리 완벽하게 이루어졌더라도 원인의 치료가 되지 않으면 부상은 다시 재발하며 이전까지의 노력이 허사로 돌아가는 것은 물론 다시 의료기관을 찾게 되는 악순환이 되풀이 된다. 이러한 과정에서 상해는 치유할 수 없을 정도로 악화되며 약물사용에 의한 부작용과 경제적 손실은 물론 신체적 활동의 제약과 영구적인 장애로 운동을 더 이상 수행할 수 없게 될 수도 있다. 부상의 원인을 찾는 것은 쉽지 않은 일이지만 원인이 되는 요소는 한정되어 있다. 따라서 이러한 부상의 원인요소를 미리 알고 있다면 쉽게 발견하여 교정할 수 있다.

① 생역학적 이상

인체의 생체역학적 문제는 부상의 주요한 요인이 되며 기능적 이상과 해부학적 이상으로 분류된다. **해부학적 이상**이란 하지부동이나 척추측만과 같은 신체적 부조화를 의미한다. 해부학적 이상은 선천적으로 나타날 수 있지만 유연성 부족, 올바르지 않은 자세 등에 의해 후천적으로 나타날 수도 있다. 부상에 의해 나타나는 관절이완과 고정에 의한 관절가동범위감소 또한 해부학적 이상에 포함된다. 해부학적 이상은 부상의 원인이 되며 운동을 하던 운동을 하지 않던 바른 자세를 유지해야 하는 것은 이러한 생역학적 이상을 예방하기 위한 것이다.

기능적 이상이란 올바르지 못한 자세나 동작은 물론 운동의 기량이나 기술부족 등의 운동의 숙련도부족에 의한 부상을 의미한다. 기능적 이상이 부상을 유발하게 하는 원인은 *첫째*, 운동 동작에 따른 충격의 흡수와 완충능력을 감소시키는 것은 물론 관련부위에 과도한 부하를 주기 때문이다. 운동 시 급격한 회전, 갑작스런 동작전환, 착지, 가속은 관절이나 근육에 상당한 부하를 초래한다. 올바르지 못한 착지는 충격을 증가시켜 무릎관절 등의 상해원인이 된다. 배드민턴에서 상체를 곧바로 하지 않고 구부린 자세에서 리시브를 하게 되면 허리의 부담을 증가시켜 부상을 초래할 수 있다. 운동기술이 완성되고 숙련된 사람들은 이러한 동작을 할 때 관절, 인대, 건, 근육에 부과되는 충격이 낮다. *둘째*, 숙련되지 않은 상태에서의 운동은 관련 없는 근육을 동원시키는 것은 물론 주동근과 길항근의 적절한 유대관계를 저하시켜 에너지소모와 피로를 증가시키기 때문이다. 운동초보자들이 숙련자에 비하여 동작이 자연스럽지 못하고 힘이 드는 것은 바로 이러한 이유 때문이다. 이것은 운동수행능력의 저하는 물론 부상으로 연결될 수 있다. 이러한 이유로 운동을 할 때 장기간의 반복적인 연습을 통하여 정확한 기본자세와 기술을 습득하는 것이 중요하다.

② 근육의 문제

근육은 운동에 따른 상해와 밀접한 관련이 있다. 근육의 문제에 의해 초래될 수 있는 부상의 요인으로 근육의 경직, 근육이 위축, 근력불균형이 있다. **근육경직**은 혈관의 압박과 근육과 뼈에 대한 부하를 증가시켜 혈류저하와 통증, 뼈의 변형의 원인이 된다. 이러한 상태에서 운동을 하게 되면 증후가 더욱 심해지는 것은 물론 피로도 증가된다. 근력약화를 동반하는 **근육의 위축**은 관절과 뼈에 대한 근육의 안정화능력을 감소시킨다. 근육은 운동을 가능하게 하는 것 외에도 관절이나 뼈를 둘러싸면서 안정화시키는 역할을 한다. 근육이 많고 탄력이 높을수록 이러한 보호역할은 증대되지만 반대일 경우 약화되어 부상의 원인이 된다. **근력불균형**은 인체 근육이 균형적으로 발달되어 있지 않은 상태를 의미한다. 아무리 근육과 근력이 발달하더라도 균형을 이루지 못할 경우 역시 부상의 원인이 된다. 근육의 수축이 한쪽으로 편중되어 지속적으로 과도하게 작용하면 그 부위의 근육만 발달하며 반대편의 근육은 발달하지 않아 근력불균형을 초래한다. 이것은 뼈와 관절에 편중된 부하를 주어 뼈의 변형이나 관절의 뒤틀림이 나타날 수 있다. 실제 근력불균형은 과전방경사, 과후방 경사 등 다양한 생역학적 비정상의 원인이 된다. 실제 현존하는 스포츠를 관찰해 보면 불균형 된 근육의 사용이 이루어지는 경우가 많다. 예를 들면 농구선수의 경우 슛을 위해 점프를 할 때 주로 듣는 쪽 다리만 사용한다. 테니스, 배드민턴, 배구, 야구 등의 스포츠도 타구시나 투구 시 주로 사용하는 측의 팔만 사용한다. 따라서 자신이 현재 수행하는 운동의 특성을 잘 관찰하고 만약 이러한 편중된 근육의 사용이 이루어지는 동작이나 기술이 있다면 길항근이나 협력근, 고정근의 근력운동 또한 수행할 필요가 있다. 이러한 측면에서 볼 때 **웨이트트레이닝**은 운동종목에 관계없이 반드시 필요한 운동이라고 할 수 있다. 웨이트트레이닝을 통하여 사용하지 않은 근육은 강화시키고 중요하게 사용되는 근육은 더욱 강화시킬 수 있다.

주동근, 길항근, 협력근, 고정근

주동근agonists이란 운동 시 힘의 발휘에 가장 많은 영향을 미치는 근육을 말한다. 대부분의 운동은 2가지 이상의 근육이 동원되어 운동이 이루어진다. 이러한 경우 동원되는 근육 중 힘의 발휘에 주도적인 역할을 하는 근육이 주동근이 된다. **길항근**antagonists은 대항근이라고도 하며 주동근과 정반대의 움직임을 만들어 내는 근육이다. 실제 힘의 발휘와 관계가 없는 근육이지만 힘의 강약을 조절하고 힘을 완충시켜 관절을 보호하기도 한다. 그렇지만 지나친 길항근의 경직은 주동근의 운동을 방해할 수 있다. **협력근**synergist은 주도적인 힘의 발휘가 이루어지지 않지만 주동근과 같이 움직이면서 주동근의 움직임을 보조하여 운동을 완성시켜 주는 역할을 한다. 예를 들면 bicep curl을 할 때 주로 상완이두근의 힘에 의해 운동이 이루어지지만 상완근 또한 협력근으로 작용하여 힘의 발휘에 일부 기여하게 된다. **고정근**fixators은 주동근과 협력근의 운동이 안정되게 이루어질 수 있도록 주동근의 기시부를 고정시키는 근육을 말한다. 기시부란 운동이 일어나는 근육의 근위부착점으로 몸통의 가까운 쪽에서 뼈에 근육이 부착하는 지점을 말한다. 즉 주동근과 협력근이 운동하는 동안 원하지 않는 움직임이 발생하지 않도록 하여 안정적인 신체의 움직임이 이루어지게 한다. 예를 들면 발가락을 굴곡 시킬 때 발목의 관절까지 굴곡시키는 근육이 동원될 수 있는데 이러한 경우 발목의 움직임을 조절하는 근육들이 협력하여 발목의 관절이 움직이지 않도록 고정시켜 준다. 다른 예로 복부근육이나 척추기립근과 같은 코어근육을 들 수 있다. 코어근육은 고정근의 역할을 하여 걷기와 같은 운동 시 안정 된 자세를 유지하게 함은 물론 운동을 할 때에는 안정적이고 최대의 힘을 발휘할 수 있는 기초를 마련해 준다. 이러한 점을 종합할 때 주동근, 길항근, 협력근, 고정근은 개별적으로 작용하기보다 서로 상호작용하여 운동을 완성함을 알 수 있다.

③ 과도한 운동

적절한 운동은 기분을 상쾌하게 하고 정신을 맑게 해주며 숙면을 취하게 하여 몸의 상태를 한결 좋아지게 만든다. 반면 충분한 회복이 이루어지지 않은 상태에서 과도한 운동을 반복적으로 수행하게 되면 피로가 누적되어 체력이나 기량의 감소는 물론 질병이나 부상을 초래한다. 현재 자신이 수행하는 운동이 과도한 운동인지 아닌지는 **과훈련의 증후**로 판단할 수 있다. 아래와 같은 과훈련의 증후가 나타나게 되면 과도한 운동을 하였다는 의미이다.

과훈련의 증후(Baechle & Groves, 1988)

* 평소와 다른 갑작스런 체중의 감소(체중 감소의 의도가 없었음에도 불구하고)
* 원인을 알 수 없는 운동수행능력의 감소
* 안정 시 심박수가 분당 8~10회 증가할 때, 정리운동 후 심박수가 분당 100회 또는 그 이하로 떨어지지 않을 때
* 감기, 두통, 변비, 설사 등과 같은 사소한 질병의 증가
* 식욕의 감소
* 운동 후 근육의 심한 통증이 나타나고 운동을 함에 따라 이러한 통증이 계속 증가할 때
* 피로로 인하여 정상적으로 운동을 마칠 수 없는 것은 물론 운동 후 피로가 장시간 지속될 때

④ 불충분한 회복

과훈련의 증후에 노출되지 않기 위해서는 운동 후 피로가 나타나지 않거나 축적된 피로를 회복하여야 한다. 운동 후 피로가 회복되지 않은 상태에서 계속 운동을 하게 되면 과훈련의 증후에 의한 부상이 나타날 수 있다. 운동 후 **빠른 피로회복**의 방법으로 충분한 휴식과 수면, 정리운동, 온천욕, 마사지와 심리적 회복을 위한 명상, 음악청취, 단전호흡 등이 있다. 이중 충분한 휴식과 수면은 가장 중요하고 효과적인 피로회복의 방법이라고 할 수 있다. 이러한 측면에서 이른 아침이나 새벽에 이루어지는 운동의 경우 충분한 수면에 의한 휴식을 방해할 수 있으므로 이를 고려하여야 한다. 특히 운동선수들의 경우 이른 아침부터 과도한 운동을 하는 경우가 있는데 이것은 오히려 이전의 운동에 의한 피로회복에

지장을 초래하는 것은 물론 성장기 청소년의 경우 정상적인 발육과 성장에도 좋지 않은 영향을 미칠 수 있다. 이러한 경우에는 새벽의 운동보다 오전이나 오후에 더욱 시간을 할애하여 운동하는 것이 효과적일 수 있다.

운동 후 회복을 좀 더 이해하기 위해서는 자율신경에 대한 이해가 필요하다. 운동 후 피로로부터 회복은 **자율신경**이 관여한다. 운동과 같은 투쟁적 상황에서 인체는 교감신경을 활성화시켜 최대의 수행력을 발휘하게 하며 운동 후에는 부교감신경이 활성화되어 운동에 따른 긴장과 피로가 해소된다. 즉 운동과 같은 스트레스적 상황이 아닐 때에는 부교감신경이 활성화되면서 인체는 안정을 찾고 회복을 하게 된다. 과도한 운동은 회복기 부교감신경의 활동을 방해하고 교감신경은 여전히 활성화시켜 피로회복을 지연시킨다. 심리적 스트레스 또한 부교감신경의 활동을 방해하여 인체의 안정이나 회복을 지연시키게 한다. 따라서 운동 후 피로로부터 빠른 회복을 위해서는 과도한 운동을 삼가는 것은 물론 부교감신경의 활성을 위해 신체적, 심리적으로 안정을 할 필요가 있다.

한편 운동 후 어느 정도의 근육통증이나 피로는 체력의 증가나 경기력향상을 위하여 필요하다. 운동 후 피로가 전혀 나타나지 않는다는 것은 운동의 강도가 낮다는 의미이며 근량과 근력, 심폐지구력 등의 기능적 향상이 나타나지 않거나 느리게 나타날 수 있다. 운동 중 나타나는 급성근통증이나 호흡의 피로를 오래 참고 견디며 운동할 때 근지구력이나 심폐지구력의 향상이 이루어지게 된다. 운동 후 나타나는 지연성 근통증 또한 회복과정에서 근육 량과 근력을 증가시키는 것으로 알려져 있다. 그러므로 직업적으로 운동을 하는 선수들이나 체력의 향상을 목적으로 운동을 하는 일반인의 경우 높은 강도의 운동에 의한 근육통과 피로를 유발할 필요가 있다. 그렇지만 근육통이나 피로가 지나치거나 장기간 지속될 경우 경기력저하는 물론 과사용손상에 의한 부상으로 발전할 수 있다. 따라서 과사용에 의한 부상으로 진행되지 않는 범위 내에서의 피로유발이 중요하다. 즉 부상단계로 진입하지 않는 정도의 운동에 의한 피로유발, 휴식, 다시 운동에 의한 피로유발과 휴식을 반복하면서 체력과 기량은 증가 된다. 이러한 방법을 효과적으로 적용하기 위해서는 과사용손상이나 부상에 이르지 않는 정도의 적절한 운동량과 강도를 파악하는 것이 중요하다.

만약 운동 후 피로의 조절이 실패하여 과훈련의 증후에 노출되었다면 휴식을 할 필요가 있다. 휴식을 하지 않고 계속 해서 운동을 하게 되면 부상 등 부작용을 초래한다. 휴식은 점진적 휴식과 완전휴식에 의해 이루어질 수 있다. **점진적 휴식**이란 운동을 완전 중단하지 않고 운동량을 줄이면서 점진적으로 피로를 회복하는 방법이며 **완전휴식**이란 운동에 의한 피로가 완전히 사라질 때까지 휴식한 후 다시 운동하는 것을 말한다. 어떤 휴식방법을 선택할 것인가는 피로의 정도나 개인적인 특성에 따라 다르게 적용될 수 있다. 예를 들면 피로의 증후가 심하지 않은 경우에는 점진적 휴식으로 서서히 피로를 회복할 수 있다. 특히 운동선수들의 경우 장기간의 운동중단은 운동감각이나 경기력을 저하시킬 수 있으므로 피로의 증후가 심하지 않을 경우 점진적 휴식에 의한 회복이 유용할 수 있다. 반면 질병의 발현 등 증후가 심할 경우에는 완전휴식 후 운동을 고려할 필요가 있다. 이러한 측면에서 **휴일이나 휴가 등에 의한 장기간의 휴식**은 과도한 운동에 따른 피로의 완전회복에 유용하게 이용될 수 있다. 예를 들면 적절한 운동빈도를 주당 3-5일로 간주할 때 운동을 하지 않는 휴일의 경우 2일간의 휴식기간이 생기며 이때의 휴식을 적절하게 이용한다면 운동에 의한 과사용손상이나 피로를 회복하는데 기여할 수 있다.

한편 정기적으로 운동을 할 때 좀 더 **적극적인 휴식**이 필요할 때가 있다. 적절한 예를 들면 운동경기나 시합을 앞둔 상태에서의 회복이다. 운동경기나 시합은 여태까지 수행해온 자신의 경기력을 최대로 발휘하여 운동능력을 검증하는 단계이므로 최적의 운동을 발휘할 수 있는 상태를 만들어야 한다. 따라서 이 단계의 휴식은 일상적인 훈련에서 이루어지는 휴식과는 다르게 적용되어야 한다. 즉 이전에 운동에 의한 피로나 인체의 손상이 조금이라도 남아 있으면 안 되는 시기이므로 경기시즌에 맞추어 훈련 량을 줄일 필요가 있다. 실제 높은 강도의 운동을 수행하는 운동선수들은 중요한 경기를 앞두고 최적의 경기력을 발휘하기 위해 서서히 훈련 량을 줄이는데 이것을 **detraining**이라고 한다. Detraining은 자신의 최대능력을 발휘할 수 있는 신체적, 정신적 조건을 갖추게 한다.

언급한 바와 같은 운동 후 나타나는 과훈련의 증후나 피로의 회복은 부상의 방지는 물론 경기력의 향상을 위해 중요하다. 그렇지만 많은 사람들이 운동에 따라 과훈련의 증후가 나타나거나 심지어는 부상상태인데도 불구하고 운동량을 줄이거나 휴식을 하지 않아 증후가 악화되는 경우를 흔히 본다. 부상에도 불구하고 **운동을 중단하지 못하는 이유**는 *첫째*, 운동을 중단하면 체력이나 운동기능, 건강이 저하된다고 생각하기 때문이다. 그렇지만 부상에 의해 일시적으로 운동을 중단하더라도 급작스러운 체력의 감소나 운동기능과 건강의 저하는 나타나지 않는다. 설사 운동을 장기간 중단하여 체력이 저하되더라도 다시 운동을 하게 되면 빠르게 원래의 체력을 유지할 수 있다. 실제 여성들의 경우 결혼 후 출산을 하고도 경기력을 유지하는 경우를 흔히 본다. 오히려 운동기능저하를 두려워하여 부상 등이 회복되지 않은 상태에서 무리하게 운동을 하게 되면 더욱 치명적인 결과를 초래할 수 있다. *둘째*, 운동중독이다. 운동을 귀찮은 것으로 생각하여 마지못해 하는 사람들이 있는 반면 즐기는 사람들도 있다. 운동을 즐기는 사람들의 경우 운동은 단순히 건강을 증진시키는 수단을 넘어 즐거움을 주는 여가활동의 수단이 되며 지속적으로 운동에 열정적으로 참여하는 *운동몰입* 상태가 된다. 그렇지만 지나친 운동에 대한 열정과 집착은 운동중독을 초래할 수 있다. *운동중독이* 되면 과도한 운동으로 인하여 부상이 초래되었음에도 불구하고 충분한 회복이 이루어질 때까지 운동을 줄이거나 중단하지 못한다. 이것은 부상을 더욱 악화시킴은 물론 심장의 이상비대, 부정맥, 동맥경화로 인한 건강악화나 사망의 원인이 될 수 있다. 운동이 유익한 것은 건강이나 체력증진 등의 이익을 얻기 때문이며 이익보다 해로움이 많다면 하지 않는 것만 못하다. **운동중독의 기전**은 다른 중독과 마찬가지의 경로를 거친다. 운동은 스트레스로 작용하며 이를 억제하고 대처하기 위하여 스트레스호르몬과 엔돌핀이 분비되게 되는데 이것은 기분을 좋게 하고 황홀감을 느끼게 한다. 이러한 상태에서 운동을 하지 않게 되면 금단증세가 나타나게 된다. 하루라도 운동을 거르지 못하거나 몸에 이상이 발생하였는데도 불구하고 운동을 중단하지 못한다면 운동중독의 가능성이 있다.

⑤ 올바르지 못한 운동절차

부상은 올바른 운동절차를 지키지 않았을 때도 나타난다. 최대의 운동능력을 발휘하기 위해서는 운동 전 인체가 최적의 운동을 발휘할 수 있는 환경을 만들어 주어야 하며 운동 후에는 운동에 의해 과도하게 작용한 인체의 신체적·생리적 반응을 최대한 원상 복구하여야 한다. 그렇지 않을 경우 불충분한 회복으로 인해 부상이 나타날 수 있다. 따라서 준비운동과 정리운동은 매우 중요하다고 할 수 있다.

⑥ 적절하지 못한 운동장비나 기구의 사용

적절하지 못한 운동장비나 기구의 사용 또한 상해의 원인이 된다. 특히 라켓이나 스틱 등 장비나 도구를 이용하는 스포츠는 운동장비의 선택에 신중할 필요가 있다. 예를 들면 라켓을 이용하는 운동의 경우 자신에게 적합한 중량, 무게중심, 그립의 크기, 스트링의 탄성이 있다. 무거운 라켓이나 적절하지 못한 그립의 크기는 손목이나 팔꿈치 등에 부담을 주어 부상을 초래할 수 있다. 운동의 경험이 없거나 초보자의 경우 적절한 장비의 구입이나 설정이 어려울 수 있으며 이러한 경우 경험이 있는 전문가와 상담을 하거나 관련된 정보 사이트나 서적 등을 통하여 알아본 후 구입하는 것도 좋은 방법이다. 이외에도 운동장소의 바닥 상태, 의복, 신발 등도 부상예방에 중요하며 고려해야 할 요소이다.

⑦ 기타 요인

과도한 체중은 부상의 원인이 된다. 체중의 증가는 자세나 기술의 행사, 유연성 등 운동수행에 부정적 영향을 미침은 물론 관절에 대한 부하를 증가시키며 이것이 부상의 원인이 된다. 또한 비만인 경우 지방에서 염증세포 등 해로운 물질이 분비되며 이것은 부상의 가능성을 증가시키고 부상으로부터의 회복은 지연시킨다. **불충분한 영향섭취** 또한 부상의 원인이 될 수 있다. 칼슘의 섭취가 부족하게 되면 뼈의 강도가 약해져 부상을 초래할 수 있다. 단백질의 섭취부족은 근육 량을 감소시킬 수 있다. 비타민의 섭취가 부족할 경우 대사활동의 저하와 염증발현의 증가 등 부작용이 나타날 수 있다.

3) 부상의 예방

지금까지 운동에 의하여 부상을 당하였을 때 회복을 위한 다양한 방법을 언급하였지만 일단 부상을 당하게 되면 완쾌를 위하여 상당한 시간이 소요되거나 경제적 대가를 치르는 경우가 대부분이다. 더욱이 완쾌하기도 쉽지 않다. 따라서 부상을 당하지 않는 것이 최선의 방법이며 예방이야 말로 가장 효과적인 운동의 방법이 될 수 있다. 부상을 예방하기 위한 가장 좋은 방법은 **첫째**, 언급한 부상의 원인을 미리 알고 주의하면 된다. 과도한 운동을 하지 않고, 준비운동과 정리운동을 준수하고, 정확한 동작과 기술을 익히며, 웨이트트레이닝을 통하여 근육을 균등하게 발달시키면 부상을 예방할 수 있다. **둘째**, 부상의 징후를 미리 포착하여 대비하는 것이다. 부상 전 과훈련의 증후가 나타나지 않는지 주의 깊게 관찰하여 증후가 나타날 경우 빨리 감지하여 원인의 파악이나 휴식, 운동의 강도 조절 등의 처치가 이루어져야 한다. 그렇지만 대부분의 사람들이 사전에 미묘한 몸의 변화나 증후를 대수롭지 않게 생각하고 운동을 계속한다. 심지어 일부 사람들은 부상 중임에도 불구하고 운동을 하는 경우가 있는데 이것은 심각한 부상으로 발전할 수 있다.

지금까지 언급한 부상의 예방과 처치는 일반인과 운동선수는 물론 가정주부나 직업적인 활동을 하는 사람들에게도 적용할 수 있다. 일상적인 생활을 하는 주부들의 경우에도 잘못된 일상의 신체활동에 의해 상해를 당하는 경우가 많다. 직업적인 신체활동을 하는 사람들의 경우 건강을 위해 운동을 하는 사람들보다 더욱 많은 신체적 활동과 과도한 노동에 참여한다. 이러한 사람들 또한 과사용 손상에 의한 부상의 위험이 높으므로 언급한 대처가 필요하다.

4) 환경과 운동

현대사회에서 운동을 할 때 고려해야 할 요소가 있는데 적절한 운동적 환경이다. 특히 산업화에 따른 환경오염은 인간에게 많은 건강적인 문제를 부과하고 있다. 환경적 오염은 인간이 감지하는 못하는 사이 거의 모든 장소에서 나타난다고 해도 과언이 아니다. 이러한 환경적 공해로 첫째, **매연**을 들 수 있다. 산업시설과 자동차 등에서 만들어지는 매연은 환경적 공해의 주범이다. 둘째, **미**

세먼지를 들 수 있다. 미세먼지는 산업시설이나 차량 이외 가정이나 식당 등 거의 모든 곳에서 발생한다. 셋째, **오존** 또한 환경오염의 좋은 예가 된다. 대기층의 오존은 강력한 태양의 자외선 을 차단하여 유익하지만 인간이 사는 낮은 대기에서의 오존은 해가 된다. 오존은 자동차의 배기가스, 강한 햇빛, 높은 온도의 조건에 의해서 생성된다. 넷째, **화학물질** 또한 환경오염의 원인이 된다. 화학물질은 가구, 방향제, 새로운 시설이나 새로 구입한 주방가구, 침대, 책상, 공기청정기, 화장품, 방향제, 살균제나 표백제 등 실생활에 필수적인 물건들에게 포함되어 있는 경우가 많다. 운동장의 트랙으로 사용되는 우레탄은 물론 차량이 이동하는 아스팔트에도 다량의 화학물질이 존재한다. 이러한 환경오염원이 호흡을 통해 인체로 흡입될 경우 건강에 해가 된다. 특히 호흡이 많이 이루어지는 운동을 할 경우 이러한 물질의 흡입 량은 더욱 높아진다. 따라서 운동을 할 경우에는 되도록 이러한 환경오염원이 노출되지 않거나 적은 장소에서 운동을 하는 것이 좋다. 차량이 적고 인구가 밀집되지 않은 지역, 산림지역은 운동을 위한 적절한 장소가 될 수 있다. 대기 중의 오염상태가 심한 날에는 외출은 물론 야외에서 활동이나 운동은 되도록 하지 않는 것이 좋다. 대기오염이 심한 날에는 마스크를 갖추어 외출하거나 실내에서 운동이 더욱 안전할 수 있다. 또한 실내 화학물질을 발산하는 물품이 있을 경우 자주 환기를 시키며 화학약품이 제거된 중고제품을 구입하거나 화학처리가 되지 않거나 자연적인 물질로 만들어진 친환경적인 제품을 사용하도록 한다.

4. 심폐지구력운동과 저항운동을 위한 운동프로그램

2장에서 지구상에 존재하는 모든 스포츠는 어떠한 형태로 특성 지워지고 구분되는지에 대하여 포괄적으로 살펴보았다. 지구상에서 수행되는 대부분의 운동은 심폐지구력과 근육운동인 저항운동의 형태로 이루어진다는 것도 알게 되었다. 지금부터는 이전의 지식을 바탕으로 다양한 형태로 이루어지는 운동을 어떻게 수행하는 것이 효과적인지에 대하여 살펴보겠다.

1) 심폐지구력운동과 저항운동의 효과

심폐지구력운동과 저항운동의 방법을 알기 위해서는 각각의 운동에 따른 효과를 이해할 필요가 있다. 각각의 효과를 파악함으로써 자신에게 적절한 운동의 선택은 물론 적절한 운동의 방법도 알 수 있다. 심폐지구력운동과 근육운동의 효과는 공동적으로 나타나는 효과와 다르게 나타나는 효과가 있다. 먼저 **심폐지구력운동**을 통해 얻을 수 있는 효과로는 *첫째*, 심장기능을 발달시킨다. 심폐지구력운동은 심근의 수축력과 1회 박출량을 증가시킨다. *둘째*, 산소섭취량을 증가시킨다. 심폐지구력운동에 따른 산소섭취량의 증가는 모세혈관의 증가, 미토콘드리아의 크기나 수의 증가, 폐의 가스교환증가, 동정맥산소차의 증가에 의해서 나타난다. *셋째*, 혈관의 기능을 향상시킨다. 심폐지구력운동은 혈관의 탄성을 증가시키며 혈관 벽에 축적되는 지방축적물의 제거능력도 향상시킨다. 따라서 심폐지구력운동은 치명적인 사망으로 이끄는 심혈관질환(심근경색, 뇌졸중, 협심증 등)의 예방에 효과적이다.

저항운동으로부터 획득될 수 있는 효과로는 *첫째*, 근량과 근력을 증가시킨다. 저항운동은 근육을 강하고 유연하게 만들어줌으로써 여가 및 일상생활에 필요한 힘을 제공하며 다양한 활동에 따른 피로를 줄여줌은 물론 대사활동을 증가시킨다. *둘째*, 골밀도를 향상시켜 골다공증을 예방한다. 골의 강화는 무게와 저항이 주어지는 운동을 할 때 강화된다. *셋째*, 근육의 균형적인 발달을 유도하여 생역학적 문제 및 부상을 예방한다. *넷째*, 저항운동은 멋진 근육과 아름다운 몸매를 만든다. 남성들에게는 파워 넘치는 신체와 멋진 근육을, 여성들에게는 아름다운 몸매를 형성하게 한다. 일부여성들의 경우 근력운동에 의한 근량의 증가는 몸을 더욱 비대하게 만든다고 우려하는데 사실과 전혀 다르다. 체지방의 증가에 의한 신체의 비대는 처진 피부, 셀룰로이드 형성 등 몸매 형성에 나쁜 영향을 미치지만 근육 량의 증가에 의한 체중증가는 몸매를 더욱 건강미 넘치고 아름답게 한다. 남녀 모두 근육의 생성이 높을수록 인체는 더욱 탄력을 가지고 아름다운 굴곡을 유지하게 한다. 더욱이 노화가 진행될수록 근육이 점차 감소하는 *"Sarcopenia"*가 나타남을 감안할 때 평소 운동에 의한 근육 량의 증가는 중요하다. 특히 코어부분으로 알려진 다리, 둔부, 허리, 허벅지부위의 근력강화는 더욱 중요하다. 언급한 각각의 운동효과는 비율이 다를 뿐 공동적으로도 나타난다.

공동적인 효과로 기초대사량의 증가를 들 수 있다. 심폐기능운동과 저항운동은 모두 기초대사량을 증가시킨다. 심폐기능운동은 기초대사가 발생하는 장소인 근육 내 미토콘드리아를 발달시키고 저항운동 역시 기초대사가 발생하는 근육의 양을 증가시킨다. 이외에도 운동은 호르몬, 효소, 면역기능, 심리적 효과 등 다양한 분야에서 공동적인 효과가 나타난다.

2) 운동의 종류

(1) 심폐지구력운동

심폐기능 강화를 위한 운동의 종류는 크게 두 가지로 구분된다. 첫째, 강도가 일정하게 유지되는 **지속적 운동 형태**로 걷기, 달리기, 자전거타기, 하이킹, 노젓기rowing, 계단오르기bench stepping, 수영 등과 같은 운동을 들 수 있다. 이러한 운동은 비교적 일정한 강도에서 운동이 지속적으로 수행되기 때문에 안전하지만 재미나 흥미를 유발할 수 없다는 단점이 있다. 더욱이 걷기나 가벼운 강도의 달리기는 심폐를 강화시키는 운동이 될 수 없다. 걷기를 통해 심폐기능을 발달시키고 싶다면 등산과 같이 높은 경사를 오르는 운동일 때 가능하다. 둘째, 운동강도의 변화가 많은 **간헐적 운동 형태**로 배드민턴, 탁구, 테니스와 같은 라켓스포츠와 축구, 농구 등과 같은 운동을 들 수 있다. 이러한 운동의 특징은 간헐적 운동이 이루어지며 다른 사람과 같이 운동하기 때문에 흥미를 유발할 수 있다는 장점이 있다. 그렇지만 경쟁 등의 심리적 요인이 포함되어 있어 운동의 강도조절이 어려우며 운동기술이나 기능의 습득이 필요하다는 단점이 있다. 심폐지구력운동은 저항운동을 통해서도 획득될 수 있다. 대표적인 것으로 **서키트트레이닝과 크로스핏**crossfit이 있다. 저항운동이라도 많은 근육이 동원되는 운동을 반복적으로 순환하면서 운동하게 되면 심폐기능을 강화하는 운동이 될 수 있다.

(2) 저항운동

저항운동은 도구를 사용하는 저항운동과 도구를 사용하지 않는 저항운동으로 구분할 수 있다. **도구를 사용**하는 저항운동으로 웨이트트레이닝이 있으며 특정장소와 기구가 필요하다는 단점이 있다. 그렇지만 주변에서 쉽게 구할 수 있는 간단한 장비를 이용하여 저항운동을 할 수도 있다. 예를 들면 수건이나 고무튜브, 물병을 이용할 수도 있으며 파트너를 이용하여 저항운동을 수행할 수 있다. **도구를 사용하지 않는 운동**으로 윗몸일으키기, 하체운동, 팔굽혀펴기 등이 있다. 후자의 경우 기구와 장소에 구애됨이 없이 언제 어디서나 수행할 수 있다는 장점이 있다.

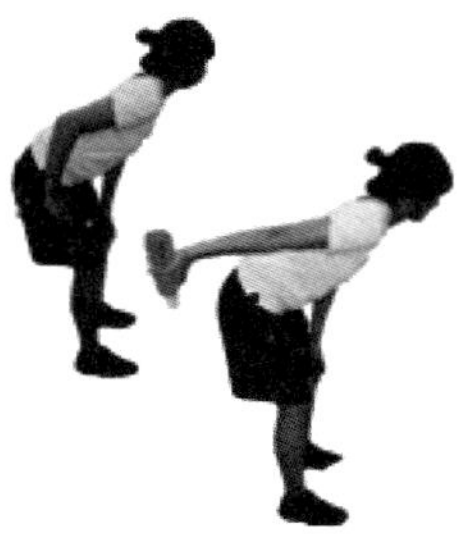

물병을 이용한 kick back
(위팔 세갈래근)

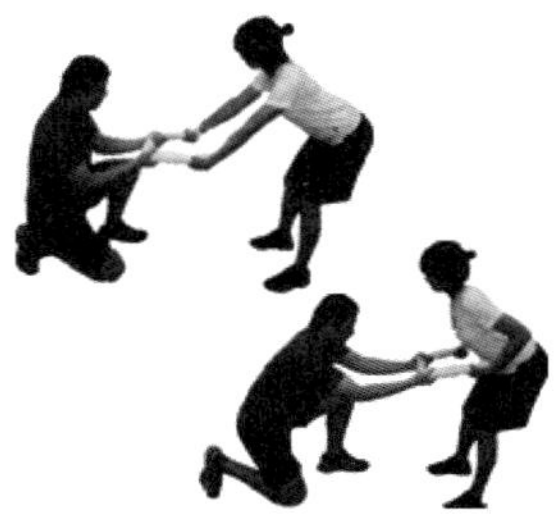

수건을 이용한 low(등)

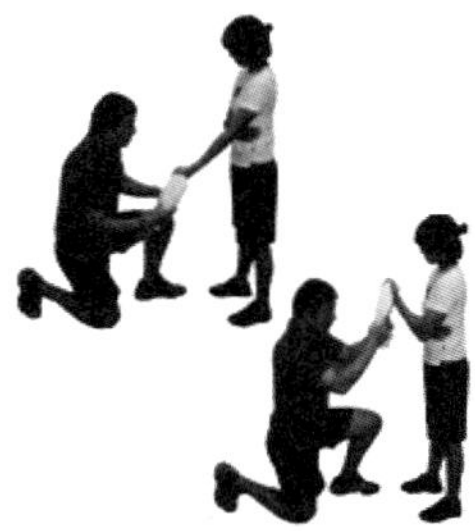

수건을 이용한 arm curl
(위팔 두갈래근)

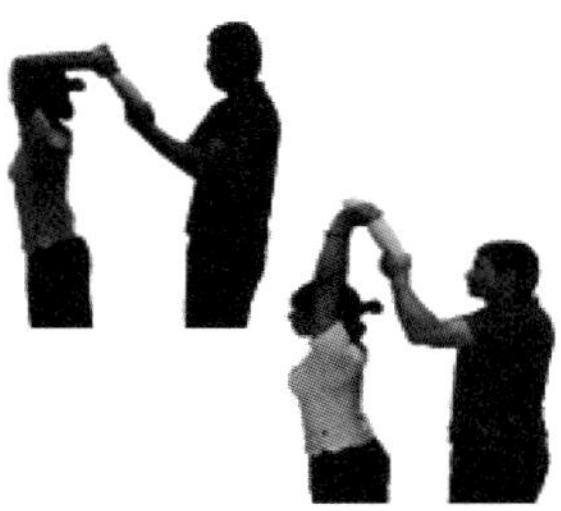

수건을 이용한 triceps
extension(위팔 세갈래근)

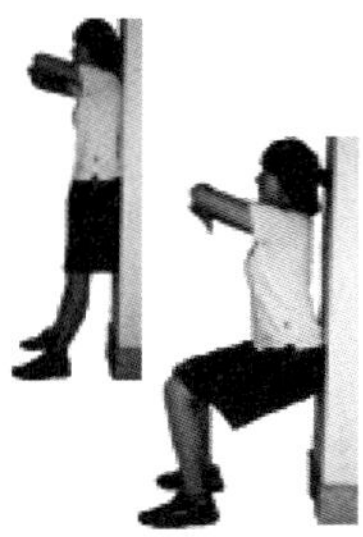

벽을 이용한 squat
(허벅지)

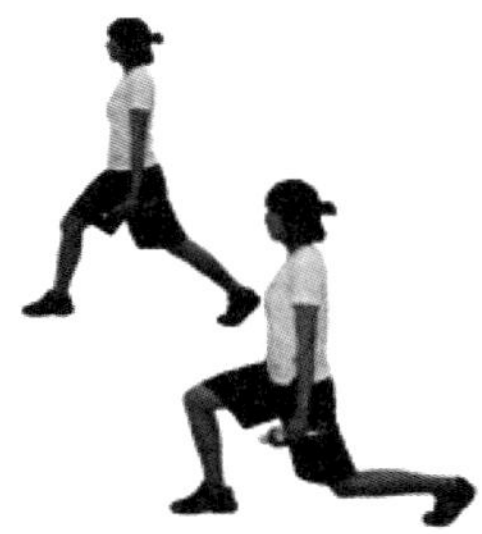

물병을 이용한 lunge
(허벅지, 엉덩이)

그림 3-1. 도구를 이용한 저항운동의 예

3) 운동시간

미국스포츠의학회american college of sport medicine와 미국질병예방센터The U.S.

Centers for Disease Control and Prevention에 의하면 운동이 효과를 보기위해서는 준비운동과 정리운동을 제외하고 자극이 이루어지는 강도에서 최소 20분 이상, *30분-50분간* 신체활동을 하여야 한다고 주장하였다. 그렇지만 적절한 운동의 시간은 운동강도에 의해서 달라질 수 있다. 가벼운 걷기운동과 같은 낮은 강도의 운동인 경우 20분의 운동으로 충분한 효과를 볼 수 없지만 높은 강도의 달리기운동은 효과가 있다. **저항운동** 또한 *1시간 이내가* 적당하다고 한다. 운동의 시간이 너무 길면 지루함으로 인하여 운동의 흥미를 잃을 수 있다. 저항운동은 인체의 주요부위를 중점으로(약 8~10부위) 2~4세트 수행하는 것이 적절하다. 세트 간 휴식시간은 운동의 강도가 낮은 경우 1~2분, 운동의 강도가 높은 경우 2-3분이 적당하다.

4) 운동빈도

심폐기능과 저항운동을 위한 적절한 운동빈도는 기본적으로 **주당 3-5일** 운동을 수행하는 것이 적당하다. 초·중급자는 1주일에 2~3회, 상급자는 1주일에 4-5회의 운동을 할 수도 있다. 주당 많은 빈도수에서 운동을 할수록 더 많은 체력향상을 가져오지만 과도한 운동으로 인한 부상의 우려가 있다. 걷기와 같은 인체에 부담을 주지 않는 낮은 강도의 운동일 경우 주당 5일 이상의 운동도 가능하다.

5) 운동강도

운동의 강도는 운동프로그램을 계획하는데 있어 가장 중요한 부분이라고 해도 과언이 아니다. 잘못되거나 적절하지 못한 강도의 운동을 하게 되면 운동의 효과가 떨어지는 것은 물론 심각한 부작용이 나타날 수 있다. 따라서 자신에게 적절한 운동의 강도를 선택하는 것은 운동을 통한 건강의 획득을 위하여 아주 중요하다고 할 수 있다.

자신에게 적절한 강도의 운동을 설정하기 위해서는 기준이 필요하다. 운동강도의 설정을 위한 기준은 대체로 자신이 수행할 수 있는 **최대운동능력**을 사용한다. 자신의 최대운동능력은 산소분석기나 근기능 측정기와 같은 장비를 이용하여 정확하게 측정할 수 있지만 경비가 들고 실용적이지 않다. 따라서 측정이 간편하고 언제든지 이용할 수 있는 심박수, RM, 운동자각도를 주로 사용한다.

(1) 운동강도의 설정 방법

① **심박수**

심박수는 심폐기능을 강화하기 위하여 운동의 강도를 설정할 때 흔히 사용되는 방법이다. 심박수는 운동 시 심장과 폐의 상태를 보여주는 지표이며 산소는 물론 에너지소비와 직접적인 상관이 있기 때문에 유용한 운동강도의 설정지표로 사용된다. 심박수를 이용하여 운동의 강도를 설정하기 위해서는 먼저 분당 최대심박수HRmax/min를 알아야 한다. 최대심박수란 최대한의 운동을 발휘하였을 때의 분당 심박동수를 의미하며 직접측정법과 간접측정법에 의해 측정될 수 있다. **직접측정법**은 트레드밀이나 자전거에르고미터 등을 이용하여 직접 탈진적인 운동을 하여 분당 최대심박수를 측정하는 것이다. 이러한 측정은 정확하게 자신의 최대심박수를 알 수 있다는 장점이 있지만 장비가 필요하고 더욱이 비 의료시설에서 허약자나 노약자, 질환자 등이 적용하기에는 위험하다는 단점이 있다. 대개 성인의 경우 최대심박수는 분당 170-190회 정도이다.

간접측정법은 자신이 직접 운동을 수행하지 않고 간접적인 방법으로 개인의 최대 심박수를 추정하여 목표심박수를 설정하는 것이다. 직접측정법에 비해 간접측정법은 정확하지 않다는 단점이 있지만 측정이 편리하고 노약자나 질환자와 같이 직접측정법에 의한 최대심박수의 측정이 어려운 사람에게도 적용할 수 있다는 장점이 있다. 대표적인 간접측정의 방법으로 *카본넨*Carbonen *공식이* 있으며 최대심박수가 노화에 따라 감소되는 원리를 이용하였다. 예를 들어 연령이 20세이고 안정 시 심박수가 70회/분인 남성이 최대심박수의 75%강도에서 운동을 하고자 한다면 아래와 같은 방법으로 계산할 수 있다.

분당 목표심박수(75%) =
예비심박수(220−연령−안정시 심박수) × 목표심박수(%) + 안정시심박수(220−20−70) × 0.75 + 70
= **168회/분**

최대심박수는 220에서 연령을 제외한 값이다. 예비심박수heart rate reserve는 최대심박수에서 안정시심박수를 제외한 값을 말한다. 따라서 이 남성의 운동 시 목표심박수는 168회/분이 된다.

목표심박수에서의 운동은 **요골동맥**이나 **경동맥**의 심박수 측정을 통하여 이루어질 수 있다. 측정을 위해서는 시간의 경과를 측정할 수 있는 초시계가 필요하지만 휴대폰을 통해서도 측정할 수 있다. 측정시간의 간격은 운동의 강도, 운동시간, 개인의 특성에 따라 다르지만 **5-10분** 간격으로 정지 상태에서 측정하는 것이 적당하다. 1분간 측정하는 것 보다 **10초**간 측정하여 6을 곱하거나, 15초간 측정하여 4를 곱하여 분당심박수로 환산하는 것이 더욱 효과적이다. 이렇게 하면 운동의 중단시간을 줄일 수 있는 것은 물론 운동중단에 따른 심박수의 왜곡을 줄일 수 있다. 처음에는 운동 상태에서 심박수의 측정이 부자연스럽고 어렵지만 반복하여 적응이 되면 쉽게 측정할 수 있다. 심박수는 운동의 강도뿐만 아니라 피로, 수면부족, 질병 등 자신의 건강상태 또한 반영하므로 정기적으로 측정하는 것이 좋다. 예를 들면 높은 강도의 운동 후 상승된 심박수가 정리운동 후 분당 100회 또는 그 이하로 낮아지지 않는다면 정상적인 순환기능이 아닐 가능성이 있다.

② RM과 1RM의 %

RMrepetition maximum은 저항운동의 강도를 설정하기 위하여 사용되며 어떤 무게를 반복해서 들 수 있는 횟수를 말한다. 예를 들면 1회 이상 들어 올릴 수 없는 무게에서 10초간 유지할 수 있으면 1RM이 된다. 10RM은 10회까지의 반복운동은 가능하지만 그 이상 반복해서 들 수 없는 무게를 말한다. **1RM의 %**는 1RM을 기준으로 특정 비율로 운동하는 것을 말한다. 예를 들면 한번 들 수 있는 최대의 무게가 50kg이고 이것을 기준으로 80%의 부하로 운동하기 원한다면 40kg의 무게로 운동하면 된다. 1RM의 측정방법은 아래와 같다.

1RM의 측정방법

1) 측정방법과 안전사항을 점검한다.

2) 보조자의 도움 없이 혼자서 1회 들 수 있는 최대의 무게를 1RM으로 기록한다.
3) 부상을 방지하기 위하여 가벼운 무게로 6~10회의 동작을 실시하는 등 준비운동을 한다.
4) 12-15회 들 수 있는 무게로 시작한다. 성공하면 3-5분 휴식한다.
5) 그 후 부하의 무게를 3-5kg, 또는 5-10% 증가하면서 측정한다. 초기에는 10%, 이후에는 5%정도 증가시키면서 최대의 무게를 찾아낸다.
6) 5회 이상 실시하면 피로에 의해 원래 1RM의 측정이 어려울 수 있다.
7) 일정 무게에서 더이상 들어 올리지 못할 경우 이전에 성공한 중량이 1RM이다. 마지막 들어 올린 중량과 들어 올리지 못한 중량의 차이가 5% 이상일 때에는 들지 못한 무게에서 2.5% 낮게 하여 다시 측정할 수 있다.

한편 언급한 방법에 의한 1RM의 측정은 과도한 부하가 요구되며 노약자나 질환자 등의 경우 위험할 수 있다. 이러한 경우에는 좀 더 쉬운 변형된 방법으로 1RM을 설정할 수 있다. 측정방법은 먼저 피검자가 약간 무겁게 생각되는 무게를 선택하여 7-11회 정도 수행할 수 있는 무게를 찾는다(되도록 7-8회 정도 수행할 수 있는 무게). 7회 이하 또는 12회 이상 수행할 경우 다시 무게를 조정하여 범위내의 반복횟수를 들 수 있는 중량을 찾는다. 이를 통해 획득된 반복횟수를 사용하여 1RM을 구할 수 있다. 예를 들면 체중이 80kg인 사람이 하체운동인 스쿼트의 1RM을 알고자 원하는데 80kg의 무게로 8회를 수행하였다면 다음과 같이 계산될 수 있다.

1RM= 체중+(중량×0.025×반복횟수) =
80kg+(80kg×0.025×8회) = **96kg**

③ 운동자각도

운동의 강도는 운동자각도ratings of perceived exertion scale에 의해 설정될 수 있다. **운동자각도**란 현재 자신이 수행하고 있는 운동의 힘든 정도를 숫자로 나타낸 것이며 모든 형태의 운동에서 유용하게 사용될 수 있다는 장점이 있다. ACSM에서 추천하는 적절한 운동자각도 범위는 **12-16** 사이이다.

표 3-4. 운동자각도(Borg, 1998)

6	전혀 힘들지 않음(no exertion at all)
7	대단히 가벼움(extremely light)
8	
9	매우 가벼움(very light)
10	
11	가벼움(light)
12	
13	다소 힘듦(somewhat hard)
14	
15	힘듦(hard)
16	
17	매우 힘듦(very hard)
18	
19	대단히 힘듦(extremely hard)
20	최대 수행(maximal exertion)

운동자각도를 신체활동에 적용하였을 때 **중강도**의 신체활동에 해당되는 운동자각도는 체력수준과 성별, 연령 등에 따라 다르지만 보통 11-14 사이이며 주로 혼자 걷기, 걸으면서 하는 일, 자전거타기, 잔디 깎기, 정원관리, 기계수리 등의 신체활동이 포함된다. **고강도의 신체활동**에 해당되는 운동자각도는 15이상이며 달리기와 서키트트레이닝, 테니스와 배드민턴 단식과 같은 운동이 해당된다. 무거운 짐을 옮기거나 건축 노동 등과 같은 일도 고강도의 신체활동에 포함된다. 가능하다면 심박수와 운동자각도를 같이 사용하는 것이 더욱 효과가 있다. 심박수와 RPE의 관계는 〈표 3-5〉와 같다.

표 3-5. RPE, 심박수, 운동강도의 관계

RPE	심박수 (회/분)	호흡정도	최대심박비율 (%)	운동형태
6	40-69	의식 못함	50-60	준비운동
7				
8	80	아주 가벼움		
9				
10	80-100	호흡 빨라지지만 대화 가능한 상태	60-70	가벼운 근 회복운동
11				
12	100-129			
13		적절한 호흡하면서 대화하기 힘이 듦	70-80	유산소운동
14	130-139			
15	140-149	호흡 힘이 듦	80-90	무산소운동
16	150-159			
17	160-169	호흡이 가빠지고 불편, 대화어려움	80-90	최대량의 산소섭취요구
18	170-179			
19	180-189	아주 힘이 듦		
20	190이상	최대강도의 운동		

(2) 심폐지구력 강화를 위한 운동 강도

운동을 할 때 가장 주의와 관심을 기울여야 되는 부분이 적절한 운동의 강도이다. 너무 낮거나 높은 강도의 운동을 하게 되면 운동의 효과를 얻을 수 없거나 상해, 질환의 원인이 된다. 적절한 운동의 강도를 알기 위해서는 운동을 통해 효과를 얻을 수 있는 최소한의 강도와 인체 해가되지 않는 범위에서 운동의 효과를 높일 수 있는 최대한의 강도를 알아야 한다. 〈표 3-6〉은 미국스포츠의학회 ACSM에 의해 제시된 운동강도, 운동시간, 운동빈도의 최소역치lower limit와 최대한계upper limit를 나타낸다. 최대심박수의 경우 55%에서 90%사이, 운동자각도의 경우 12-16의 범위에서 운동할 것을 추천한다.

표 3-6. ACSM의 유산소운동 지침서(Jackson 등, 2004)

요소	역치	최대한계
빈도	주당 3일	주당 5일
강도	최대심박수의 55% 12의 운동자각도	최대심박수의 90% 16의 운동자각도
시간*	20분	60분

*운동시간은 10분씩 나누어서 수행할 수도 있다.

이러한 추천에 근거를 두고 20세의 적정한 분당 운동심박수 구역은 최대심박수를 분당 200으로 가정할 경우(220-연령) 아래와 같다. 즉 110회 이상, 180회 이하의 분당 심박수에서 운동을 하도록 권고하고 있다.

최소한계(lower limit) 55%(0.55)×200 = 110회/분
최상한계(upper limit) 90%(0.90)×200 = 180회/분

이러한 범위에서 부작용이 나타나지 않는 정도의 심박수나 운동자각도에서 운동을 하여 체력의 향상 정도에 따라 점차적으로 운동의 강도를 높여야 한다. 일상적으로 건강을 위하여 운동을 하는 사람들의 경우 최대심박수의 **75%** 75% maximum heart rate; HRmax에서 운동을 하는 것이 적당한 것으로 알려져 있다.

(3) 저항운동을 위한 운동 강도

운동초보자들의 경우 저항운동의 강도가 높으면 근육통과 같은 과사용손상이 나타날 수 있다. 따라서 심폐기능운동과 마찬가지로 운동의 초기에는 가벼운 부하에서 시작하여 적응 정도에 따라 점진적으로 운동의 강도를 증가시킬 필요가 있다. 저항운동의 강도 설정은 발달시키고자 하는 근육의 기능에 따라 달라진다. **근파워**의 발달을 위해서는 근육의 수축을 빠르게 하여 운동하는 것이 효과적이다. 근육의 수축 속도를 증가시킬 수 있는 적절한 강도는 중간 정도 무게(1RM

의 50~65%정도의 무게)에서 최대한 빠른 스피드로 운동하는 것이 효과적인 것으로 알려져 있다. 그렇지만 근파워의 향상을 위해서는 근육의 힘, 즉 근력의 증가 또한 중요하다. 근육의 힘이 증가하면 인체 체중의 저항을 극복할 수 있는 힘이 높아져 보다 높은 근파워를 발휘할 수 있기 때문이다. 따라서 보다 높은 강도의 부하에서 빠른 수축의 근육운동 또한 필요하다. 폴리오메트릭스plyometrics 훈련과 같이 체중을 이용하여 근파워 운동을 할 경우 부상의 위험이 있으므로 낮은 속도와 빈도에서 적응 후 점차 속도와 빈도를 높이도록 한다. 익숙해지면 무게를 추가하여 근파워운동을 할 수도 있다.

근력의 발달을 위해서는 무게를 높이고 RM을 낮추는 것이 중요하다. 근력과 근비대는 정적 상관관계에 있으므로 근력의 증가는 근비대의 증가를 의미한다. 근력과 근육의 비대를 만들어내기 위한 적절한 운동의 강도는 8~12RM이다. 이보다 더욱 많은 근력의 발달을 원한다면 RM을 더욱 낮추어 저항운동을 하면 된다. 일반적으로 5-8RM에서의 운동이 적당하며 RM이 낮아질수록 근력의 발달이 더욱 높아진다. 1RM의 %를 이용할 경우 70-80%강도에서 시작하여 1RM의 100%에 근접할수록 근력이 향상된다. 처음부터 높은 부하의 저항운동은 부상의 원인이 됨으로 RM과 RM의 % 증가는 서서히 이루어져야 한다.

근지구력의 발달을 원한다면 근력운동과 반대로 무게는 낮게 하고 RM을 높이는 것이 효과적이다. 적절한 강도는 15RM이상으로 알려져 있으며 40RM이 넘을 경우 비효율적이다. 1RM의 %를 이용할 경우 1RM의 30-50% 정도의 무게에서 근육의 통증이 나타날 때 까지 반복할 수 있다. 근지구력은 서키트트레이닝 형태의 운동을 통해서도 달성될 수 있다. 예를 들면 12~16RM의 부하로 4가지 이상의 운동을 휴식시간을 매우 짧게 해서 서키트방식으로 순환하면서 실시하는 방법이 있다. 또는 15RM(15RM이상도 가능)의 중량으로 휴식시간은 1분을 넘기지 않게 하여 12~15회를 반복하는 방법이 있다. 근지구력은 근력과 근파워에서도 나타난다. 근력적이거나 근파워적인 힘의 발휘가 감소하지 않고 지속적으로 유지할수록 근력적인 근지구력이나 근파워적인 근지구력이 높다는 의미이다.

근지구력적인 운동이 이루어지고 있다는 것을 알 수 있는 방법은 근육의 통증이다. 저항운동을 할 때 통증이 나타난다는 것은 근육의 지구력운동이 시작되고 있다는 증거이며 이것을 오래 참고 견딜수록 근지구력은 더욱 향상된다. 저항이 높고 근육의 통증이 빨리 나타날수록 무산소성의 근력적인 근지구력운동에 가깝게 되며 저항이 낮고 근육의 통증이 느리게 나타날수록 유산소성의 근지구력적인 운동이 된다.

(4) 운동시간, 운동빈도, 운동강도의 관계

동일한 운동의 량이라도 운동시간, 운동빈도, 운동강도를 달리하여 운동할 경우 전혀 다른 운동의 자극이 될 수 있다. 예를 들면 동일한 200kcal을 소비하는 운동을 하더라도 강도를 높게 하고 운동시간을 짧게 하게 되면 저항운동은 근력, 달리기운동은 심폐지구력을 강화시키는 운동이 된다. 반대로 운동강도를 낮게 하고 운동시간은 길게 할 경우 저항운동은 근지구력, 달리기운동은 유산소운동이 된다. 또는 동일한 칼로리를 1주를 기준으로 3일 동안 높은 강도의 운동을 수행할 수도 있고 5일 동안 나누어 상대적으로 낮은 강도의 운동을 수행할 수도 있다. 즉 운동의 강도와 시간, 빈도는 서로 연관되어 한쪽이 높아지면 한쪽은 낮아진다. 이 중 어떠한 형태의 운동을 선택할 것인가는 개인의 체력수준, 연령 등에 의해 결정될 수 있다. 체력이 높고 젊을수록 강도를 높게 시간을 짧게 하는 것이, 반대로 고령이나 체력이 약할수록 강도를 낮게 하고 시간을 길게 하는 것이 효과적이다. Cooper에 의하면 연령에 따라 심폐기능을 발달시키기 위한 운동시간과 운동강도의 관계를 다음과 같이 제시하였다.

표 3-7. Cooper의 목표운동 심박 범위

운동시간	연령						최대 심박률(%)
	20세	30세	40세	50세	60세	70세	
20분	160박/분	150	145	135	130	120	80%
30분	150박/분	140	135	125	120	115	75%
45분	125박/분	125	115	110	105	100	65%

〈표 3-7〉에서 나타난 바와 같이 운동시간이 증가하면 심박수는 감소되고 반대로 운동시간이 감소하면 심박수는 증가된다. 예를 들면 30-40분 동안 운동하기를 원한다면 목표심박수의 75%를 유지한 상태로 운동하면 된다. 그렇지만 20분 동안 운동하기를 결정하였다면 운동 강도를 더욱 높여야 한다. 즉 보다 빠른 페이스로 걷거나 조깅하거나 최대심박수의 80%에서 운동하도록 한다. 운동의 강도가 높을 경우 운동시간이 짧더라도 운동의 효과를 충분히 볼 수 있다는 의미이다. 반면 낮은 강도의 운동이라도 그만큼 운동시간을 길게 하면 역시 운동의 효과는 나타난다는 의미이다. 강도를 높게 하면 시간이 절약되고 기능적인 향상이 나타나며 낮은 강도의 운동은 안전하다는 장점이 있다.

6) 심폐지구력운동과 저항운동의 병합

언급하였듯이 심폐지구력과 저항운동을 통한 운동의 효과는 다르게 나타날 수 있다. 각각의 효과는 건강은 물론 삶의 질에 많은 영향을 미침을 감안할 때 모두 얻을 수 있도록 운동을 하는 것이 효과적이다. 이를 위해서는 심폐지구력운동과 저항운동을 같이 수행할 필요가 있다. 전신지구력운동과 저항운동을 같이 할 경우 **50:50%** 정도 구성하는 것이 효과적으로 알려져 있지만 개인의 요구나 관심도에 따라 다르게 설정될 수 있다. 예를 들면 저항운동에 더욱 많은 관심과 흥미를 가지고 있다면 저항운동을 비율을 많이 하고 심폐지구력의 운동비율은 낮게 할 수 있다. 반면 심폐기능운동에 더욱 취미와 흥미를 느낀다면 심폐기능운동의 비율을 높일 수 있다. 복합운동은 동시에 또는 격일제로 수행할 수도 있다.

7) 높은 강도의 운동이 좋은가 낮은 강도의 운동이 좋은가?

운동을 통한 효과를 언급할 때 운동의 양과 강도를 고려할 필요가 있다. 먼저 운동의 **양적 측면**에서 많은 양의 운동이 좋을까? 아니면 적은 양의 운동이 좋을까? 양적 측면에서의 운동은 운동의 강도와 시간, 빈도가 모두 포함된다. 당연히 적은 양의 운동보다 많은 양의 운동을 할수록 효과는 높아진다. 운동의 강도가 낮으면서 운동의 시간이 적다면 운동을 통한 효과를 볼 수 없거나 미미할 수 있다. 낮은 강도의 운동을 하더라도 충분한 양의 운동을 수행할 경우 운동을 통한 이익을 얻을 수 있다. 걷기 등의 낮은 강도의 운동 또한 충분한 시간으로 수행한다면 인체의 건강증진에 아주 많은 도움을 준다는 의미이다.

운동의 **강도적 측면**에서 높은 강도의 운동이 좋을까? 아니며 낮은 강도의 운동이 좋을까? 동일한 양의 운동을 수행하더라도 높은 강도의 운동이 더욱 많은 효과를 나타낸다. 즉 높은 강도에서 200kcal을 소비하는 운동이 낮은 강도에서 200kcal을 소비하는 운동보다 심폐기능이나 근력, 골밀도 등 기능적 향상이 더욱 높게 나타난다는 의미이다. 운동시간도 절약된다. 단점으로는 과도한 운동에 따른 부상이나 질병 등 건강상의 문제를 초래할 수 있다는 것이다. 반면 걷기와 같은 낮은 강도의 운동은 근력이나 심폐기능, 골밀도 등의 효과를 볼 수 없거나 미미하다. 더욱이 운동의 시간이 길기 때문에 바쁜 일과에서는 수행하기가 힘든 경우가 있다. 따라서 건강에 문제가 없고 체력이 허용하고 높은 강도의 운동에 따른 부작용이 없다면 강도가 높은 운동이 더욱 효과적이다. 운동의 초보자나 허약한 사람, 기타 다른 이유로 높은 강도의 운동이 힘든 경우 낮은 강도에서의 운동이 더욱 효과적이다.

인간의 신체활동의 정도는 네 가지로 분류된다. *비활동적인 사람*inactivity은 일상적인 생활에서 필요한 활동 이외 추가적인 신체활동을 하지 않는 사람이다. *신체활동이 적은 사람*low activity은 중강도의 활동량이 주당 150분 이하이거나 고강도 운동이 주당 75분 이하인 사람을 말한다. *적당한 신체활동을 하는 사람*medium activity은 중강도의 운동을 주당 150분에서 300분 정도, 고강도의 운동은 75분에서 150분 동안 수행하는 사람이다. *신체활동이 많은 사람*high activity은 적당한 신체활동을 하는 사람보다 많은 신체활동을 하는 사람이다. 이러한 분류를 근거로 할 때 운동의 위험요인이 없으면서 적당한 신체활동 이상에 참여하고 있다면 되도록 높은 강도에서 운동을 하는 것이 더욱 효과적일 수 있다. 반대로 운동의 위험요인이 있거나 신체활동이 적은 사람의 경우 운동의 강도는 낮게 하고 운동시간을 늘이는 것이 효과적이다.

5. Cooper의 강화 운동 프로그램

1) Cooper의 포인트 시스템

미국의 스포츠의학자 Cooper는 적은 양의 운동보다 많은 양의 운동을 할 때 운동을 통하여 얻을 수 있는 이익이 높다고 하였다. 그는 심장질환, 뇌졸중, 당뇨병 등 삶을 위협하는 질병으로부터 자신을 보호하고 체력을 향상시키기 위해서는 매주 점진적으로 많은 양의 운동을 여러 번 수행하여야 한다고 하였다. 이러한 전략은 질병과 사망의 위험을 감소시키며 운동량이 충분하지 않을 경우 효과는 줄어든다고 하였다. 운동량이 많을수록 효과가 높다는 것은 **"포인트 시스템"**을 통해서도 알 수 있다. 미국공군은 체력향상을 위하여 1960년대 포인트 시스템을 최초로 고안하였다. 이것은 운동의 양을 점수로 나타낸 것이다. 건강을 유지하고 수명을 연장시키기 원한다면 최소한 15점 이상에 해당하는 운동을 하여야 한다. **15점**에 해당하는 운동을 하게 되면 사망률은 58% 감소되고 수명은 6년까지 연장시킬 수 있다. 이보다 더 높은 수준의 체력을 유지하기 원한다면 주당 최소한 **35점** 이상 획득할 수 있는 운동을 할 수 있으며 이러한 강화된 신체활동은 사망률을 65%를 감소시키고 수명은 9년까지 연장시킬 수 있다. 15점과 35점에 해당되는 운동량은 아래와 같다.

표 3-8. 포인트 시스템에 따른 운동량

15점	35점
2.0miles(3.2km)을 30분 이내 주당 3회 걷는다. 2.0miles을 35분 이내 주당 4회 걷는다. 2.0miles을 40분 이내 주당 5회 걷는다.	2.0miles(3.2km)을 20분 이내 주당 4회 달린다.
3.0miles(4.8km)을 45분 이내 주당 2회 걷는다.	3.0miles(4.8km)을 45분 이내 주당 5회 달린다.
에어로빅댄스의 경우 45분 동안 주당 2회 수행한다.	에어로빅댄스를 45분 동안 주당 4회 수행한다.

언급한 15점과 35점에 이르는 운동계획은 포인트 개념을 이해하는데 도움이 된다. 강도가 일정한 조깅이나 달리기가 아닌 운동 강도의 변화가 많은 다른 스포츠의 경우에도 〈표 3-9〉를 이용하여 포인트 시스템에 의한 운동을 수행할 수 있다.

표 3-9. 운동종목에 따른 점수

운동종목	운동시간	포인트
핸드볼/라켓볼/스쿼시/농구/하키/라크로스	5분	0.75 (휴식 및 타임아웃은 운동시간에서 제외)
골프(카트 사용 불가)	9홀	1.5
테니스/배드민턴(복식)	15분	0.5
수상스키/스키	5분(실제로 타는 시간)	0.5
크로스칸트리 스키	5분	1.5
아이스 또는 롤러스케이트	15분	1.25 (스피드 스케이팅은 점수 X3)
배구	5분	0.5
레슬링/복싱	5분	2
서킷 웨이트트레이닝	5분	1
에어로빅댄스/음악게 맞추어 할 수 있는 기타 다른 운동	5분	1
펜싱	10분	1

이러한 강화운동을 수행할 경우 다음과 같은 지침을 따를 필요가 있다.

* 고령자나 허약자, 질환자 등 운동의 위험이 있는 사람은 운동프로그램을 시작하기 전 의사와 상담하여야 한다(특히 높은 강도를 요구하는 운동프로그램 시).
* 적당한 강도에서 높은 강도로(또는 목표심박수 수준으로 최대심박수의 65~80%) 자신의 운동 강도를 점차 높여야 한다.
* 주마다 적어도 3~5번 유산소운동을 하여야 한다.
* 운동 시 목표심박수에서 30~50분 운동하여야 한다.

2) 운동강도 증가의 단계

개인의 운동 목표는 운동프로그램의 초기에 설립되어야 하며 현실적이어야 한다. 갑작스런 강도의 증가는 오히려 해가 될 수 있으며 최고 수준의 체력에 도달하기 위한 운동의 강도 증가는 점진적으로 이루어져야 한다. 특히 운동의 위험이 있거나 운동경험이 전혀 없는 사람은 초기 운동의 강도를 낮게 하여 어느 정도 운동에 대한 적응이 이루어진 후 단계적으로 강도를 높이면서 운동을 수행하는 것이 중요하다. 운동을 지속하지 못하는 가장 큰 이유는 초기에 운동을 너무 강하게 그리고 한꺼번에 수행하기 때문이다. 운동능력을 증가시키기 위한 적절한 운동강도의 증가는 건강상태, 연령, 운동의 목표, 기능적 능력, 현재 운동에 대한 내성 정도에 따라 달라지며 초기단계, 향상단계, 유지단계로 알려진 3가지 단계에 의하여 이루어질 수 있다.

초기단계는 새로운 활동에 대한 준비와 운동스트레스에 대한 내성을 발달시키는데 목적을 둔다. 따라서 초기단계의 운동은 근통증, 불편, 상해를 최소화 할 수 있는 낮은 강도의 운동으로 구성되어야 하며 철저한 준비운동(10~15분)과 정리운동(10~15분)에 많은 시간을 할애하여야 한다. 이 단계는 보통 *1주에서 6주까지* 지속되며 운동프로그램에 얼마나 적응하는가에 따라 기간이 달라질 수 있다. *운동강도*는 달리기, 사이클 등과 같은 유산소운동의 경우 40~60%의 최대여유심박수Heart Rate Reserve에서 수행하면 된다. 운동자각도를 기준으로 할 경우 11에 해당하는 "가벼움"에서 15-16에 해당하는 "힘듦"의 범위 내에서 수행하면 된다. *운동시간*은 달리기를 기준으로 할 경우 심혈관을 자극하기 위하여 약 15분에서 시작하여 30분으로 점차 향상시킨다. *운동빈도*는 주마다 3~4번 운동할 것을 추천한다.

향상단계는 운동을 통하여 체력과 기능을 발달시키는 것을 목적으로 한다. 이러한 목적을 달성하기 위해서는 운동자극을 점차적으로 증가시켜야 한다. 이 기간 동안의 운동은 초기단계와 다르게 어느 정도 운동에 대한 적응이 이루어진 상태이므로 높은 강도의 운동을 수행할 수 있다. 이 단계는 빠르게 기능이 향상되는 초기단계와 다르게 *4달에서 8달간* 보다 오래 나타난다. 그렇지만 청소년의 경우 운동에 따른 체력의 향상은 성장기 동안 지속적으로 나타난다. 적절한 *운동강도*는 최대여유심박수의 60-85%내에서 수행할 수 있으며 운동자각도 기준으로 15-16에 해당하는 "힘듦" 이상에 해당하는 강도에서 최대한 오래 운동하면 된다. 참여자가 프로그램에 적응하여 운동의 목표가 달성되면 다시 운동량을 증가시킨다. 운동부하의 증가는 체력의 측정이나 자신의 자각을 판단으로 이루어질 수 있다. 운동을 함으로서 스스로 체력이 향상되었음을 느낄 수 있다. 구체적으로 심박수를 측정할 수 있는 달리기, 사이클 등과 같은 유산소운동의 경우 적응시점에서의 운동강도 증가는 최대여유심박수의 5% *이상*으로 한다. 저항운동의 경우에는 일상적으로 행하는 반복횟수에서 2회 이상 초과할 경우 무게를 증가시킨다. 인체부위에 의해서도 달라지는데 상체의 경우 초보자는 1-2.5kg, 숙련자는 2.5-4.5kg 증가시킨다. 하체의 경우 초보자는 4.5-7.0kg, 숙련자는 4.5-9.0kg 범위에서 적절한 무게를 증가시킨다. 만일 진보가 없다면 이전과 동일한 강도로 운동한다. *운동시간*은 수행하는 운동의 종류에 따라 차이가 있지만 운동의 중단 없이 지속적으로 이루어지는 달리기, 사이클과 같은 유산소운동은 20-40분이 적당하며 저항운동의 경우 60분을 넘지 않도록 한다. *운동빈도*는 주당 3-5일 수행할 수 있으며 정해진 범위에서 최대한 운동할 수 있을 때까지 운동시간, 강도, 빈도를 계속적으로 증가해야 한다.

유지단계는 운동에 의한 기능향상은 최소한으로 고려되고 향상단계 동안 발달된 체력을 오랜 기간 유지하는 것이 목적이다. 유지단계는 운동을 통한 기능의 향상이 한계에 이르거나 최종적인 목표에 도달한 후 시작된다. 운동에 따른 체력이나 기능의 증가는 무한히 계속되지 않고 일정시점에서 한계에 도달하며 이후에는 체력을 유지하거나 체력의 감소를 최소화 시킬 수 있는 운동 전략이 필요하다. 심폐기능의 경우 운동을 중단한 2주후부터 현격히 감소되며 4-12주가 지나면 50%, 13주에서 8개월간 중단하면 운동전의 수준으로 돌아가게 된다. 이 단계에서 체중을 감소시키기를 원한다면 운동과 칼로리의 제한을 병행하여 부적칼로리균형negative energy balance를 유지하면 된다.

표 3-10. 운동의 단계(지속적 유산소운동)

프로그램 단계	주	운동빈도(회/주)	운동강도(%HRR)	운동지속시간(분)
초기단계	1	3	40-50	15-20
	2	3-4	40-50	20-25
	3	3-4	50-60	20-25
	4	3-4	50-60	25-30
향상단계	5-7	3-4	60-70	25-30
	8-10	3-4	60-70	30-35
	11-13	3-4	65-75	30-35
	14-16	3-5	65-75	30-35
	17-20	3-5	70-85	35-40
	21-24	3-5	70-85	35-40
유지단계	24+	3-5	70-85	20-60

3) 운동의 대안으로서의 신체활동

건강이나 체력의 증진을 위한 운동은 특정한 장소, 복장, 도구, 시간과 관계없이도 수행될 수 있다. 앉아 있거나 누워있는 것과 같은 극단적인 활동제한은 인체를 퇴화하게 만들지만 *직업적인 일이나 일상적인 생활 속에서 자연적으로 이루어지는 신체활동은* 최대심박수의 55%이하의 낮은 강도; Pate 등, 1995 *운동과 유사하게 건강을 증진시킨다.* 즉 간헐적으로 생활 속에서 이루어지는 신체활동 또한 누적되어 운동의 효과를 얻을 수 있다는 의미이다. 연구에 의하면 10분씩 3번으로 나누어 30분간 신체활동을 하여도 30분간 한 번에 이루어지는 운동 못지않게 건강의 증진을 얻을 수 있다고 한다. 일상적인 생활 속에서 이루어지는 운동의 예로 차량대신 도보로 이동, 조원gardening, 집안일, 엘리베이터나 에스컬레이터를 이용하는 대신 계단 오르기 등을 들 수 있다. 특히 사무적인 일 등 신체활동이 극도로 적은 경우 이러한 대안적인 신체활동은 건강의 유지나 증진에 도움을 준다.

4) 조기운동의 중요성

직업적으로 운동을 하는 운동선수들의 경우 되도록 이른 나이에 운동을 시작하는 것이 중요하다는 것은 누구나 알고 있는 사실이다. 이러한 원칙은 건강을 위하여 운동을 하는 일반인에게도 적용된다. 건강을 위해 운동을 하는 일반인의 경우 연령과 관련 없이 운동을 통한 건강적인 이익을 얻을 수 있다. 그렇지만 건강을 목적으로 운동을 하더라도 가능한 이른 시기에 운동을 할수록 더욱 많은 효과를 얻을 수 있다. 그 이유는 **첫째**, 운동에 의한 기능적, 조직적 발달이 높게 나타난다. 운동의 효과는 성인이 되었을 때 보다 성장기에 보다 많이 나타난다. 나이가 젊은 수록 운동에 의한 근육발달. 심폐기능발달 등의 기능적, 조직적 발달이 높게 나타난다. **둘째**, 노화에 따른 기능적, 생리적 저하를 최소화 시킨다. 젊은 시절 운동에 의해 향상된 기능의 증가는 노화에 따른 신체적 기능과 조직의 기능, 생리적 기능의 저하를 현저하게 낮추어 준다. 고령의 나이에도 20-30대 못지않은 체력을 가진 고령자들은 바로 이러한 이유 때문이다. **셋째**, 운동중단에 따른 기능적, 생리적 감소를 최소화하는 것은 물론 다시 운동을 하였을 때 원래 수준으로 회복이 빨라진다. **넷째**, 운동에 따른 부상, 질환 등 과사용손상의 위험이 낮다. **다섯째**, 이른 시기의 운동은 청소년기의 심동적, 정서적, 인지적 영역에 긍정적인 영향을 미친다. 청소년기의 운동은 과도한 학습에 따른 체력저하와 신체적 불균형을 방지하는 것은 물론 정서적 장애, 스트레스, 우울을 해소하고 학습의 효과는 높인다.

6. 유연성향상을 위한 운동

1) 유연성운동의 효과

많은 사람들이 유연성운동을 지루하게 생각하고 좋아하지 않으며 운동 전 의미 없이 되풀이하는 움직임이라 생각한다. 실제 유연성운동을 통하여 근력이나 심폐기능을 발달시키고 지방을 제거하여 몸을 날씬하게 만들 수는 없지만 일상적인 생활이나 격렬한 신체활동, 건강유지를 위해 중요하다. 유연성운동의 **효과**는 *첫째*, 근육, 인대, 건, 결체조직을 최적의 상태로 이완시켜 관절의 가동 범위를 향상시킨다. *둘째*, 부상의 위험을 감소시킨다. 유연성이 확보되지 않은 상태에서 운동을 하게 되면 근육과 뼈 등의 긴장상태를 증가시켜 생역학적 문제, 근육 손상, 신경이나 근육의 유착, 관절변형, 디스크 등의 원인이 된다. *셋째*, 주동근과 길항근의 유대를 강화시킨다. 근육경직에 의해 길항근이 경직되면 주동근의 활동이 제한된다. 이것은 운동능력의 감소, 피로증가, 부상의 원인이 된다. *넷째*, 운동능력을 향상시킨다. 유연성운동은 근육이 수축할 수 있는 전체거리를 증가시켜 운동수행에 필요한 기술발휘, 자세유지, 운동범위와 힘의 발현을 최대화한다. *다섯째*, 운동에 의해 생성된 부산물의 제거를 촉진시킨다. 운동 후 스트레칭에 의한 근육의 압박은 근육에서 생성된 부산물을 제거한다. *여섯째*, 혈액순환을 원활하게 한다. 경직에 의한 혈관의 압박은 원활한 혈액순환을 방해한다.

2) 유연성운동 프로그램

유연성향상을 위한 **운동종류**는 정적 스트레칭과 동적 스트레칭, 탄성 스트레칭이 있다. 동적 스트레칭은 움직이면서 관절의 가동범위를 증가시키는 방법이다. 탄성 스트레칭은 동적 스트레칭에 포함되며 스트레칭 한 다음 반동으로 더 스트레칭 하는 것을 말하며 부상의 위험이 있다. 정적 스트레칭은 움직임이 없이 근육의 이완을 유지하는 것이며 안전하다. 일반인의 경우 정적 스트레칭이 안전하고 효과적이며 추천된다. **운동강도**는 심한 통증이나 근육의 손상, 출혈이 나타나지 않는 범위에서 수행되어야 한다. **운동시간**은 준비운동이나 정리운동을 목적으로 사용될 경우 5-10분이 적당하다. **운동빈도**는 최소 주당 3일 이상 많을수록 좋다. 스트레칭의 경우 피로나 과사용의 증후가 나타나지 않기 때문에 시간과 빈도증가에 따른 과사용의 증후가 나타나지 않는다. **운동방법**은 정적 유연성운동의 경우 한 동작을 10~30초간 유지하면서 2~5회 실시하는 것이 적당하다. 자세한 유연성운동의 방법은 이후 언급하기로 하겠다.

3) 유연성운동 시 고려할 점

유연성운동은 쉬워 보이지만 잘못된 방법으로 수행할 경우 부작용을 초래할 수 있다. 유연성운동을 할 때 가장 중요하게 고려되어야 할 요소는 첫째, 유연성운동 전 **체온의 상승**이다. 체온을 상승시킨 후 유연성운동을 하게 되면 통증이 감소되고 가동범위도 높아진다. 따라서 먼저 가벼운 달리기와 같은 유산소운동으로 체온을 올린 후 수행하는 것이 효과적이다. 부상이나 저온환경, 고령 등으로 인하여 가벼운 달리기에 의한 체온의 상승이 어려울 경우에는 따뜻한 실내나 찜질기 등의 기구를 사용하여 체온을 상승시킬 수 있다. 둘째, 스트레칭 전 근육의 **마사지**는 근육의 긴장을 완화시키고 통증을 감소시킨다. 연부조직이 과도하게 경직되었거나 스트레칭에 따른 통증이 심할 경우 유용하게 사용될 수 있다. 셋째, **균형적인 스트레칭**이다. 유연성운동은 다양한 부위를 균형적으로 수행하여야 효과를 높일 수 있다. 인체의 주요한 근육부위인 척추와 대퇴, 장딴지, 어깨, 목 등 다양한 부분의 스트레칭이 이루어져야 하며 주로 사용되는 주동근의 스트레칭은 물론 길항근, 협력근, 고정근의 스트레칭도 동시에 이루어져야 한다. 넷째, 개별성의 원리에 입각하여 자신에게 **필요한 부위**의 스트레칭도 필요하다. 인체에는 많은 관절과 근육이 있으며 이러한 모든 부위의 유연성운동이 힘들 수가 있다. 또한 근육의 경직은 수행하는 스포츠나 개인의 특성에 따라 다르게 나타날 수 있다. 따라서 많이 사용하는 부위나 약한 부위, 부상이 자주 발생하는 부위, 유연성이 부족한 부위를 중점적으로 시행할 수 있다. 예를 들면 타이핑이나 주부의 설거지, 빨래, 요리, 장보기 등의 활동은 목이나 손목 등의 근육경직을 초래하여 디스크, 손목터널증후군 등 질환의 요인이 된다. 이러한 위험에 노출되어 있는 사람들은 목과 손목의 스트레칭을 중점적으로 할 필요가 있다. 다른 예를 들면 배드민턴의 경우 하체와 장딴지, 어깨, 손목 등의 부하가 많으며 이런 부위의 유연성운동을 중점적으로 해야 한다.

4) 기본 스트레칭운동

언급하였듯이 근육의 유연성은 건강은 물론 운동수행이나 부상방지에 중요하며 인체의 주요부위를 모두 스트레칭을 할 때 효과는 최대화 될 수 있다. 그렇지만 인체의 모든 부위를 스트레칭하기 위해서는 많은 시간과 노력이 요구된다. 이러한 경우에는 인체의 주요부위를 스트레칭 하면 적은 항목으로 효과를 볼 수 있다.

(1) 목 스트레칭

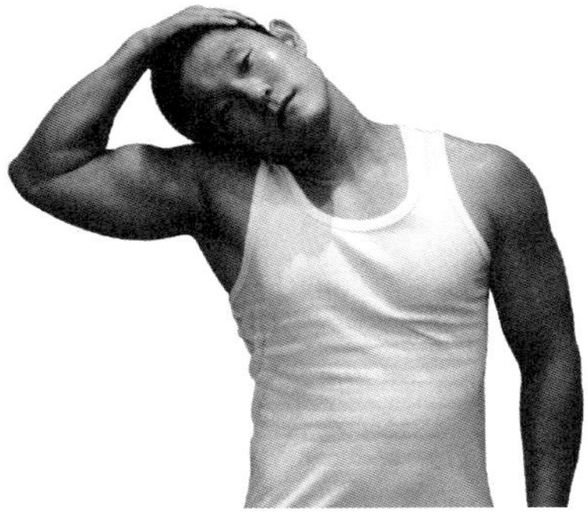

목 외측 스트레칭(좌우교대)

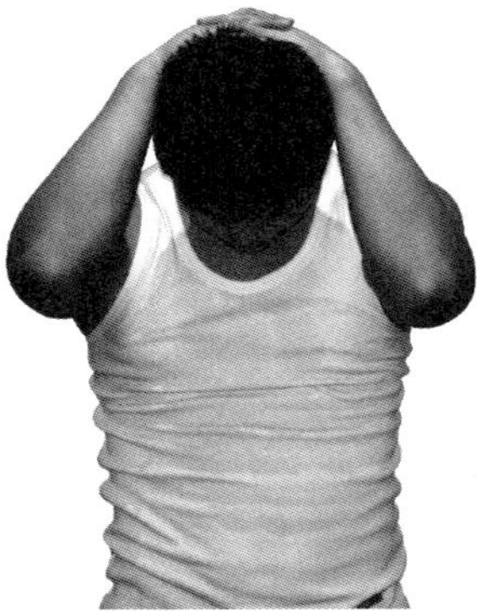

목 굴곡 스트레칭

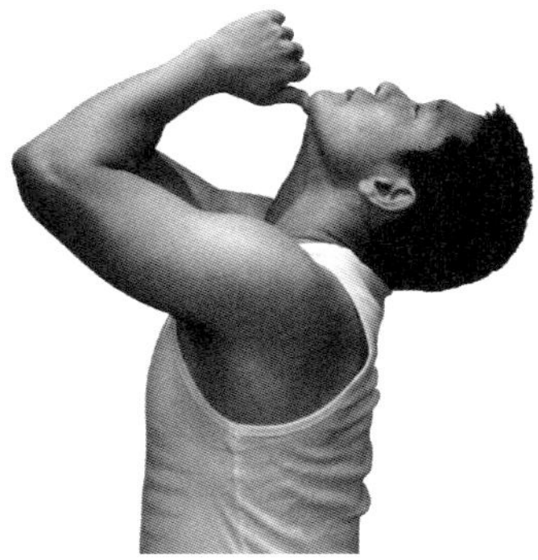

목 신전 스트레칭

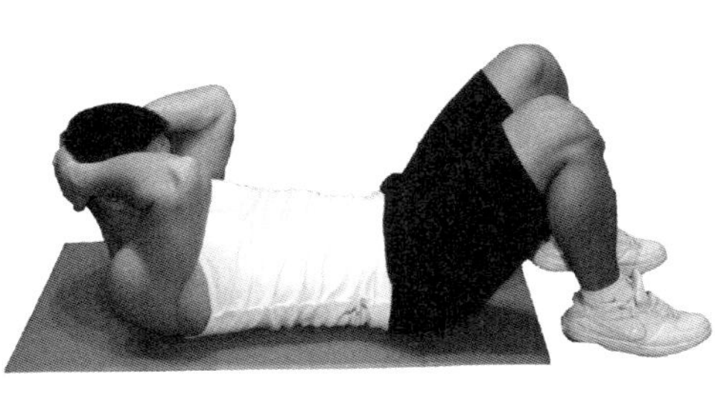

누워 목 스트레칭

(2) 어깨 스트레칭

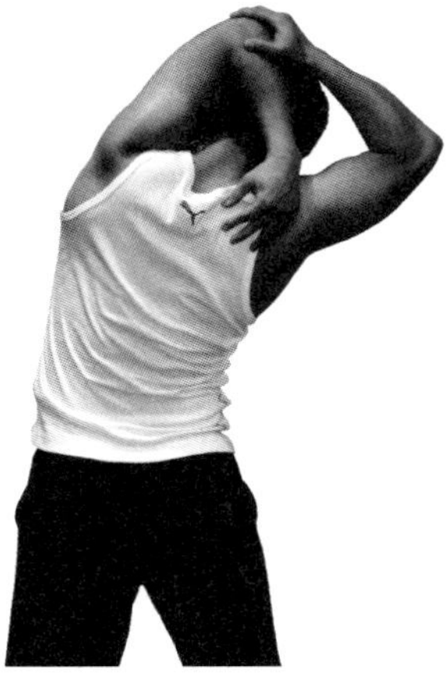

상완삼두근 스트레칭(좌우)

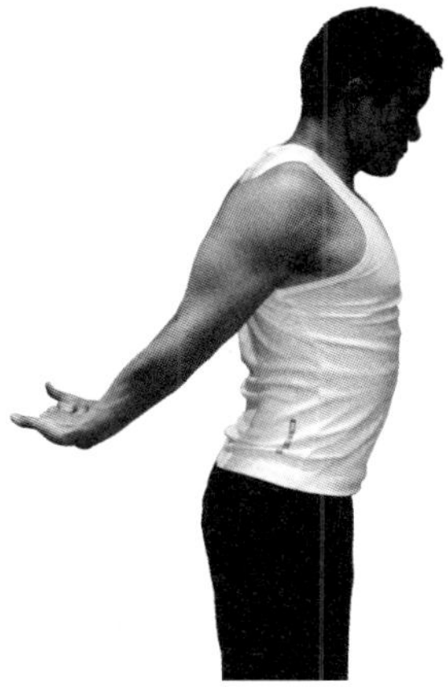

등 뒤로 가슴 스트레칭

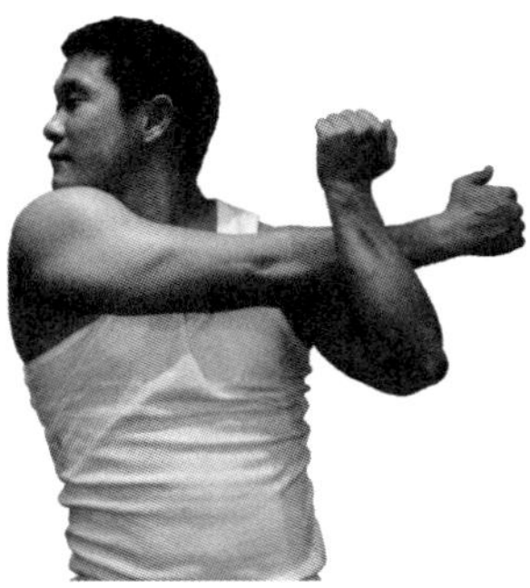

어깨 평형스트레칭

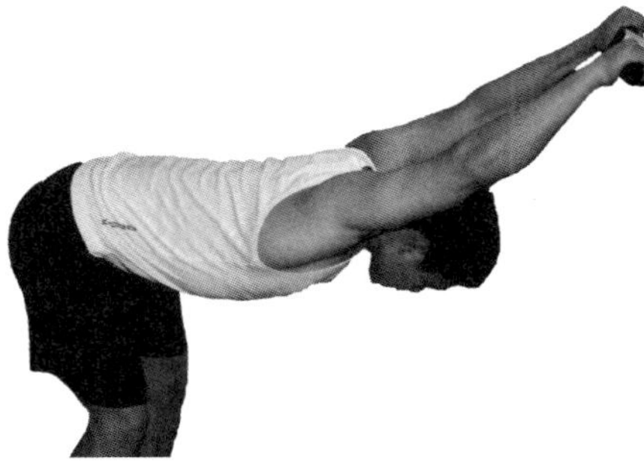

팔 앞으로 펴고 가슴 스트레칭

(3) 등 스트레칭

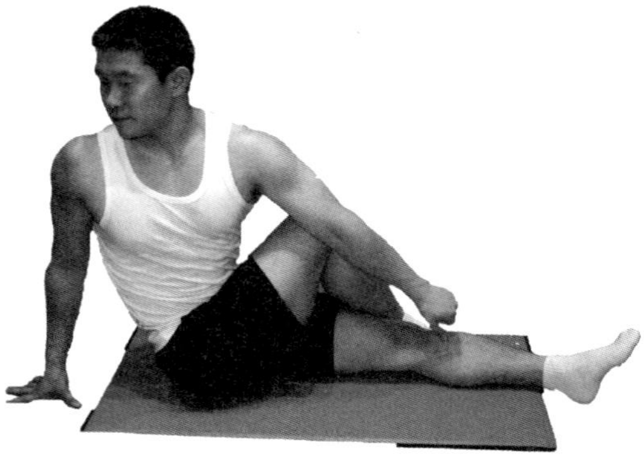

앉아 무릎 세워 등, 둔부 스트레칭

(4) 대퇴, 둔부 스트레칭

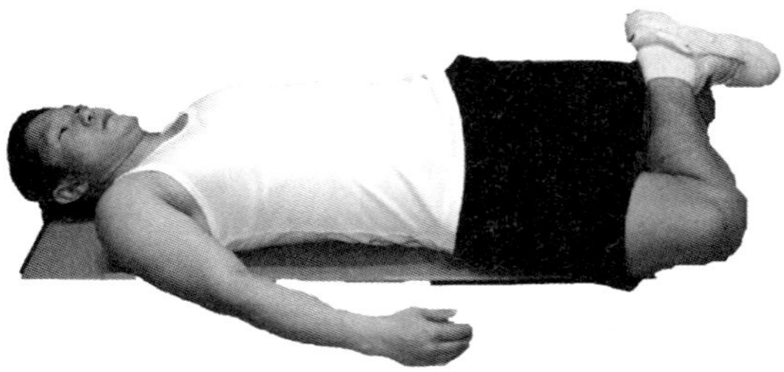

누워 대퇴, 둔부 스트레칭

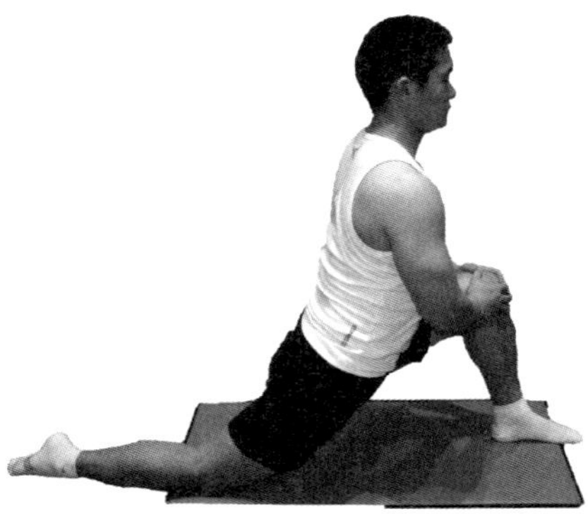

무릎 뻗어 대퇴, 둔부 스트레칭(좌우교대)

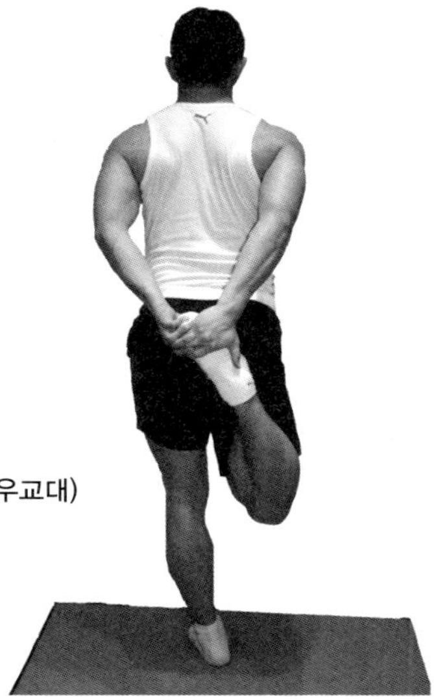

선 자세 대퇴사두근 스트레칭(좌우교대)

(5) 허리, 둔부 스트레칭

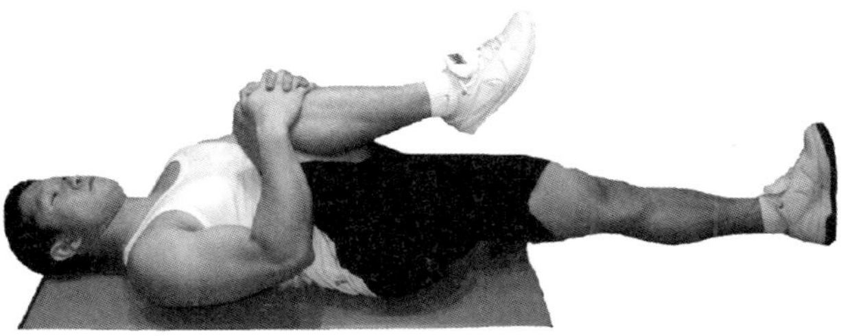

누워 무릎 가슴 닿기 스트레칭(좌우교대)

(6) 둔부 스트레칭

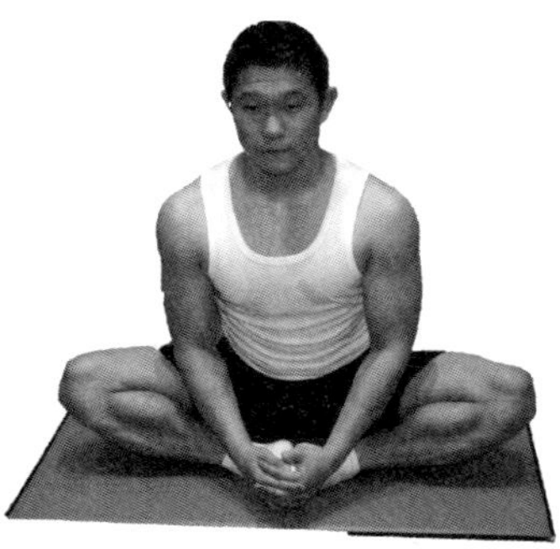

앉아 상체 앞으로 기울기 스트레칭

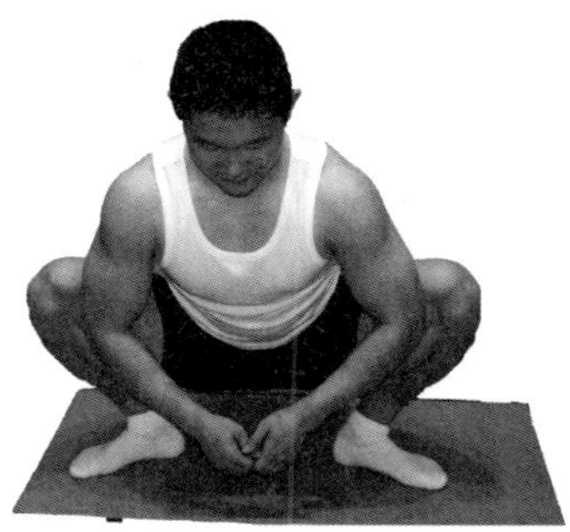

앉아 다리 벌리기 스트레칭

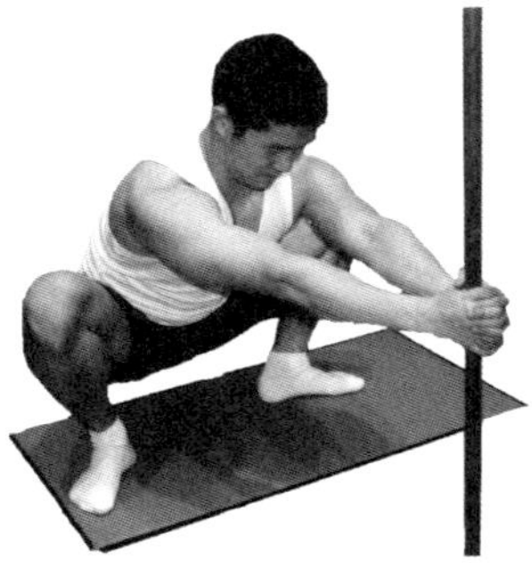

앉아 봉 잡고 다리 벌리기 스트레칭

(7) 장딴지 스트레칭

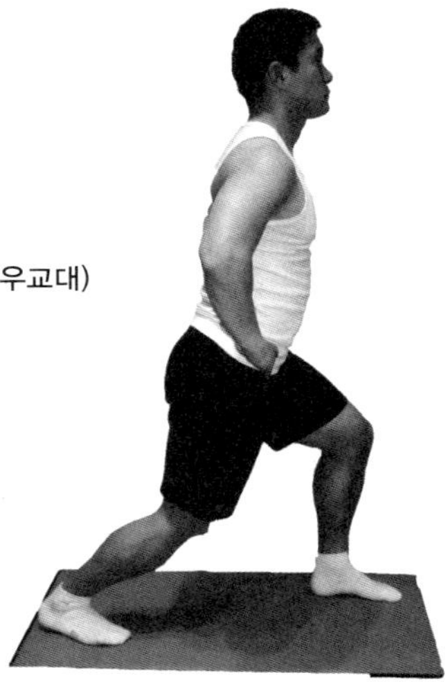

선 자세 장딴지 스트레칭(좌우교대)

(8) 손목 스트레칭

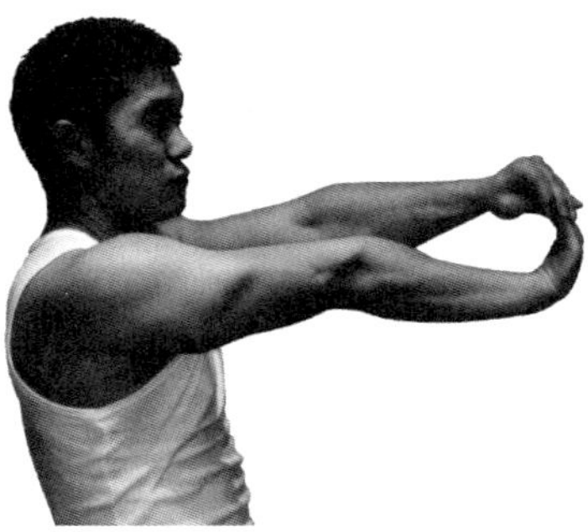

손목 신전 스트레칭(굴곡 스트레칭과 같이)

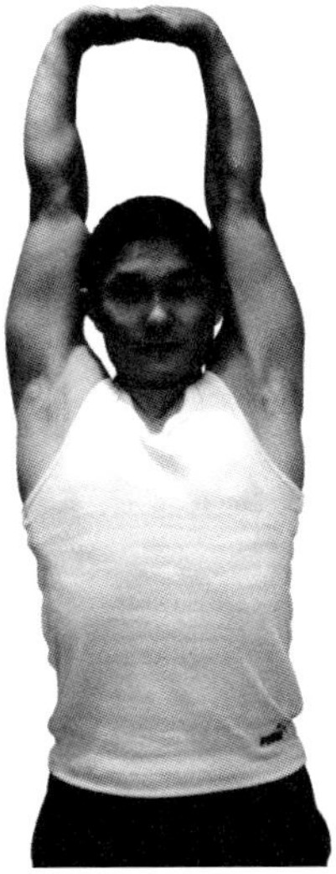

양팔 위로 뻗어 손목, 어깨 스트레칭

7. 운동의 실제

지금까지 운동에 앞서 필요한 이론과 절차, 방법을 설명하였다. 이러한 기본 지식을 근거로 운동을 수행한다면 부작용 없이 효과를 극대화할 수 있다. 이장에서는 이러한 운동과 관련된 지식을 실제 운동이나 스포츠에 적용하여 수행하는 방법을 배우게 될 것이다.

1) 운동시작점과 강도조절

처음 운동을 시작할 때 자신에게 적절한 강도에서 시작하는 것이 중요하다. 어떤 운동이든 운동을 시작할 때 고려해야 할 요소로 운동의 단계에서도 언급하였듯이 *첫째*, 인체에 부담을 주지 않고 자신의 체력수준에 맞는 강도의 운동을 해야 한다. 운동허용검사를 통한 체력의 측정은 이러한 목적을 달성하기 위해 이루어진다. 운동 후 심한 근육의 통증과 피로 등 과훈련의 증후가 나타난다면 자신의 체력수준에 비하여 과도한 운동을 하였다는 의미이다. *둘째*, 운동에 대한 내성과 적응이 이루어진 후 체력의 향상 정도에 따라 운동의 강도를 증가한다. 이러한 원리에 입각하여 유산소운동인 걷기운동과 심폐기능운동인 달리기 운동, 저항운동의 일종인 웨이트트레이닝을 예로 들어보자

(1) 걷기

걷기의 경우 매우 안전한 운동으로 발과 다리의 건tendon에 큰 부담을 주지 않기 때문에 부상의 위험이 낮다. 따라서 운동의 경험이 없거나 상당한 기간 동안 비활동적인 생활을 하였거나 비만, 높은 연령 등 운동의 위험요소를 가지고 있는 경우에는 걷기 운동부터 시작하는 것이 현명하다. 욕심을 내어 갑자기 너무 많은 양의 운동을 하거나 빨리 달리게 되면 부상 등의 부작용이 나타날 수 있다. 걷기운동의 경우 강도는 약하지만 한 시간 가량 빠르게 걷는다면 300kcal이 소비될 수 있다.

걷기운동의 우선적인 목표는 한 시간 동안 걸을 수 있는 능력을 기르는 것이다. 한 시간 동안 계속해서 걸을 수 있다면 속도나 거리를 점진적으로 증가시킨다. 만일 1.6km를 걷는데 25분 이상의 시간이 소요되거나 1.6km를 걸을 수 없다면 체력수준이 매우 낮은 상태이므로 더욱 낮은 강도에서 운동을 시작해야 한다. 그러나 1.6km를 25분 내에 걸을 수 있거나 먼 거리를 빠르게 걸을 수 있는 사람들은 보다 높은 강도의 운동을 시작할 수 있다. 만약 1.6km를 다 걷지 못하거나 25분 내에 끝내지 못한다면 체력이 낮다는 의미이며 이때는 수행한 시간과 거리를 기준으로 조금씩 운동량을 늘린다. 그러나 만일 20분 내에 1.6km를 걸을 수가 있다면 계속해서 0.8km를 더 걷는다. 만약 30분 내에 2.4km를 다 걸을 수 있다면 40분 내 3.2km를 걸을 수 있도록 도전한다. 40분 내에 3.2km를 걸을 수 있다면 빠른 속도로 4.8km를 52분 내 걸을 수 있도록 한다.

(2) 달리기

빠른 걸음걸이의 운동이 가능하다면 달리기와 같은 보다 강한 운동을 시작할 수 있다. 안전한 달리기를 위한 가장 중요한 요소는 자신에게 적절한 운동강도, 즉 적절한 달리기의 페이스를 찾아내는 것이다. 운동초보자라면 친구와 이야기를 지속할 수 있는 정도의 강도가 적당하며 그렇지 않을 경우 운동의 강도가 높

다는 의미가 된다. 이러한 경우에는 좀 더 편안한 페이스로 속도를 줄여야 한다. 처음 운동을 시작하는 사람이 달리기프로그램을 시작하려면 우선 4.8km를 45분 이내에 걸을 수 있어야만 한다. 이러한 수준에 도달되지 않았을 때에는 이보다 낮은 강도로 걷기를 시작하여 요구하는 시간과 거리를 충족할 수 있도록 한다. 심박수를 기준으로 할 경우 체력과 연령, 성별에 따라 차이가 있지만 최대심박수의 약 75%, 또는 분당 140~170회 범위의 운동이 적당하다. 달리기를 시작하고 약 5-6분이 지나면 적절한 시간에서 가능한 빨리 심장박동수를 측정해야 한다. 처음에는 정해진 목표심박수에서 달리기가 힘들 수가 있지만 익숙해지면 쉽게 정해진 강도에서 달릴 수 있다.

처음 몇 주 동안의 목표는 목표심박수에서 10분간 쉬지 않고 달리기를 하다가 점차로 20~30분 동안 달리기를 지속할 수 있도록 한다. 정상적인 경우에는 12~15주의 훈련으로 이러한 목표는 달성될 수 있으며 아무런 부상 없이 손쉽게 진전하고 적응하는 것을 보고 놀라움과 환희를 느낄 것이다. 10분이든 그 이상이든 중요한 것은 충분한 자극이 주어지는 목표심박수에 도달해야만 순환기능 등의 기능적 향상을 유도할 수 있다.

어떤 사람들은 달리기가 일시적인 유행이며 지루하고 고통스러우며 건강에 해롭다는 부정적인 견해를 가지고 있다. 그렇지만 많은 사람들이 부작용 없이 달리기운동을 즐기며 만약 달리기를 고통스럽게 생각한다면 아무도 하지 않을 것이다. 달리기는 괴로운 신체운동이 아니며 적절하고 조심스럽게 실시하면 좋은 결과를 가져온다. 달리기에 대한 부정적 견해를 가지고 있는 사람들을 보면 대부분 운동의 경험이 없는 상태에서 단기간의 기적적인 효과를 기대하여 갑작스럽게 달리기를 시작한 경우가 많다. 축구, 농구, 테니스, 배드민턴 등 운동의 변화가 심하고 체력이 요구되는 운동을 시작하는 사람들도 걷기와 달리기운동을 통하여 체력을 어느 정도 증가시킨 후 원하는 운동에 참여하는 것도 좋은 방법이 될 수 있다.

(3) 저항운동

저항운동을 예로 들면 먼저 8~10부위의 운동을 8~12RM에서 최소 한 세트로 구성된 훈련부터 시작한다. 이때 정해진 RM에서 운동을 수행하는 것은 힘이 들고 무리할 수 있으므로 원래 12RM의 무게에서 8-10회 반복하거나 무게를 줄인 상태에서 12회를 반복한다. 운동에 대한 적응과 체력의 상승이 이루어지면 중량을 증가시켜 8~12RM에서 3세트 정도 수행할 수 있도록 한다. 운동시간은 한 시간 내로 하며 4-8주마다 각 부위 근육운동의 변화를 준다.

다른 종목의 운동 또한 동일한 원리로 진행될 수 있다. 운동강도의 조절은 심박수나 운동자각도 등을 이용하여 개인에 따라 적절하게 조정할 수 있다. 운동자각도의 경우 대체로 11(가벼움)과 13(다소 힘듦)의 범위 내에서 시작해서 점점 강도를 높이면 된다. 과훈련의 징후가 나타나지 않는 범위에서 운동량을 늘리며 언급한 초기단계, 향상단계, 유지단계를 적용한다. 체력이 특히 저조할 경우 이전에 언급한 걷기와 달리기와 같은 운동으로 기본적인 체력을 어느 정도 단련시킨 후 운동하면 안전하다.

2) 부상방지

운동에 참여할 때 가장 조심하여야 할 요인 중의 하나는 바로 부상이다. 상당수의 사람들이 운동에 의한 부상을 경험한다. 운동에 따른 부상은 예방법을 알고 주의를 함으로써 사전에 방지할 수 있다. 대부분의 부상은 무리한 운동을 하거나 안전수칙을 따르지 않음으로써 발생한다. 과운동에 따른 부상과 부상 후 예방법에 대해서는 이미 언급하였으며 개별적인 스포츠에 따라 이러한 지식을 응용할 수 있어야 한다.

걷기와 달리기의 경우 평발flat feet과 같은 생역학적 문제가 부상을 초래할 수 있으므로 발의 아치 부분에 지지할 만한 쿠션이 필요하다. 정강이 부위의 근력이 약하면 운동 후 경골 주변에 통증이 빈번히 발생할 수 있다. 또한 운동을 너무 많이 할 경우 장딴지와 대퇴부근육에 통증이 일어날 수도 있는데 이런 경우에는 휴식이나 운동량을 줄이거나 근력, 스트레칭운동을 통하여 해당부위를 강화시켜 준다. 그럼에도 불구하고 통증이 지속되고 호전되지 않으면 전문 의료기관에서 진단이 필요하다. 올바른 호흡 또한 중요하다. 일반적으로 두 번 들이마시고 한번 내쉬거나 두 번 들이마시고 두 번 내쉬는 방법이 있다.

웨이트트레이닝의 경우 주의를 기울여야 할 사항으로 *첫째*, 허리보호이다. 몸을 구부리게 되면 척추에 가해지는 부담은 더욱 증가되며 이러한 상태에서 무거운 장비를 들면서 운동을 할 경우 부상의 위험은 더욱 증가 한다. 따라서 저항운동을 할 때에는 허리를 구부리지 않고 운동이 이루어져야 한다. 특히 스쿼트와 같이 부하가 높은 운동은 허리에 상당한 부하가 가해지므로 바른 동작에서의 운동은 물론 웨이트벨트를 착용하여 허리를 보호하면서 운동을 하여야 한다. *둘째*, 올바른 호흡이다. 모든 운동이 마찬가지이지만 저항운동을 할 때 올바른 호흡이 중요하다. 저항운동 시 바른 호흡을 어기게 되면 폐의 움직임과 관련되는 조직의 모세혈관이 손상되어 염증에 의한 늑막염으로 발달할 수 있다. 또한 저항운동에 의한 근육의 수축은 혈압을 급격히 상승시키며 이러한 상태에서 호흡이 중단되면 흉곽내부의 압력 증가와 더불어 혈압도 더욱 증가되어 의식을 잃을 수도 있다. 올바른 호흡의 원리는 힘을 발휘할 때 숨을 내쉬고 다시 원상태로 돌아갈 때 숨을 들이마시는 것이다. 폐의 용량이 커지는 운동을 할 때에는 호흡을 들이쉬며 적어질 때 반대로 숨을 내쉬는 방법도 있다. 올바르지 않은 호흡이란 운동 동안 무호흡상태를 유지하거나 일정하지 않은 호흡을 하는 경우이다.

셋째, 안전에 주의한다. 올바른 기구의 사용은 안전과 부상예방, 운동효과의 획득을 위해 중요하다. 웨이트트레이닝기구는 상당한 무게를 가지고 있기 때문에 주의를 기울여서 다루지 않을 경우 부상을 당할 수 있다. 바벨이나 다른 기구를 잡을 때 손에서 미끄러지지 않도록 감싸 잡는다. 또한 양손으로 잡은 바벨이 균형을 이루지 못할 경우에는 근육이 불균형하게 발달되거나 한쪽으로 기울어져 부상을 초래할 수 있다. 바벨에서 무게를 더하거나 뺄 경우에도 균형을 잃지 않도록 양쪽에서 동일하게 같은 무게를 증감한다. 기구를 운반할 때에도 떨어지지 않게 주의를 기울여야 한다. 일부 사람들은 저항운동을 할 때 기구를 너무 거칠고 험하게 다루는 경우가 많다. 올바른 마무리동작은 부상을 방지할 뿐만 아니라 운동의 효과는 더욱 높인다. 특히 원심성운동이 이루어지는 저항운동의 동작은 동심성운동에 비하여 부상의 위험은 높이면서 근력의 발달은 더욱 높으므로 특별한 주의를 기울이면서 운동하여야 한다. 거칠고 난폭한 기구의 사용은 주위에서 운동을 하는 다른 사람에게 피해를 줄 수 있다. **다른 종목의 운동**

또한 부상의 원인이 되는 요소를 알고 대비를 하면 된다. 과훈련, 잘못된 기량과 동작, 근력불균형, 준비운동과 정리운동의 부족 등은 부상의 요인과 관련되므로 항상 상기하면서 운동해야 한다.

3) 복장, 장비 및 시설

운동 시 적절한 복장과 장비는 최적의 상태와 조건에서 운동수행이 이루어질 수 있도록 한다. 대부분의 운동과 마찬가지로 **걷기나 달리기**에 *적절한 의복*은 땀의 흡수와 증발이 잘 되는 옷이다. 날씨가 무덥고 습기 찬 날에는 느슨하고 간편하며 피부의 노출이 많은 옷, 햇빛을 반사하는 흰색이나 밝은 색깔의 옷이 운동에 의해 발생되는 열의 발생은 억제하고 열을 제거는 높여준다. 땀을 많이 배출하기 위해 고무로 만든 재킷이나 바지를 입고 운동하면 수분손실에 의한 탈수는 물론 열의 방출을 억제하여 심각한 문제를 초래할 수 있다. 반대로 건조하고 추운 날씨에 운동할 때는 체온손실이나 동상에 노출되지 않도록 방한복을 착용하는 것은 물론 장갑, 귀를 감싸는 모자 등을 착용하도록 한다. 나일론이나 면 폴리에스테르 소재의 지퍼가 달린 겉옷은 차가운 공기를 막아 추위를 견디는데 도움이 되는 것은 물론 운동에 의해 더위를 느낄 때에는 탈의하여 허리에 감을 수 있어 적당하다. *신발* 또한 조깅에 적합하도록 만들어진 조깅전용 신발을 신도록 한다. *운동바닥* 또한 중요하다. 거칠거나 딱딱한 지면에서의 걷기나 달리기는 관절에 부담은 물론 균형을 잃게 하여 부상을 초래할 수 있다.

다른 스포츠의 경우 각각의 스포츠에 적합한 의복과 신발, 장비 등을 갖추어 운동할 수 있도록 한다. 따라서 개별적인 스포츠와 관련되어 생산되는 의복과 신발, 장비 등을 구입하여야 한다. 라켓경기와 같은 추가적인 장비가 요구되는 운동의 경우 개인에게 적절한 라켓의 무게, 그립의 크기, 줄의 탄성을 선택하여야 한다. 배드민턴을 예로 들면 초보자의 경우에는 가볍고 다루기 쉬운 라켓을 사용한다. 라켓의 그립이나 스트링(줄)의 텐션 또한 중요하며 초보자의 경우 너무 높지 않은 텐션이 좋다. 땀의 의한 미끄럼을 방지하기 위하여 보조그립을 추가로 감싸고 이때 자신에게 적당한 그립의 크기가 되도록 조정한다.

4) 하루 중 적절한 운동 시기

하루를 기준으로 어떤 시기에 운동을 하는 것이 더욱 적절하고 효과적일까? 라는 의문을 가지는 경우가 있다. 예를 들면 식이 전의 운동이 효과적인지 아니면 식이 후 소화가 된 후의 운동이 적합한지, 아침운동이 효과적인지 저녁의 운동이 효과적인지 등을 들 수 있다. 결론적으로 운동의 위험요인이 없고 건강한 사람들의 경우 언제 운동을 하던 문제가 되지 않으며 자신의 상황에 따라 적절한 시기에 운동을 하면 된다. 운동의 시기가 다르다고 해서 운동을 통한 현저한 이익의 저하나 건강상의 해는 나타나지 않는다. 그렇지만 다음의 경우에는 예외적으로 운동의 시기를 고려하여야 한다. *첫째*, 고혈압, 뇌졸중, 심근경색 등 심장질환이나 혈관질환이 있는 경우 아침이나 추운 저온환경에서 운동은 위험할 수 있다. *둘째*, 하루 일과가 시작되는 아침에 무리한 운동은 일상생활이나 업무에 영향을 미칠 수 있다. 특히 수면이 부족한 상태이거나 과로, 음주, 사회생활에 의한 피로가 높은 상태에서 아침에 무리한 운동을 하게 되면 오히려 건강적인 상태를 저하시킬 수 있다. 충분한 수면은 인체의 피로를 회복하는데 중요한 과정이다. 특히 발육이 왕성하게 이루어지는 청소년기에 무리한 아침의 운동은 성장이나 발육에도 영향을 미칠 가능성이 있다. 청소년기 운동선수들의 경우 아침의 운동보다 오전이나 오후 또는 아침 이외 추가적인 시간을 할애하여 운동을 하는 것이 더욱 효과적일 수 있다.

공복 시 운동과 식후의 운동

일부 연구들은 공복 시의 운동이 식후의 운동보다 체지방의 감소에 효과적인 것으로 보고하고 있다. 그렇지만 공복상태에서의 운동은 스트레스호르몬인 코티졸을 증가시켜 체중감소에 부정적인 영향 또한 미칠 수 있다고 한다. 결론적으로 체중의 감소를 위해 운동을 할 때 공복 시의 운동이든 식후의 운동이든 관계없이 꾸준히 지속하는 것이 무엇보다 중요하다. 그렇다고 식후에 바로 운동하라는 의미는 아니다. 운동은 소화가 모두 이루어진 상태인 식이 3시 이후가 적당하다.

5) 운동의 환경

운동 시 환경의 고려 또한 중요하다. 운동 시 고려해야 할 환경적 요소는 다양한데 첫째, 적절한 **조명**을 들 수 있다. 어두운 밤이나 이른 새벽 야외에서의 운동은 위험할 수 있다. 실내에서의 운동 또한 조명이 너무 어두우면 운동에 지장을 초래할 수 있다. 햇볕이나 조명의 각도나 위치 또한 중요하다. 햇볕이나 조명의 위치가 잘못되면 눈부심으로 인하여 운동을 제대로 하지 못하는 경우도 있다. 실내운동의 경우 햇볕을 차단할 수 있는 커튼이 설치되어 있는 장소가 적절하다. 무더운 여름날 태양의 고도가 높은 상태에서 햇볕에 장시간 노출될 경우 피부의 노화는 물론 피부암이 발생할 수 있다. 이러한 경우에는 햇볕이 약한 아침이나 오후에 운동하거나 자외선차단제를 바른 상태에서 운동하여야 한다. 둘째, 운동장소의 **주위배색** 또한 중요하다. 예를 들면 테니스나 배드민턴의 경우 운동장소나 체육관내부 주위가 테니스 볼이나 배드민턴셔틀콕과 동일한 색으로 배색되어 있을 경우 볼과 셔틀콕을 제대로 확인할 수 없는 경우가 있다.

셋째, **기후상태** 또한 고려해야 한다. 화창한 아침에 운동하는 것은 기분을 상쾌하게 해 주고 피로는 저하시켜 운동의 효과를 높인다. 그렇지만 너무 덥거나 추운 날씨, 혹은 눈이나 비, 짙은 안개 등의 나쁜 기후에서 운동은 운동의 의지를 저하시키거나 위험할 수 있다. 가벼운 이슬비를 맞으며 운동하는 것도 즐거울 수 있으나 폭우가 쏟아질 때 운동하는 것은 현명하지 못하다. 넷째, 운동 시 환경의 **오염상태**를 고려하여야 한다. 이미 언급하였지만 매연, 미세먼지, 오존 등의 대기오염이 있는 곳에서의 운동 또한 적절하지 않다. 따라서 대기오염이 심한 경우에는 환기와 정화가 되는 실내에서 운동을 하는 것이 안전할 수 있다. 실외에서 운동을 할 경우에는 환경적 오염이 낮은 시기에 운동을 하거나 마스크를 착용하는 것이 오염을 최소화할 수 있다. 다섯째, **안전상의 위험요소** 또한 고려하여야 한다. 시야의 확보가 어려운 밤이나 이른 새벽의 운동은 삼간다. 부득이하게 운동을 할 경우에는 가로등이 있는 곳을 달리며 식별이 가능하도록 빛을 반사하는 밝은 색의 옷이나 야광을 발하는 보조 장비를 착용하는 것이 좋다. 가벼운 전조등을 가지고 다니는 것도 좋은 방법이다. 혼잡한 교통이나 야생동물, 독충이 출현하는 지역은 피하도록 한다. 야생에서 살고 있는 멧돼지, 벌, 진드기 등에 의해 상해나 질환에 노출되는 경우가 많다. 여섯째, **운동의 경비** 또한 고려해야 한다. 스포츠를 전문으로 하는 클럽이나 센터에서 운동을 원한다면 자신에게 적합한 조건과 시설을 갖춘 곳을 선택해야 한다. 고가의 거울이나 고급 카펫 등 값비싼 기구들로 가득한 시설에 유혹당하지 말아야 하며 웨이트트레이닝 이외 달리기나 걷기 등 되도록 다양한 운동을 할 수 있는 시설을 갖춘 장소를 선택하는 것이 좋다. 대기오염이 심한 경우 정화장치가 잘 갖추어진 장소를 선택하는 것도 중요하다. 골프나 스쿠버다이빙, 배드민턴의 경우 장비구입에 따른 비용이 소요됨으로 이를 고려하여야 한다.

일곱째, **실내와 실외**에서 운동 또한 고려하여야 한다. 실내에서의 운동은 오염, 자외선, 바람, 비, 눈 등의 환경의 영향을 다소 적게 받는다는 장점이 있다. 특히 테니스나 배드민턴 등은 바람이나 비 등 주위환경의 영향을 많이 받으므로 실내에서 운동하는 것이 적합하다. 강력한 자외선으로부터의 피부노화나 피부암도 걱정할 필요가 없다. 실외에서 이루어지는 운동은 자연환경에서 이루어지기 때문에 기분을 전환은 물론 신선한 산소 등의 영향으로 운동의 효과를 더욱 높일 수 있다. 운동의 장소가 자신의 직장이나 주거지에서 가까운 곳에 위치하면 더욱 편리하다.

6) 운동기량의 습득

건강이나 체력증진을 목적으로 운동을 할 때 운동과 관련된 자세, 동작, 기술의 습득은 아주 중요하다. 운동의 기량이 부족하게 되면 운동능력 향상의 저하는 물론 부상의 원인이 된다. 어떤 운동이건 기본적으로 습득해야 할 자세나 동작, 기술이 있으며 이러한 요소를 습득하면서 운동을 시작하여야 한다. 기량의 습득은 지속적으로 이루어져야 한다. 초기 완벽한 기술을 습득하였다고 하여 게을리 할 경우 다시 기량은 감소된다.

(1) 걷기와 달리기

걷기운동을 할 때 올바른 자세는 자연스럽고 율동적으로 힘이 들어가지 않는 상태로 걷는 것이다. 팔은 평상시 걸을 때와 마찬가지로 앞뒤로 흔들고 머리는 숙이지 않는다. 착지 시 발의 뒤꿈치가 먼저 지면에 닿아야 하며 이후 앞꿈치로 중심을 옮겨간다. 걷기 운동을 지속하면 근육과 호흡의 적응은 물론 걷는 거리가 증가되며 최대의 보폭으로 빠르게 걸을 수 있게 된다. 깊고 빠른 호흡으로 운동을 수행할 때 효과가 높아진다. **달리기**운동을 위한 적절한 자세는 머리는 위로 향하게 하고 어깨와 엉덩이는 평행을 유지하고 팔은 부드럽게 움직이고 발은 몸 바로 아래 착지할 수 있도록 한다. 배가 처지거나 가슴과 머리가 너무 앞으로 기울거나 엉덩이가 뒤로 빠지면 효과적인 달리기를 할 수 없다. 달리기를 할 때 보폭을 너무 크게 하면 앞선 발이 몸 중심보다 먼저 땅에 닿게 되어 비효율적이고 어색한 동작이 나타난다. 따라서 개개인에게 적절한 보폭을 발견하도록 노력하여야 한다. 또한 달리기를 할 때 발가락이 안쪽이나 바깥쪽으로 향하거나 올바른 착지가 이루어지지 않고 쿵쿵거리며 달리지 않도록 해야 한다. 이를 위해서는 발가락이 아닌 발뒤축부터 앞꿈치로 달리도록 하며 이렇게 하면 최대한 넓게 신발의 바닥이 땅에 닿을 수 있다. 발뒤축이 바닥에 착지 한 후 체중을 신발바닥에 실으면서 발의 앞꿈치로 체중을 전달한다. 발은 가능한 완충을 하면서 땅과 가볍게 접촉해야 한다. 손을 몸의 중앙선에서 교차하면서 달리는 것도 처음 달리기를 하는 사람들에게서 흔하게 나타나는 현상이다. 처음 달리기를 시작할 때 대부분 동작과 자세가 엉성하지만 숙달되게 되면 자연스러워 진다.

(2) 웨이트트레이닝

웨이트트레이닝은 많은 훈련이 필요치 않고 비교적 쉽게 할 수 있는 운동처럼 보이지만 정확한 운동의 방법과 기술을 습득할 필요가 있다. 웨이트트레이닝은 **균형적인 근육의 발달**이 이루어질 수 있도록 수행되어야 한다. 이를 위해서는 대흉근, 활배근, 승모근으로 이루어진 상체와 허리, 그리고 둔부, 대퇴, 장딴지를 포함하는 하체와 같은 인체 주요부위를 고루 운동할 수 있도록 해야 한다. 특히 허리와 하체의 경우 건강은 물론 생활적인 측면에서 중요하므로 중점적으로 운동할 수 있도록 한다. 또한 저항운동의 효과를 얻기 위해서는 반드시 주동근은 물론 반대되는 길항근과 협력근도 같이 운동해 주어야 균형적으로 근육을 발달시킬 수 있다. 예를 들면 허리부위를 강화하기 위하여 배근운동을 하였다면 길항근인 복근운동 또한 수행한다. 하체부위인 대퇴근의 운동을 하였다면 길항근인 슬괵근의 운동도 하여야 한다. 물론 정확한 동작과 호흡 또한 필수적인 요소이다.

신체 각 부위의 근력을 발달시키기 위한 웨이트트레이닝 방법의 **원칙**은 *첫째*, 세트시스템원칙으로 어느 한 부위의 운동 시 최소 3세트 이상의 운동을 수행해야 효과적으로 근육을 발달시킬 수 있다. *둘째*, 점진적 과부하원칙으로 지속적인 과부하를 적용하여야 근육이 발달한다. *셋째*, 작은 근육군(팔, 종아리, 어깨 등)보다 큰 근육군(등, 가슴, 다리 등)을, 단순관절운동simple-joint exercise보다 복합관절운동multi-joint exercise을 먼저 실시하도록 한다. 근육을 많이 사용하는 운동은 피로가 높게 나타나며 힘이 소진된 후반기에 이루어질 경우 힘이 든다. 다시 말해 힘이 드는 운동을 먼저 수행하고 힘이 덜 드는 운동을 나중에 수행한다. *넷째*, 근육혼돈의 원칙으로 운동하는 근육이 적응하지 못하게 변화를 주는 운동방법이다. 운동에 의한 근육의 자극이 다르게 주어지면 근육의 발달은 높아진다. 운동자극의 변화는 운동의 형태나 운동순서, 훈련 량, 반복속도, 휴식기간 등 다양한 요소를 통하여 이루어질 수 있다. 예를 들면 웨이트트레이닝 시 10RM으로 3세트를 계속 수행하다가 5RM으로 3세트를 운동한다. 또는 세트를 줄이고 운동의 가짓수를 증가하거나 반대로 운동의 가짓수를 줄이고 세트를 더욱 증가시키는 방법도 있다. *다섯째*, 고립훈련의 원칙으로 특정부위의 근육을 집중적으로 자극하여 근육의 분리separation을 부각시키는 방법이다. 다관절 운동multi joint exercise보다 단관절 운동one joint exercise을 수행하거나 길항근이나 보조근의 운동을 제한시키는 방법이 있다.

다른 종목의 운동 또한 동일하게 진행하면 된다. 모든 운동은 기본이 되는 자세와 동작, 기술이 있으며 이것을 어느 정도 단련하면서 운동에 참여할 수 있도록 한다. 배드민턴과 같은 라켓경기의 경우 더욱 복잡한 기술의 습득이 필요하다. 기본자세와 동작 이외 스텝, 타법, 전술 등 추가적으로 경기를 위한 중요한 기술을 습득하여야 한다. 2인 이상 이루어지는 스포츠의 경우 **전략과 전술**이 요구되며 경우가 많으며 습득하도록 하여야 한다. 대부분의 사람들은 자세나 동작의 습득에는 노력하지만 전략과 전술은 소홀히 생각하는 경우가 많다. 경기에 필요한 전략과 전술, 법칙을 무시하고 경기에 참여할 경우에는 기량의 정체, 장비손상, 부상, 팀워크저하를 초래할 뿐만 아니라 파트너에게 피해를 줄 수 있다.

7) 신체 부위별 웨이트트레이닝의 방법

신체의 각 부위의 근력을 발달시키기 위한 웨이트 트레이닝 방법은 매우 다양하다. 하지만 여기서는 운동을 처음 접하는 초보자가 할 수 있는 매우 기초적이고 가장 많이 사용되는 부위별 웨이트 트레이닝 방법을 제시하였다. 웨이트트레이닝은 프리웨이트와 머신을 이용하는 운동으로 구분할 수 있다. **머신**을 이용하는 운동은 사용방법이 간단하고 안전하여 초보자들에게 적합하다. 그렇지만 관절의 가동 범위를 최대한 이용할 수 없다는 단점이 있다. **프리웨이트**는 최대한의 관절가동범위에서 운동이 이루어지기 때문에 운동의 효과를 극대화 시킬 수 있다는 장점을 가지고 있지만 초보자들은 자세유지가 어렵고 부상의 위험이 높다는 단점이 있다. 따라서 초보자들의 경우 머신을 이용한 각 부위의 운동을 추천한다. 저항운동은 기구가 없더라도 혼자, 또는 파트너를 이용하여 수행할 수도 있다. 보조자의 도움으로 저항운동을 하면 운동자극을 더욱 높일 수 있다.

(1) 등(back)

등 근육을 위한 근력운동은 등 부분과 허리 부분의 근육을 함께 발달할 수 있도록 해야 한다. 허리근육의 발달은 다른 부위의 운동을 위해서도 꼭 필요한 필수적인 운동이다.

Good-morning exercise

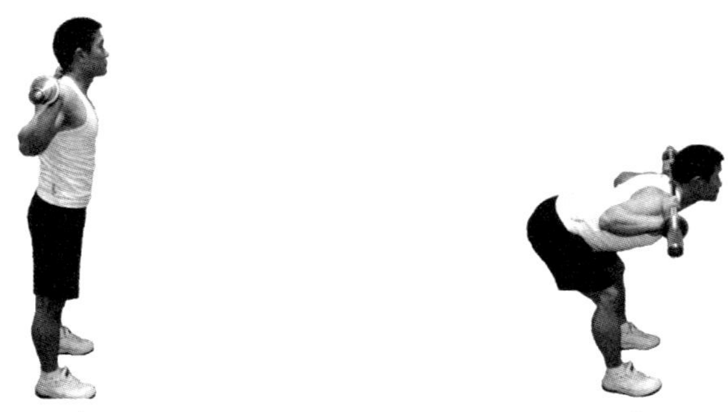

1 2

Dead lift

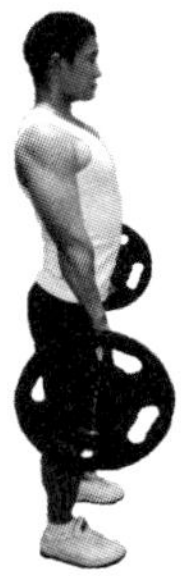

1

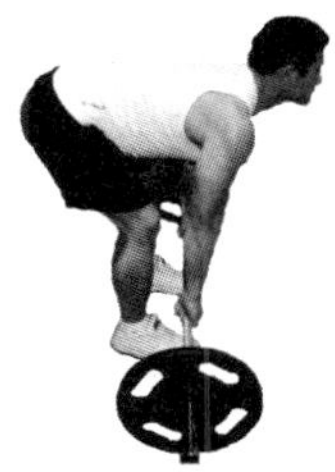

2

Seated cable row

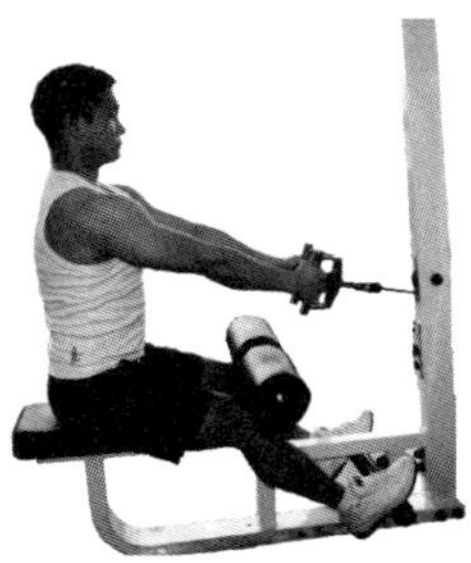

1

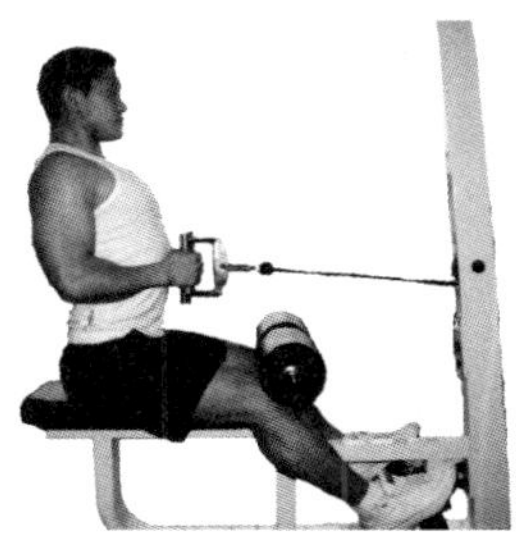

2

Cable pull down

• back

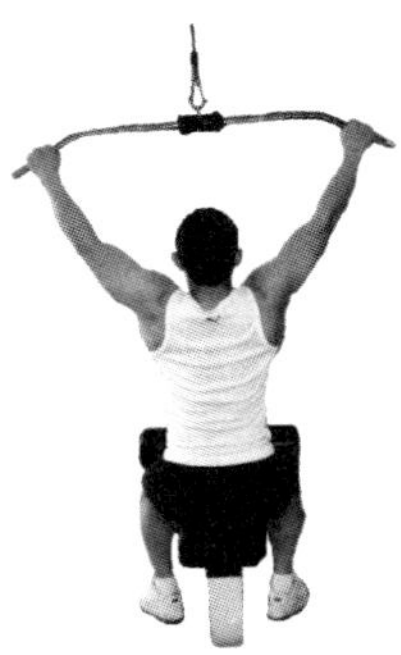

1

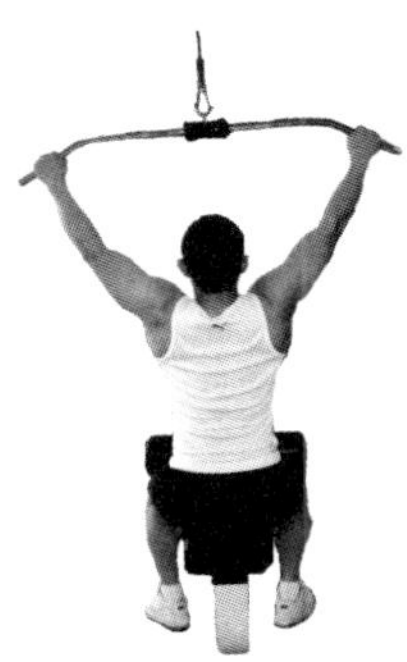

2

• front

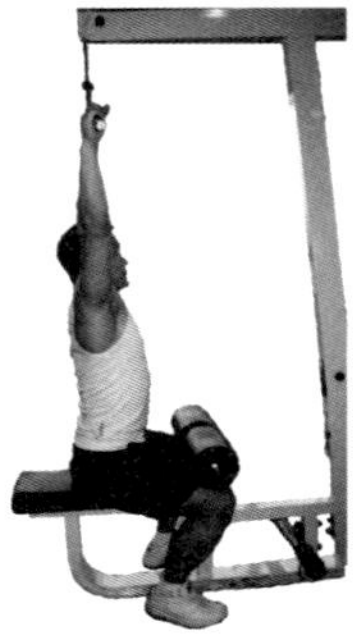

1

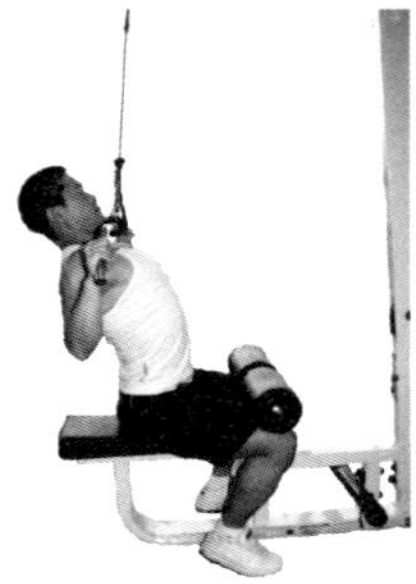

2

• Back extension

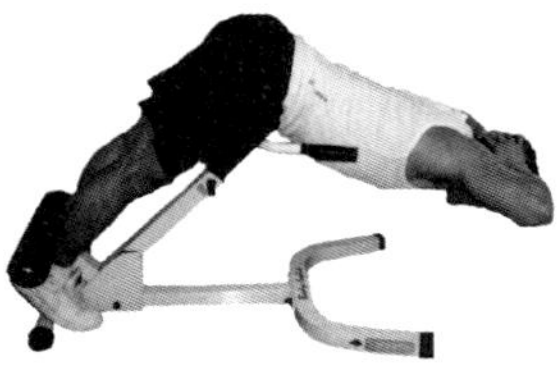

1

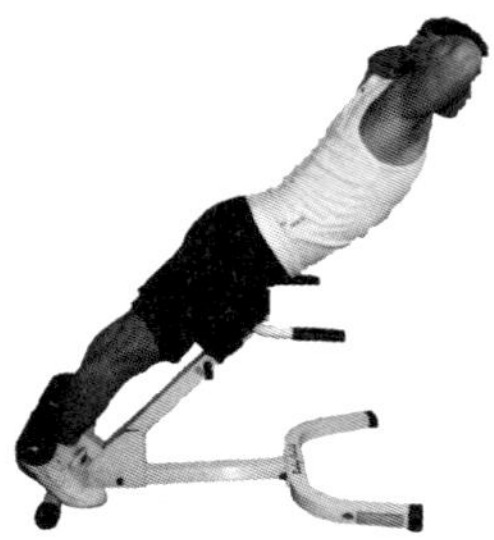

2

(2) 가슴

가슴 근육운동은 일반적으로 위쪽부분, 가운데 부분, 아래쪽부분의 세 부분으로 나누어서 이루어진다. 각 부분의 운동을 복합적으로 실시함으로써 훌륭한 가슴근육을 만들 수 있다.

Flat bench press

- 가장 대표적인 가슴운동 방법으로 전반적인 가슴근육 및 가슴 가운데 부분에 주요 자극을 준다.
- 바벨barbell, 덤벨dumbbell, 머신Machine을 이용해서 할 수 있다.
- 무게를 지나치게 높일 경우 위팔 세갈래근의 참여비율이 높아질 수 있음.

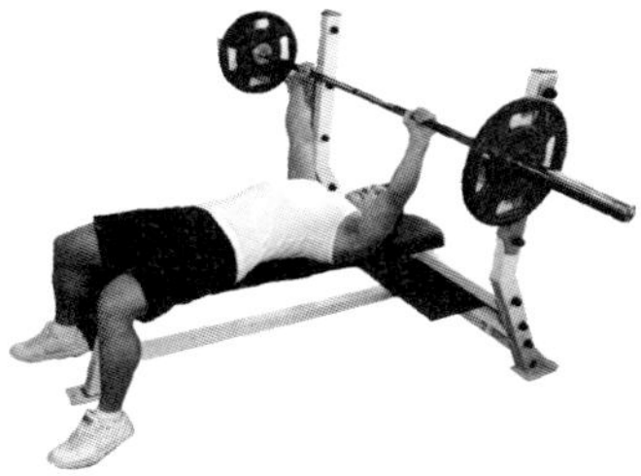

1

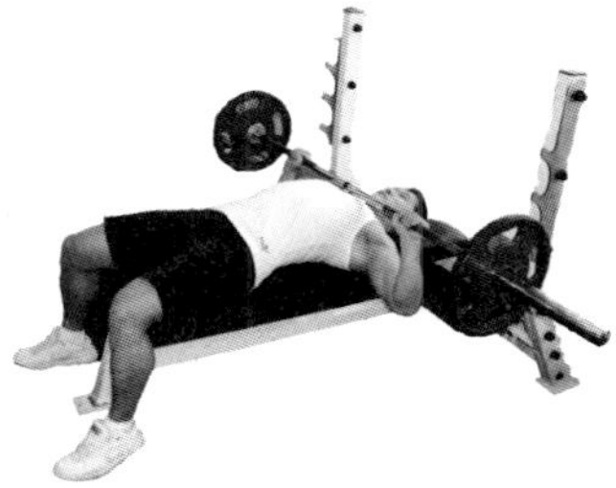

2

lincline bench press

- 위쪽 가슴부분의 가슴근육을 발달시키는 운동이다.
- 바벨, 덤벨, 머신을 이용할 수 있는데 초보자는 머신을 이용하는 것이 바람직하다.

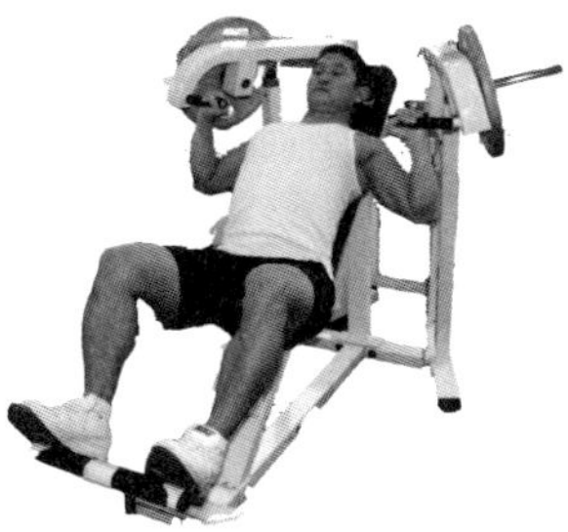

1

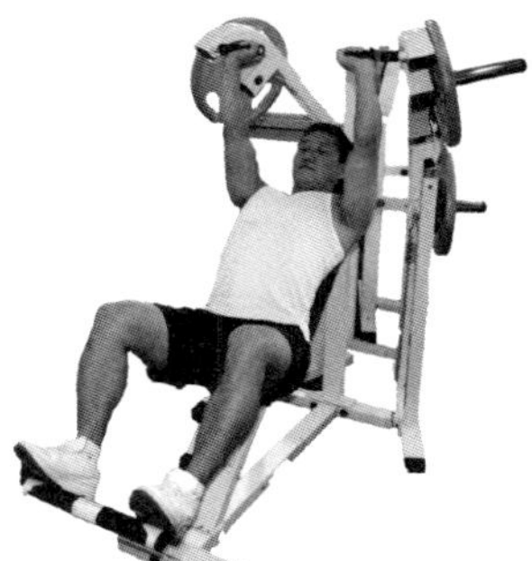

2

Decline bench press

- 아래쪽 가슴 근육에 자극을 주는 운동방법이다.
- 바벨, 덤벨, 머신을 이용하여 할 수 있다.

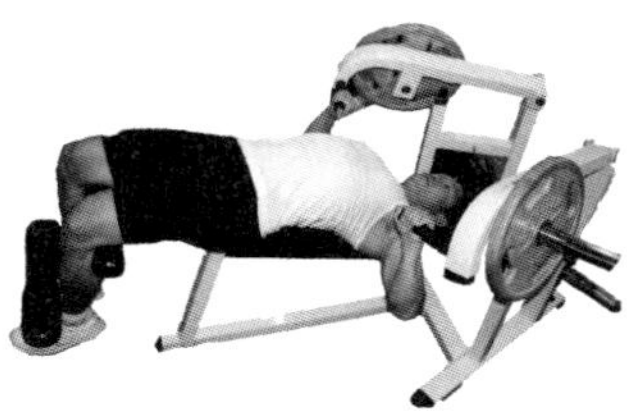

1

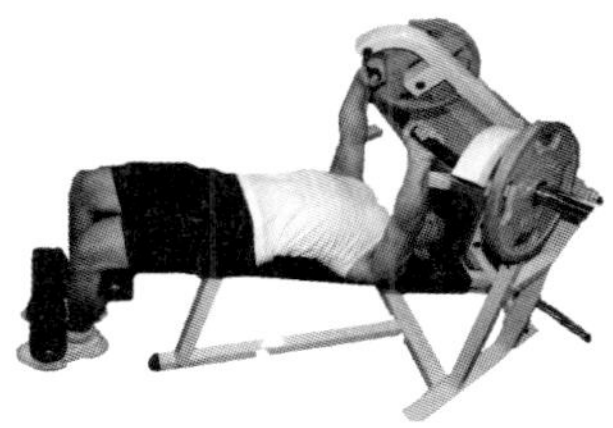

2

(3) 어깨

어깨 근육을 발달시키기 위한 웨이트 트레이닝은 어깨의 앞부분과 뒷부분으로 나누어서 실시된다. 또한 어깨 근육의 운동을 할 때 등세모근trapezius muscle의 운동을 함께 해주기도 한다.

Should press machine

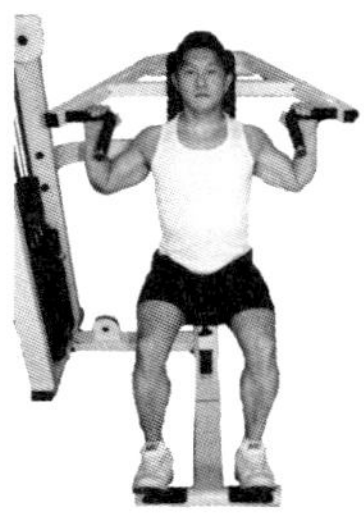

1

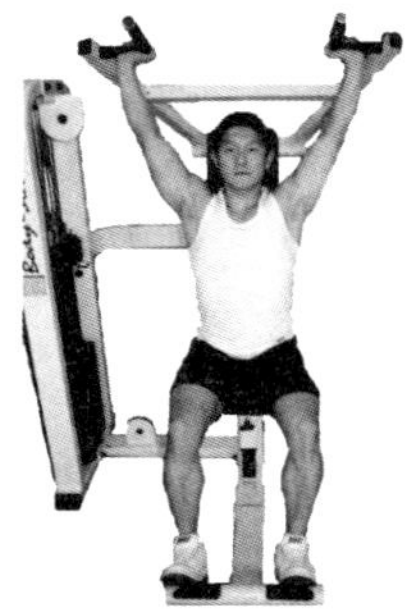

2

Seated dumbbell should press

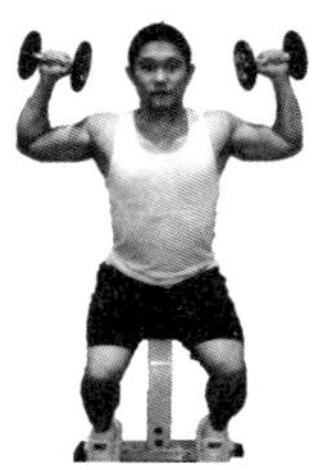

1

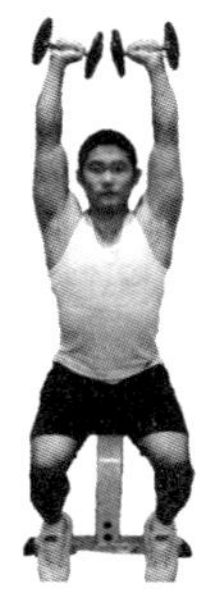

2

Bent over dumbbell side lateral

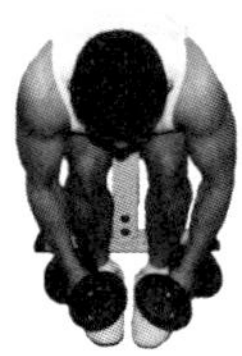

1

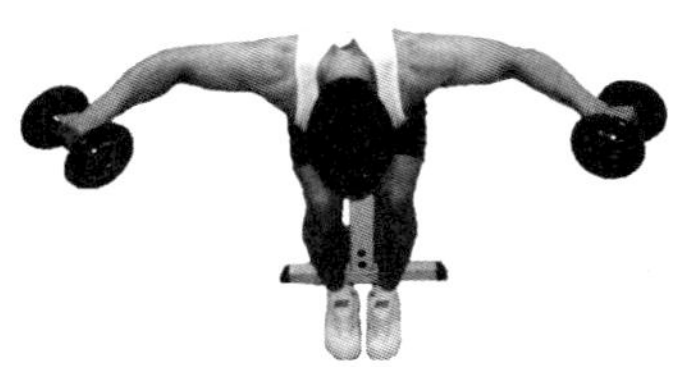

2

Dumbbell side lateral raise

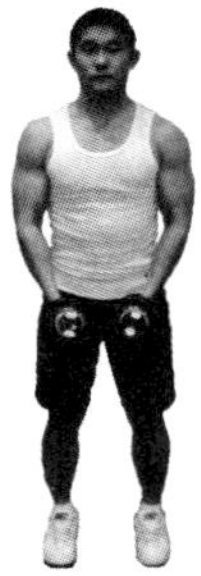

1

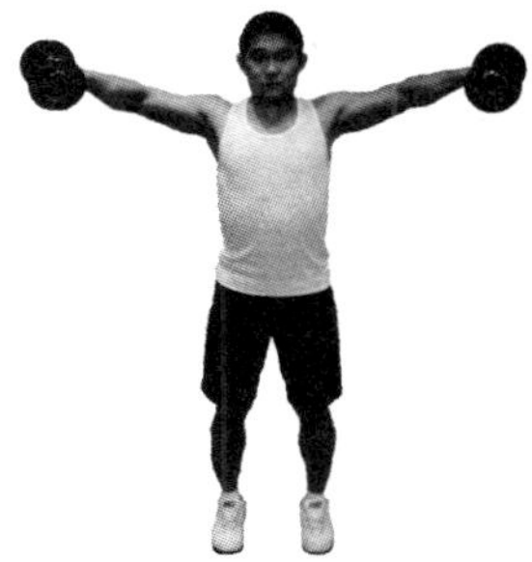

2

Barbell shrugs–등세모근 운동

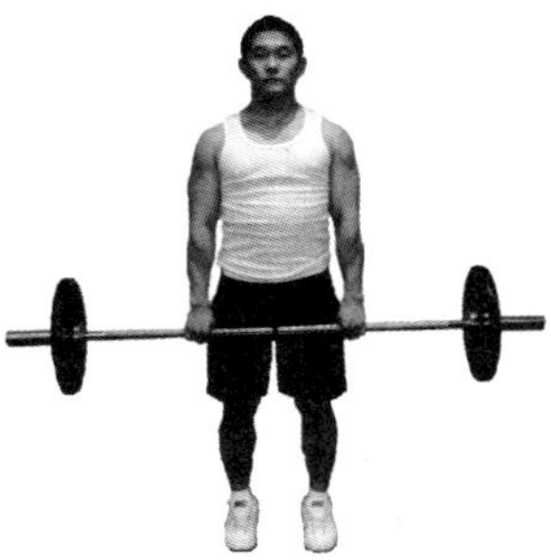

1

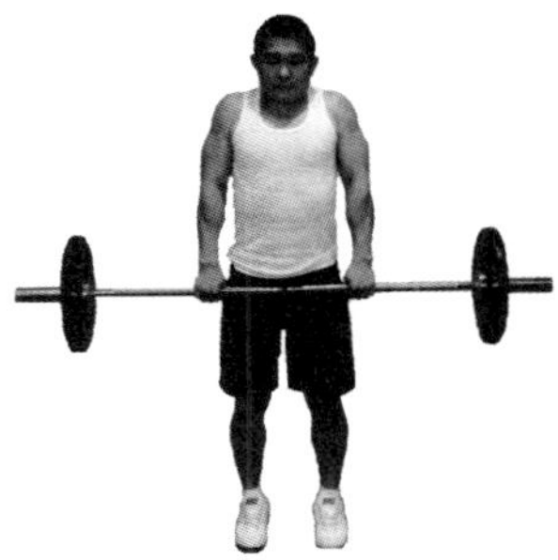

(4) 팔

팔 근력운동은 위팔 두갈래근biceps, 위팔 세갈래근triceps과 아래팔forearm 운동으로 구분하여 할 수 있다.

위팔 두갈래근

Arm curl machine

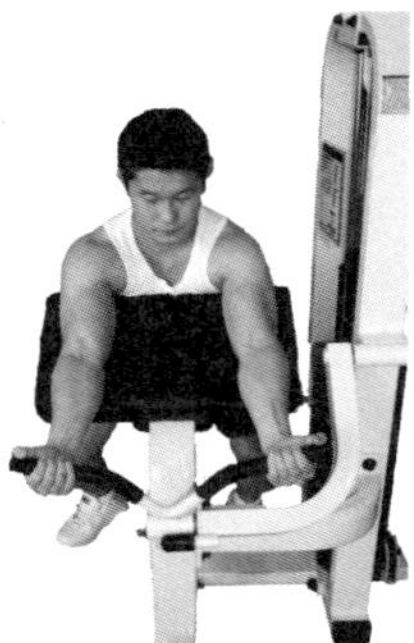

1

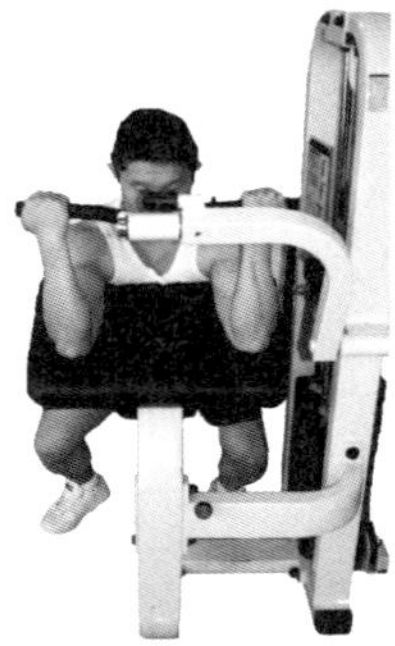

2

One-Arm cable curl

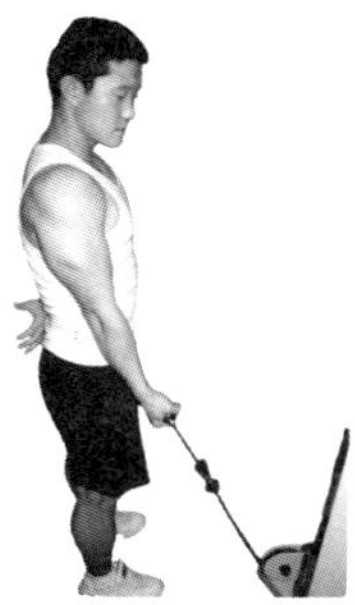

1

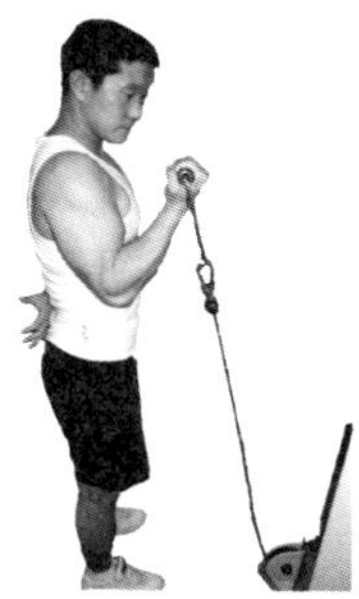

2

Seated dumbbell concentration curl

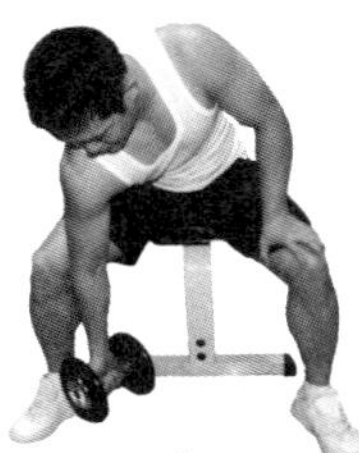

1

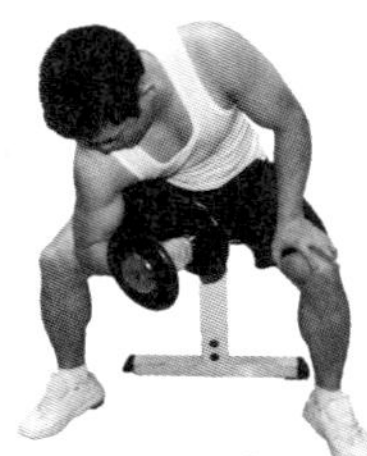

2

Hammer curl

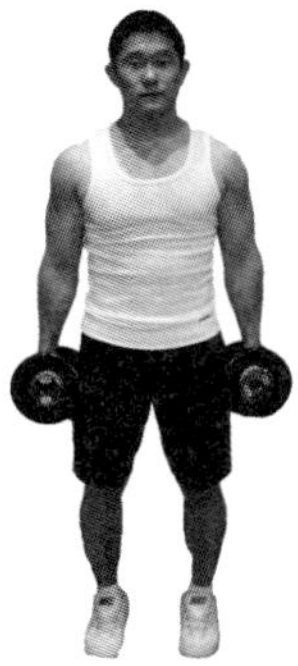

1

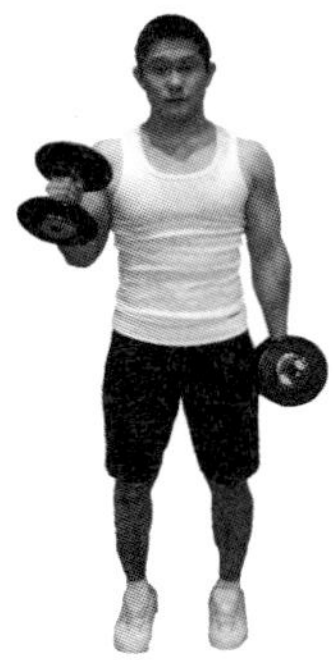

2

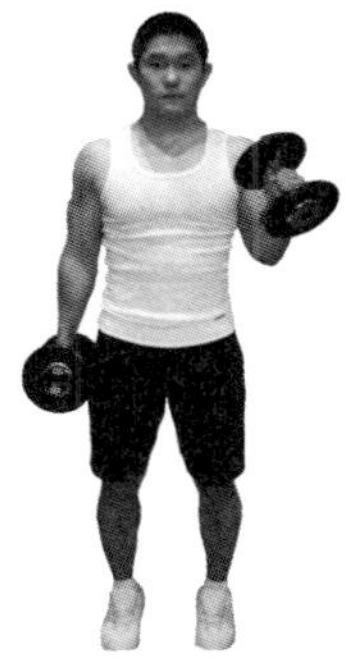

3

위팔 세갈래근

Bench dips

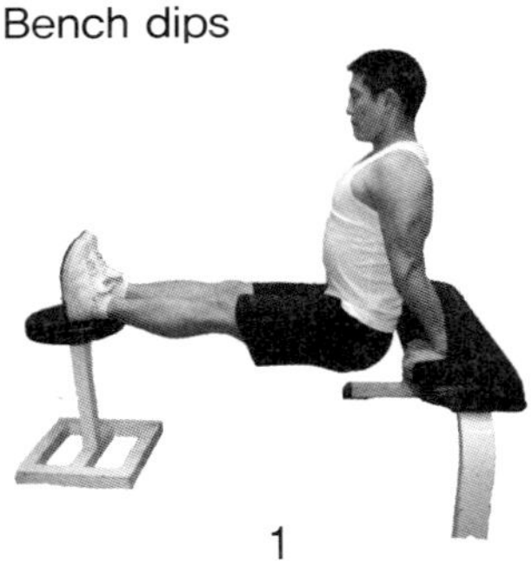

1

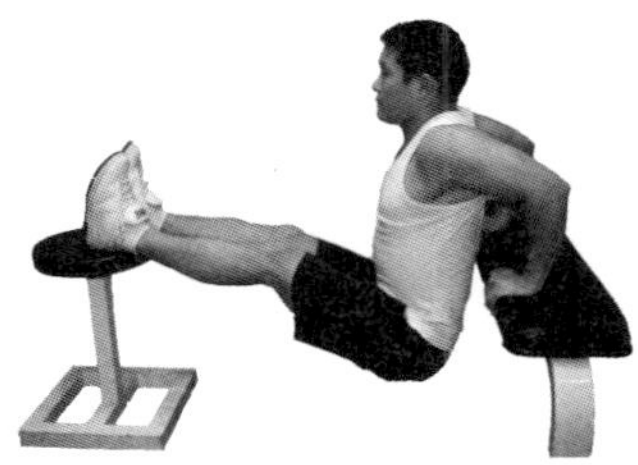

2

One-Arm dumbbell triceps extension

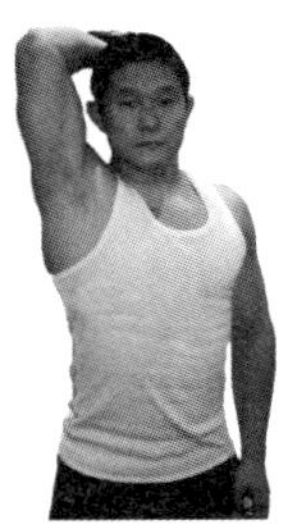

1

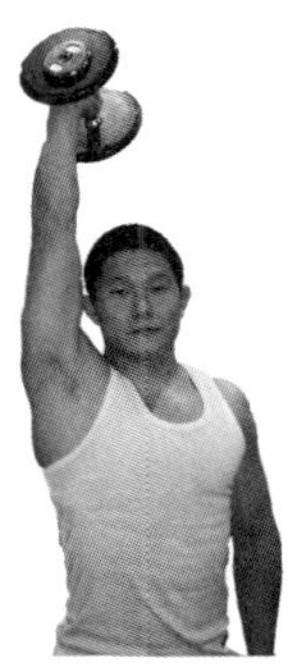

2

One-Arm dumbbell kick back

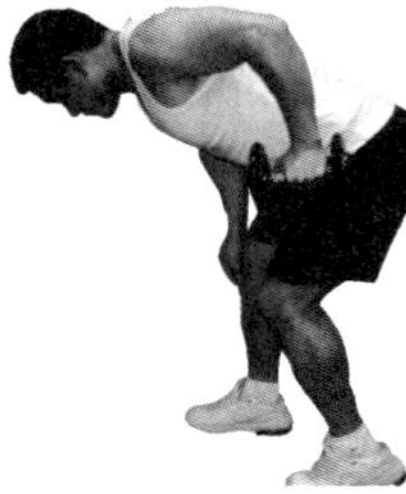

1

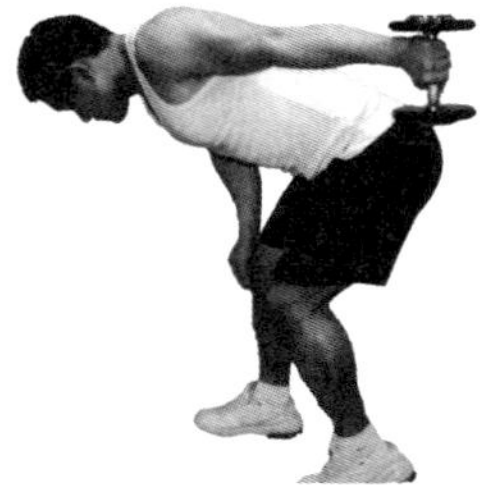

2

아래팔 운동

Seated two-arm dumbbell palms-up wrist curl

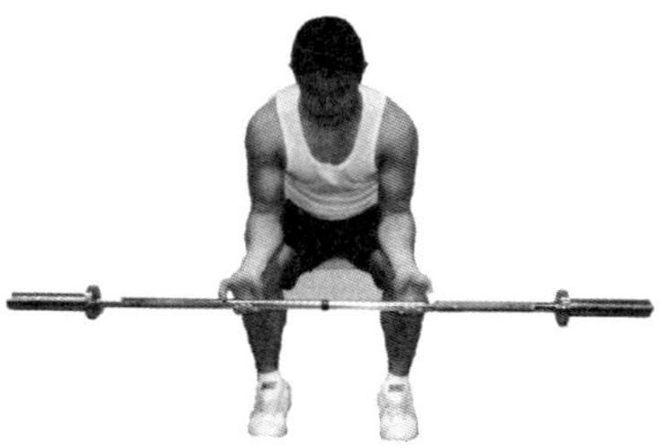

1

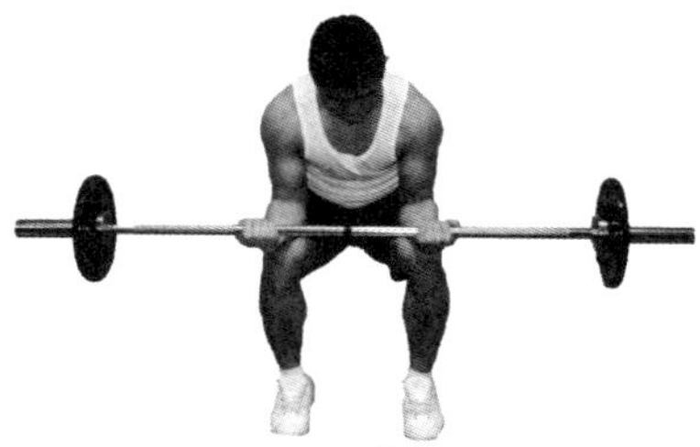

2

Seated palms-down barbell wrist curl

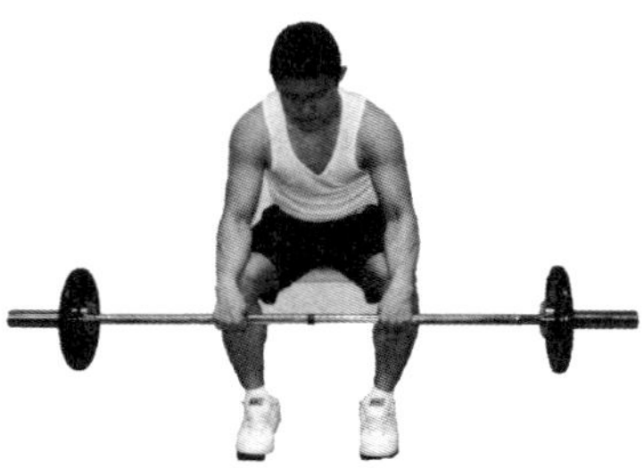

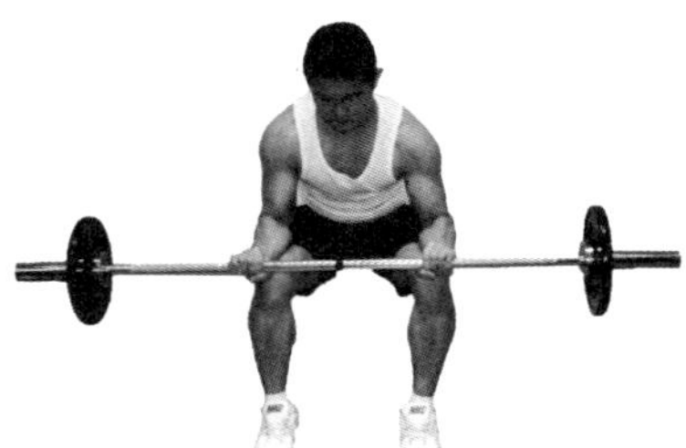

(5) 복부

복근 운동의 경우 위쪽 복부와 아래쪽 복부 그리고 양 측면 복부의 운동을 함께 해주어야 균형 잡힌 복부 근육을 만들 수 있다. 또한 복부근육과 대칭되는 허리근육을 함께 발달시켜줘야 근력의 불균형으로 인한 부작용을 해소할 수 있다.

Crunch

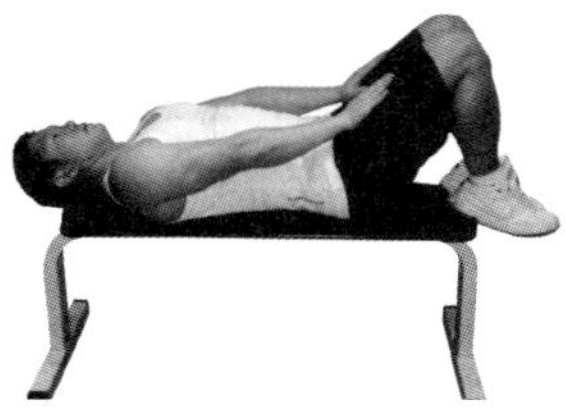

1

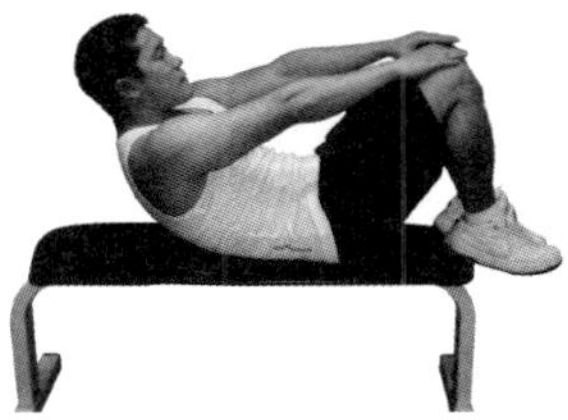

2

Reverse crunch

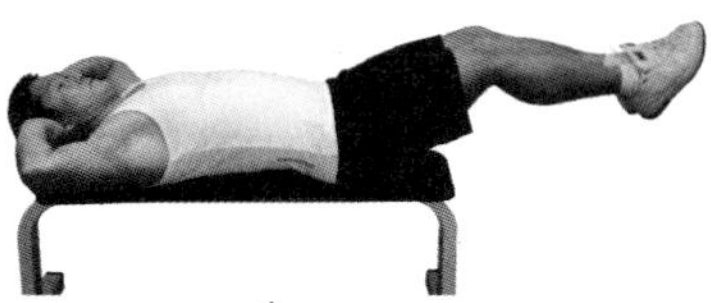

1

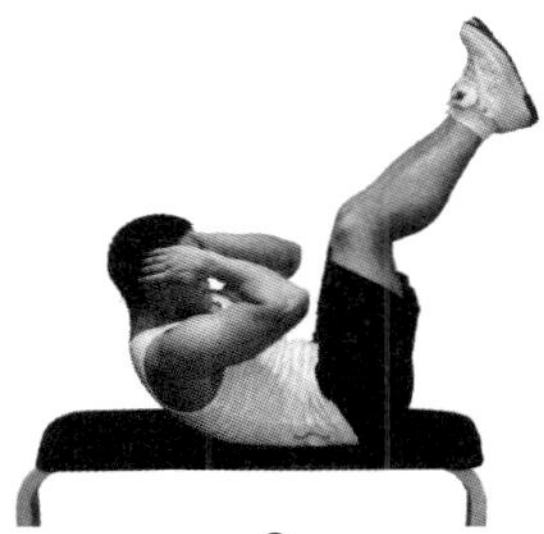

2

Hanging reverse crunch

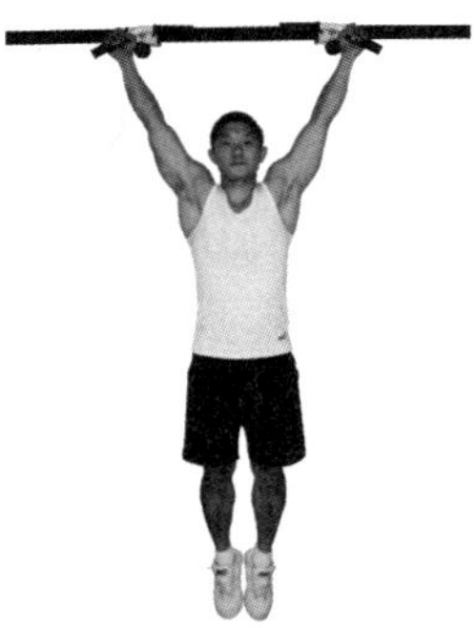

1

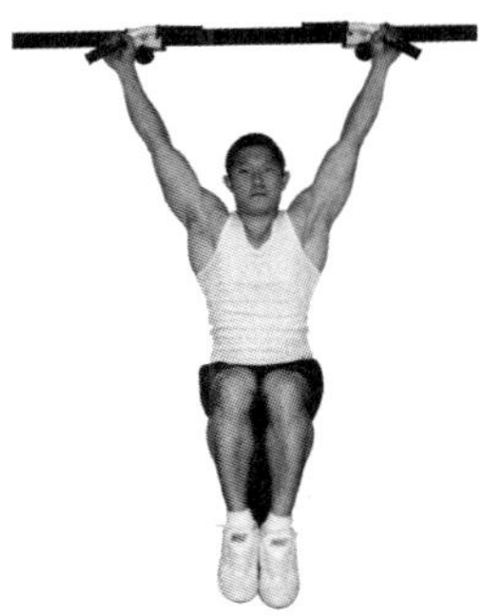

2

Dumbbell side bend

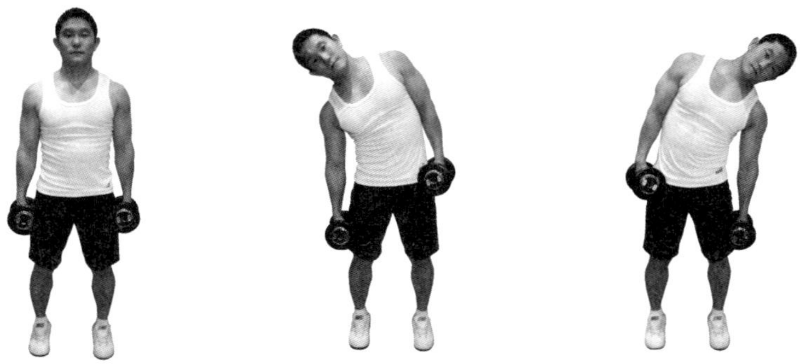

1　　　　　2　　　　　3

(6) 허벅지

허벅지 근육 운동은 대퇴의 앞부분 운동과 뒷부분 운동으로 나누어서 실시하게 된다. 이 두 부분을 함께 운동해주어야 근육의 불균형으로 인한 부작용을 막을 수 있다.

Squat

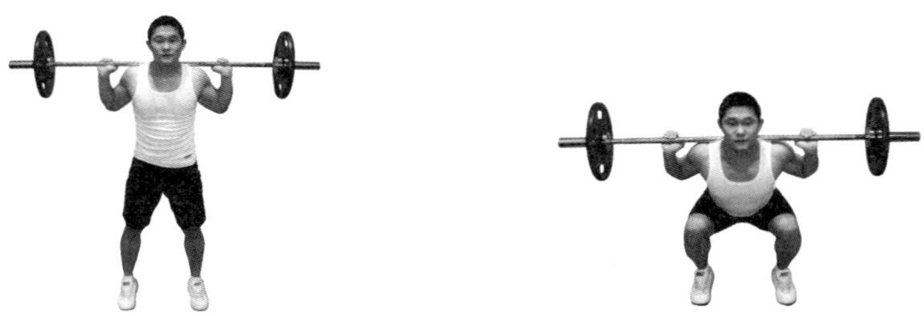

1　　　　　2

Leg press

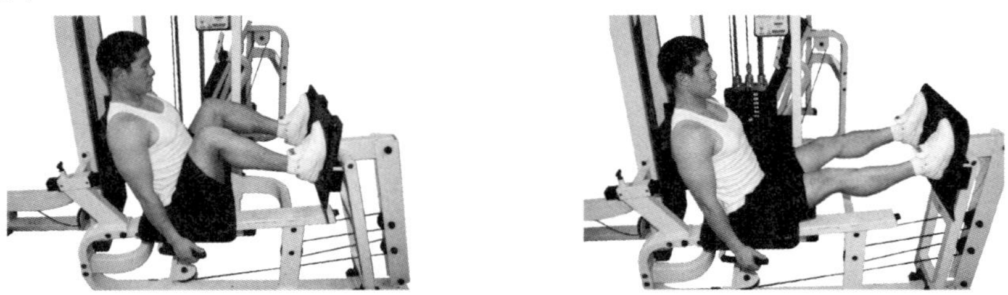

1　　　　　2

Leg extension

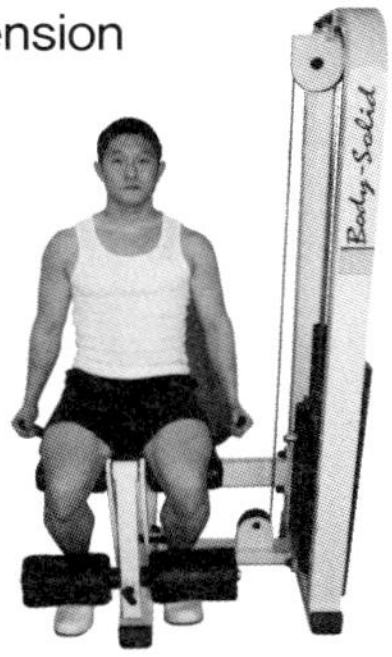

1

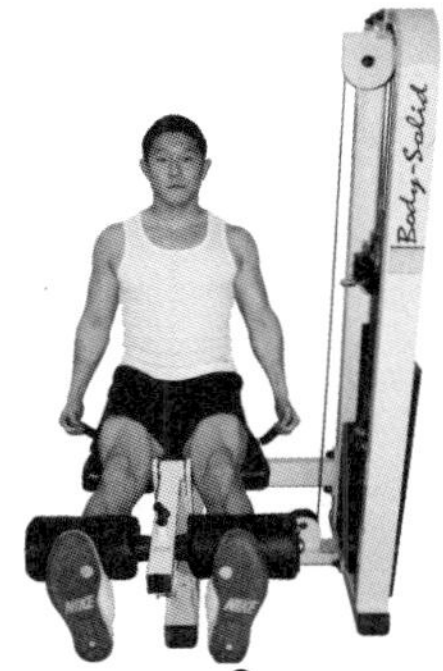

2

Leg curl

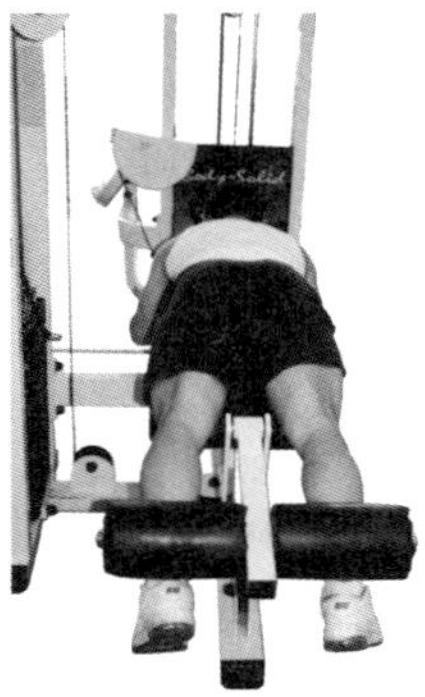

1

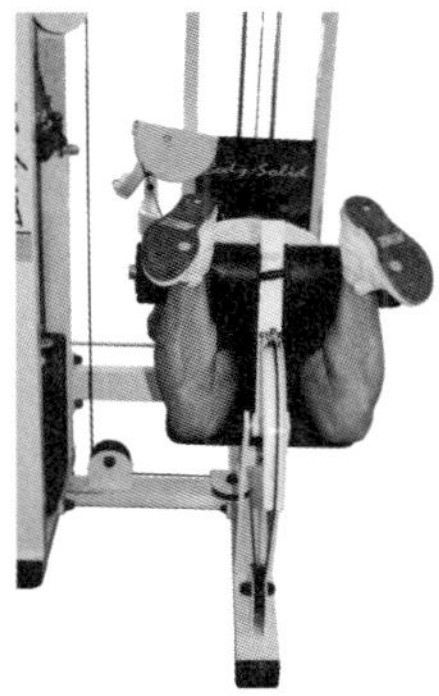

2

(7) 종아리

Standing toe raise on power rack

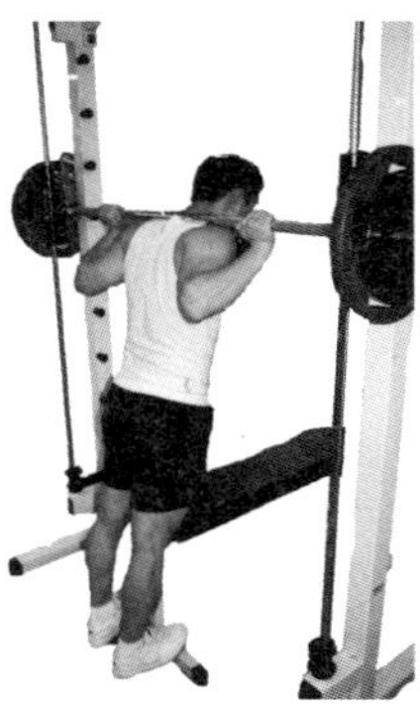

1

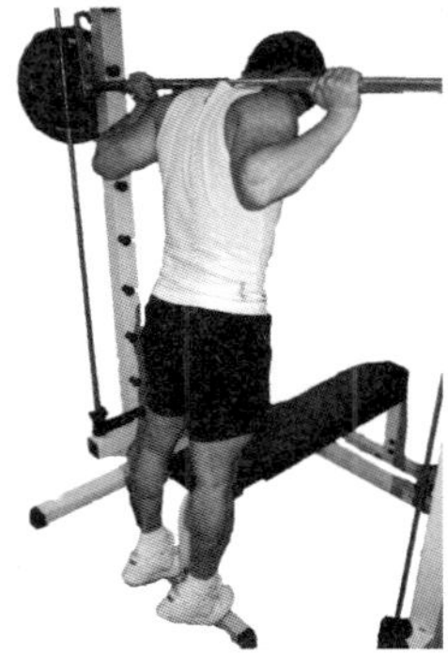

2

파트너의 체중을 이용한 Donkey calf raises

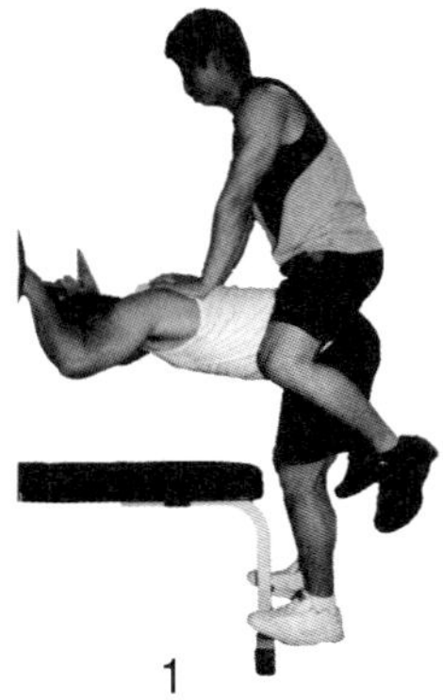

1

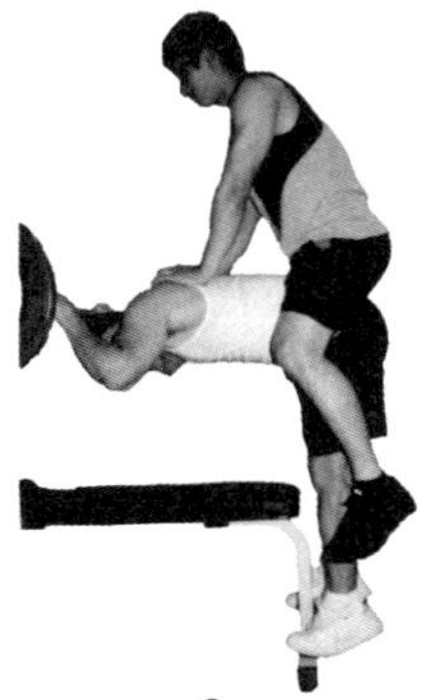

2

chapter 04 스트레스와 운동

인간의 삶, 특히 현대인들의 생활은 고된 업무라든가 중요한 시험, 과도한 경쟁, 조기 퇴직, 재정 곤란 등의 스트레스를 야기할 수 있는 사건들로 가득차 있다. 심지어 어떤 사람들은 긍정적 사건에 속하는 결혼, 승진, 여행과 같은 상황에서도 심장이 뛰고 위경련을 일으키는 심한 스트레스 반응을 나타낸다. Pelletier(1977)에 의하면 현대인들의 4대 질병은 심장병, 암, 관절염, 기관지염인데 부족한 영양과 공해가 그 병들의 원인일 수도 있지만 가장 주된 요인은 바로 증가된 스트레스라고 하였다. 따라서 유엔UN의 한 보고서는 이것을 '21세기의 질병'으로 정의하기도 했다.

최근 들어 스트레스가 건강에 미치는 영향에 대한 관심이 고조되기 시작하였고, 그에 대한 대처방안도 활발히 연구되고 있다. 이 장에서는 스트레스가 일어나는 과정과 그것이 건강에 미치는 영향을 생물심리학biological psychology적 입장에서 고찰하고, 스트레스를 극복하기 위한 심리적 대처방안과 운동을 하면 왜 스트레스를 완화시킬 수 있는지 그 기전들에 대해 알아볼 것이다. 스트레스에는 수면부족이나 굶주림 같은 생리적 스트레스도 있으나 이 장에서의 용어는 주로 삶에서 오는 여러 가지 정신적 압박, 즉 심리사회적 스트레스psychosocial stress를 의미할 것이다.

1. 스트레스의 정의

스트레스는 어원이 라틴어로써, 17세기부터 미국에서 곤궁, 압박, 고생, 역경 등을 기술하는 용어로 사용되다가 1920년대에 Hans Selye라는 의사에 의해 지금의 개념이 소개되었다. 스트레스생리학stress physiology 분야에 남긴 그의 큰 공헌은 바로 일반적 적응 증후군general adaptation syndrome의 발견인데 각 개인들에게 주어진 외부자극(스트레스)이 서로 다르더라도 그들의 신체는 한결같이 동일한 생화학적 반응을 나타낸다는 것이었다. 스트레스의 정의에 대해서는 학자들 간에 약간의 차이가 있지만 Speilberger(1987)의 "스트레스란 개인의 정서적 반응을 야기하는 물리적이거나 심리적 환경"을 말한다는 정의에 큰 무리가 없다. 단지 정서적 반응과 함께 체내의 생화학적, 생리적인 균형(항상성)도 무너진다는 개념이 포함되면 더욱 완벽한 정의가 될 수 있을 것이다.

2. 스트레스에 의한 정서반응 과정

다음의 〈그림 4-1〉은 외부자극으로부터 하나의 행동이 일어나기까지 스트레스에 대한 이론적 개념을 나타낸 것이다. 어떤 외부의 자극, 즉 스트레스는 항상 제일 먼저 대뇌에 전달되어 인지적 평가를 받게 된다. 그래서 그 외부자극을 두려운 것으로 평가하면 상태불안이 높아질 것이고 평가를 낮게 하면 그 반대의 상황이 될 것이다. 따라서 처음 느끼는 상태불안의 정도는 전적으로 그 외부자극을 어떻게 인지(해석)하느냐에 달려 있다. 그러나 명상mediation이나 요가Yoga 같은 대처노력을 하거나, 심리치료를 통해 인지평가를 낮게 하면 자율신경 반응을 낮추는 방어체계 역할이 될 수 있다. 실제로 방어체계가 우리 몸속에 물리적 형태를 갖추어 존재하지는 않지만 각종 임상 심리치료, 사우나 목욕, 운동 등 스트레스를 낮출 수 있는 모든 방어수단들이 그 예들이 될 수 있다.

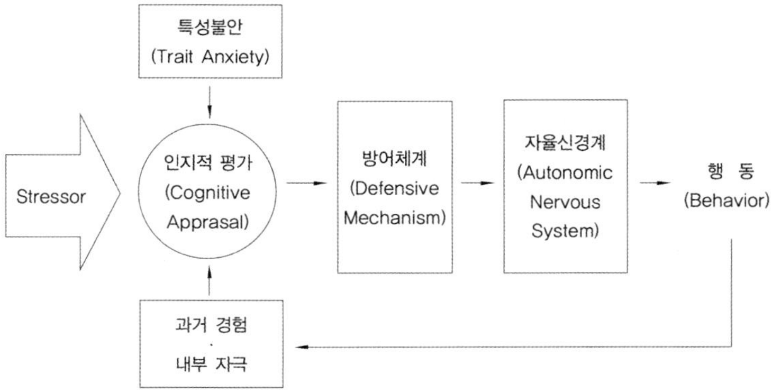

그림 4-1. 스트레스의 개념적 모델

방어체계를 거친 정서 반응(불안)은 반드시 자율신경계autonomic nervous system의 반응을 동반한다. 자율신경계는 교감신경계sympathetic nervous system와 부교감신경계parasympathetic nervous system로 나누어져 있는데 신체가 스트레스에 적극적으로 대처할 때는 교감신경계의 빠른 작동이 필요하고, 다시 안정 상태로 돌아오기 위해서는 부교감신경계의 활동이 필요하다. 노레피네프린norepinephrine이나 에피네프린epinephrine 같은 스트레스 호르몬의 분비, 뇌파활동, 심박수, 혈압, 체온 등의 상승은 외부의 도전에 대처하고자 하는 교감신경계 활동의 구체적인 예가 된다. 그와 반대로 부교감신경계를 대표하는 세로토닌serotonin 같은 호르몬들은 위의 생리적 반응들을 다시 안정 상태로 돌리려는 활동을 한다. 따라서 휴식이나 수면하는 동안에는 부교감신경계의 활동이 더욱 현저해진다. 우리 몸이 생존하고 건강을 유지하기 위해서는 이 두 신경계의 계속적인 조화가 필요하며 정신병(불안증, 우울증)을 포함한 대부분의 질병들이 바로 이들의 균형이 무너졌을 때 발생한다(Lazarus, 1991).

한편 정서반응의 정도는 성격에 따라서도 차이가 있다. 다시 말해 개인의 타고난 특성불안trait anxiety은 인지평가에 영향을 미쳐 더 높은 상태불안을 야기할 수 있다. 왜냐하면 특성불안이 높은 사람일수록 자신감이 낮고 남에게 평가받는 것을 싫어하므로 예상되는 결과이다. 일반 심리학자들이 사람들을 두 개의 유형 즉 Type A와 B형으로 구분하곤 하는데 이 경우에 좋은 예가 된다. Type A형은 성질이 급하고, 목적의식이 강하고, 야망이 있으며, 경쟁을 좋아하는 도전적인 사람을 말하고, Type B형은 성격이 온순하고 화를 잘 내지 않는 사람 즉 Type A 형에 반대되는 성격의 소유자를 말한다. 관련 연구들에 다르면 Type A형의 사람들이 Type B형에 비해 심장병에 걸릴 가능성이 높다고 한다(Friedman & Booth-Kewley, 1987). 따라서 같은 조건에서 어떤 사람은 걱정과 불안을 느끼는 반면에 어떤 사람은 도전해 볼 만한 것으로 적극적 반응을 나타낼 수 있는 것은 바로 성격의 차이일 수 있다.

불안에 영향을 미치는 또 하나의 요소는 과거의 경험인데 과거에 스트레스에 대처한 경험이 성공적이었으면 문제가 없으나 실패했다면 그 스트레스의 강도를 더 높게 할 수 있을 것이다. 자율신경계의 각성수준에 의해 생기는 어떤 내적 요구가 또 다시 인지평가에 영향을 미치고 정서불안을 높일 수 있다. 따라서 스트레스를 받은 수준을 파악하기 위해서는 불안검사지나 자율신경반응들(맥박, 혈압, 체온, 땀 따위) 혹은 스트레스 호르몬들의 수치를 측정하면 가능하다. 스트레스 호르몬 중에서도 노레피네프린, 에피네프린, 코티졸cortisol이 스트레스의 정도를 알 수 있는 중요한 호르몬들이다. 특히 "에피네프린÷노레피네프린"은 스트레스 수준을 측정하는 지수로 흔히 사용된다.

3. 스트레스와 건강

어떤 질병의 시작이 사람의 성격이나 정서에 의해 영향을 받을 경우, 그 질병은 정신신체질환(psychosomatic; 심신증)으로 불린다. 스트레스는 사람의 뇌파활동, 내분비, 면역기능, 혈압, 호흡률과 패턴, 소화기능 등에 변화를 일으킨다. 그러한 신체의 반응은 대부분이 정상적이며 적절한 반응 후에는 항상성homeostasis에 의해 비교적 빠르게 안정 시 수준으로 돌아온다. 문제는 스트레스의 강도가 너무 크거나 장기간 지속되는데 있으며, 환경과 개인에 따라 심장병, 위장병, 우울증 등으로 다양하게 발전한다. 스트레스가 건강에 미치는 영향을 알아보기 위해서는 우선 스트레스에 의한 체내의 생화학적 변화를 이해해야 한다.

다음의 〈그림 4-2〉는 스트레스에 의한 신경내분비와 신경전달물질들의 반응을 나타낸 것이다. 고등대뇌higher brain가 스트레스를 두렵게 해석하면 제일 먼저 시상하부hypothalamus에게 부신피질자극호르몬corticotrophin-releasing factor; CRF을 분비하도록 한다. 그 분비된 CRF는 전 뇌하수체anterior pituitary를 자극하여 부신피질호르몬adrenocorticotrophic hormone; ACTH을 방출케 한다. 이 때 베타 엔돌핀β-endorphin도 함께 분비되는데 주로 통증을 줄이는 역할을 한다. 마침내 ACTH는 부신피질adrenal cortex에게 코티졸이 분비되도록 한다. 이들 호르몬들의 반응은 매우 민감하고 빨라서 스트레스의 시작과 함께 CRF는 수초 안에, ACTH는 약 15초안에, 코티졸도 불과 수분 안에 분비되어 안정 시보다 수치가 올라간다.

한편 스트레스와 함께 노레피네프린NE과 세로토닌5-HT이 뇌간brain stem에서 분비되며, 특히 NE는 척추에 위치한 대부분의 신경종말nerve endings에서 방출된다. 에프네프린EP은 부신수질에서만 분비된다. NE와 EP는 심장박동을 높이고 말초혈관을 수축시켜 심장병과 고혈압을 야기할 수 있다. 또한 오래 방치하면 염색체의 이상으로 암을 발생시킬 수도 있다. 분비된 코티솔, EP, NE, 5-HT, β-Endorphin 모두가 위의 대뇌지역에 정보를 다시 보내 호르몬들의 적당한 수치를 유지하고자 하는데, 이를 금지적 조절장치negative feedback system라고 한다. 스트레스가 건강에 미치는 영향과 구체적 질병들은 다음과 같다.

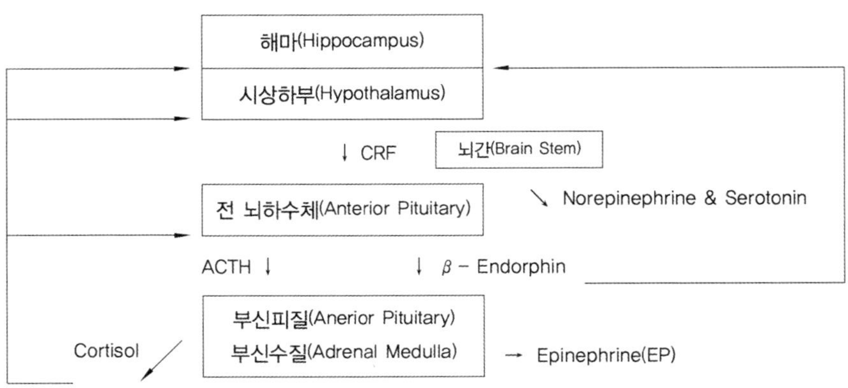

그림 4–2. 스트레스에 의한 신경내분비와 신경전달물질들의 반응

1) 심 · 혈관계cardiovascular system

스트레스에 의한 고혈압 증상은 심장근육을 손상시키고, 혈관 벽을 약화시키며, 동맥에서 콜레스테롤의 침착atherosclerosis을 촉진한다. 증가된 에피네프린과 노레피네프린 분비 또한 혈액이 동맥에서 응고되는 것을 촉진한다. 이러한 변화들은 바로 심장병과 뇌졸중(중풍)으로 연결될 수 있다. 많은 연구들이 심장병은 화를 잘 내고 적대감이 심한 사람들에게서 더 흔하다고 보고하고 있다. 가족이나 친구들로부터 강력한 사회적 지지를 받는 사람들은 지지가 없는 사람들에 비해 심장박동율과 혈압이 낮아 건강이 좋다고 한다. 성공적인 결혼을 한 사람들도 독신자나 결혼에 문제가 있는 사람들에 비해 더 좋은 건강상태를 유지한다고 한다.

2) 위장계gastrointestinal system

스트레스를 받는 동안에는 우선적으로 대뇌나 심장 등에 많은 혈액이 공급되어야 하므로 상대적으로 내장기관의 혈액공급이 감소되며, 그것은 곧 산소는 물론 영양공급의 중단을 의미한다. 따라서 위에서는 산acid, 단백효소원pepsinogen, 점액mucus, 가스트린gastrin이, 장에서는 리파제lipase, 트립시노겐trypsinogen, 콜레시스토키닌cholesystokinin 등의 소화에 관여하는 효소와 호르몬들의 활동이 위축되거나 멈추게 된다. 스트레스가 멈추고 휴식기에는 부교감신경계가 위장으로 신호를 보내 억제되었던 위장의 활동을 과도하게 유발한다. 이 시점에 위장에 소화시킬 음식이 없으면 위장의 분비물은 내벽을 공격하는데 이것이 위궤양이다. 위궤양을 방치하면 위암으로 발전할 수 있다.

3) 생식계reproductive system

스트레스는 여성의 배란ovulation활동을 중지시키고, 월경불순을 초래할 수 있으며, 임신 중에는 임산부와 태아 모두에게 해로워 난산의 위험이 따를 수도 있다. 스트레스는 남성호르몬 테스토스테론testosterone의 분비를 낮춤으로서 정자sperm의 생산이 자동적으로 감소된다. 스트레스에 의한 교감신경계와 부교감신경계의 조화가 무너지면 발기불능, 조루, 성교불능 등의 심각한 문제를 초래하기도 한다. 대중 강연 등으로 자주 초조한 환경에 노출되는 사람들은 열이 나고 수면시간이 증가하며 식욕과 성충동이 감소하는 것을 볼 수 있다(김문수 등, 2006).

4) 뇌 신경계central nervous system

〈그림 4-2〉에서 보듯 코티졸의 정상적 역할은 해마, 시상하부, 전뇌하수체에 있는 수용기들receptors에 접속하여 정보를 전달함으로써 호르몬들이 적당히 분비되도록 조절하는 것이다. 그러나 코티솔의 과다분비상태hypercortisolism는 정상적인 혈당의 공급을 방해함으로써 해당지역에 있는 신경세포들을 파괴한다. 따라서 특히 해마지역의 신경세포들은 학습과 기억에 관련된 임무를 수행하므로 더 이상 그러한 기능을 할 수 없게 된다. 한편 그처럼 손상된 해마는 제 기능을 못하므로 CRH의 방출을 금지시키지 못해 코티솔의 분비는 더욱 많아지고 악순환은 계속된다. 이와 같은 원리로 인하여 호르몬의 조절기능이 무너지면 기분, 식욕, 수면, 동기유발에 변화와 혼란을 초래한다. 해마지역은 정서에 관련된 중격핵septum과 편도핵amygdala을 포함하는 변연계limbic system 지역이므로 불안과 우울증의 발병도 예외일 수가 없다.

어떤 사람이 과거에 심각한 위험이나 부상을 당하거나, 다른 사람이 심하게 다치거나 죽는 것을 보았을 때 외상후 스트레스 장애posttraumatic stress disorder; PTSD를 보일 수 있다. 이 증상은 사건 이후 한 달 정도 지속되는데 고통스런 회상과 함께 충격적 사고에 대한 악몽을 자주 경험하다가 소음과 기타 자극들에 의해 과도하게 흥분하는 반응을 보인다. 이 증상은 심한 교통사고의 생존자, 유괴나 고문 피해자, 전쟁에 참여한 군인, 성폭행 피해자, 사랑하는 사람을 잃은 사람들에게서 흔히 나타난다. 연구들은 PTSD 희생자들은 대부분 해마의 크기가 평균보다 작다는 사실을 밝혀냈다. PTSD 희생자들의 해마가 상대적으로 작은 이유는 코티솔의 분비가 지속적으로 상승하여 유발된 손상 때문이라고 한다.

5) 면역계immune system

면역계는 바이러스나 박테리아와 같은 침입자에 대항하여 신체를 보호하는 세포들로 구성되어 있다. 면역계의 가장 중요한 요소는 흰색의 혈액세포인 백혈구leukocytes이다. 스트레스로 인해 코티솔이 과다하게 분비되면 면역을 담당하는 백혈구(T세포나 B세포)와 여러 종류의 침입자를 공격할 수 있는 자연살해세포natural killer cell의 성장과 활동을 억제하며 때론 직접적으로 파괴한다. 이러한 변화는 암을 포함하는 각종 질병에 감염률을 높이고 치료도 방해한다.

6) 기타

청소년들이 스트레스에 만성적으로 노출되면 성장growth호르몬의 분비가 억제되어 자연스런 성장이 방해된다. 그 외에도 불면증, 두통, 요통, 피부염skin rash 등은 스트레스에 의해 야기 될 수 있는 부작용들이다.

4. 스트레스를 극복하는 대처방안

1) 인지적 전략

인간의 삶에서 스트레스를 받지 않기는 거의 불가능하다. 정말 스트레스를 받지 않으려면 학업, 직장, 결혼, 자녀양육을 포기해야 할지도 모른다. 그러나 그것은 곧 자신의 삶을 포기하는 것과 마찬가지이므로 어쩌면 스트레스는 삶에 대한 필수적 대가이며 영원히 피할 수 없을 지도 모른다. 그렇다고 자신을 스트레스에 무방비로 노출시킬 수는 없기 때문에 그것을 줄이거나 제거하는 여러 방법들이 제안되어 왔다. 서울대학교 체력과학노화연구소(2003)가 보고한 장수비결보고서에 따르면 100세까지 장수한 사람들은 스트레스를 받지 않은 사람들이 아닌 스트레스를 효과적으로 이겨낸 사람들이라고 하였다.

스트레스에 의해 야기되는 불안을 줄일 수 있는 첫 번째 방법은 상황을 보는 시각을 변화시키는 것이다. 많은 사람들이 스트레스를 외적인 남의 탓으로 돌리곤 하지만 실제적으로 보면 그것을 인지적으로 평가하는 자신에 책임이 있다고 볼 수 있다. 〈그림 11-1〉에서 보면 자신이 의도적으로 인지평가를 낮게 하면 심리적 방어체계 역할을 하여 스트레스를 적게 받을 수 있다. 실제의 삶에서 그렇게 하기가 쉽지 않지만 그렇다고 인지평가를 높여 걱정을 많이 한다고 해서 스트레스를 제공하는 객체가 없어질 수는 없다. 오히려 자신의 불안수준을 높여 수행능력에 하락만을 가져온다.

흔히 스트레스의 주범은 그 자체가 아니라 신체적으로나 정신적으로 적절한 휴식을 취하지 못하고 대처방법이 없을 때 나타나고 더욱 강력해진다. 생활 속에서 스트레스를 이기기 위해서는 그것에 대처하는 습관을 기를 필요가 있다. 일상 삶에서 스트레스를 줄일 수 있는 실제적 대처방법들을 나열하면 다음과 같다.

● **미리 준비 한다**

하루의 일과는 아침이 아니라 전날 밤 잠자리에 들기 전에 시작한다고 생각하자. 어떤 일이든 귀찮다고 여기고 미루면 무의식 중에 강박관념이 되어 휴식이나 수면을 방해한다. 필요한 것들을 미리 챙겨서 준비해 놓으면 아침에 빠뜨리거나 허둥대다가 지각하는 스트레스에서 벗어날 수 있다. 준비를 꼼꼼히 해놓고 잠자리에 든 다음에는 눈을 감고 꿈과 인생의 목표, 성공한 미래의 모습을 상상한다. 또한 중대한 일을 앞두고 아무것도 하지 않고 걱정만 하면 스트레스는 더 커지기만 한다. 긍정적 사고로 단계적으로 준비를 하면 스트레스가 줄어든다. 따라서 누군가 다가올 시험을 앞두고 스트레스를 받는다면 최고의 해결방법은 공부를 하는 것이 된다.

● **사고를 전환 한다**

고정관념이 강한 사람들은 새로운 환경에서 심한 스트레스를 받기 마련이다. 이러한 경우에는 자신은 말할 것도 없고 주위 사람들까지 힘들게 할 수 있다. 자신에 대한 객관적 관찰을 통해서 그것이 낡은 습관적 사고와 행동이 아닌지 점검한다. 보다 최선의 합리적 방법을 찾기 위해서 평소에 사고를 유연하게 하려는 노력을 하여 관점을 바꾸면 스트레스를 줄일 수 있다. 특히, 어떤 일을 '나는 죽어도 해야 한다', '나는 결코 할 수 없다'는 식의 흑백 논리를 삼가하고 합리적인 사고를 가져야 스트레스를 줄일 수 있다.

● 긍정적인 생각을 한다

부정적인 사고는 자신감을 무너뜨리고 불안과 우울감을 높이면서 스트레스는 더욱 커질 수밖에 없다. 자신도 모르게 무의식적으로 사용하는 부정적 생각과 언어를 버린다. 노력하면 되고 더 잘할 수 있다는 형태의 긍정적인 생각을 하는 습관을 기른다. 필요 시 자신을 칭찬하는 방법도 긍정적인 사고를 유도하는 한 방법이다.

● 재능을 개발한다

자신에게 내재된 숨은 재능들을 파악하여 자신의 장점을 발견하고 자부심을 높이면 스트레스를 줄일 수 있다. 개발된 재능들이 필요한 상황에서 잘 발휘되면 주위의 칭찬과 함께 자신감은 더욱 높아질 수 있다.

● 거절하는 법을 배운다

거절을 못하여 스트레스를 받는 경우가 많다. 싫은 것을 계속해야 하는 스트레스와 함께 소신대로 거절을 하지 못한 자신의 태도에 대해서도 계속 화가 날 수 있기 때문이다. 따라서 상대방이 상처를 받지 않을까 하는 배려를 지나치게 할 필요가 없다. 때로는 불확실한 의사 표현이 상대방에게 더 큰 불쾌감을 줄 수도 있다. 단지 자신을 낮추어 상대방에게 불쾌감을 주지 않고, 우회적으로 거절할 수 있는 방법들을 개발하여 사용하면 좋다.

● 상대방을 칭찬한다

현대생활에서 가장 큰 스트레스는 대인관계에서 오는 경우가 많다. 직장 동료나 상사, 연인이나 부부관계는 물론 심지어는 부모와 자녀들과의 관계에서도 갈등이 빚어질 수 있다. 그런 경우 상대방이 가지고 있는 약점보다는 장점들을 보려고 노력한다. 장점을 찾은 후 적당한 시기에 근거를 들어 칭찬을 제공하면 관계를 쉽게 회복하고 스트레스도 자연스럽게 소멸시킬 수 있다. 상대방의 입장에서 이해하고 과거에 상대방이 도움을 주었던 부분을 기억하려고 노력하는 것도 한 방법이 될 수 있다.

● 기타

책임감에 대해 지나친 부담을 가지지 말고, 단 시간에 많은 것을 해야 한다는 압박을 피하며, 자신이 조정할 수 없는 어떤 중대한 결정에 대해서 지나치게 불안감을 가지지 않는 것도 중요하다(Buckworth & Dishman, 2002).

2) 운동을 통한 예방과 치료

운동을 한다고 해서 스트레스를 일으킨 근본적 원인을 제거할 수는 없다. 단지 운동을 하는 가운데 일상적 일들에서 오는 스트레스를 잊어버리고, 긴장을 풀며, 수면을 잘 취하기 때문에 좋은 대처수단이 될 수 있다. 보다 중요한 것은 규칙적인 운동으로 체력을 강건히 하여 스트레스에 대한 대처능력을 높일 수 있다(Kobasa, 1984)는 사실이다. 실제로 외부에서 오는 같은 강도의 스트레스에 대해 체력이 좋은 사람은 낮은 사람에 비해 더 낮은 심박수와 혈압을 나타낸다(Crews & Landers, 1987). 이것은 평상시에 운동으로 단련된 사람은 특정 스트레스를 받아들이는 충격의 정도가 적고 이길 수 있는 힘이 크다는 것을 의미한다. 체내의 거의 모든 기관들이 뇌의 통제를 받아 움직이고, 반대로 심리적 스트레스를 받을 때 호르몬과 신경전달물질은 물론 심장과 같은 생리적 기관들이 활동을 높여 그것에 적극적으로 대처하는 심리와 생리 사이의 밀접한 관계를 감안할 때 이 설명은 충분한 설득력이 있다.

급성이나 만성 스트레스에 의해 전두피질이나 해마 같은 대뇌지역에 스트레스 호르몬인 폴리아민polyamine의 수치가 증가하는데 규칙적 수영운동을 통해서 그 함량이 감소되었다는 연구가 있었다(추연경, 류호상, 2007). 운동이 면역계의 활동을 강화시켜 직접적으로 질병에 대한 저항력을 높인다는 연구(Dishman 등, 1995)도 보고된 바 있다〈그림 4-3〉. 그 외에 스트레스와 관련이 깊은 심장병을 야기하는 요인들, 즉 고혈압, 비만, 고혈당hyperglycemia, 고지혈hyperlipidemia, 당뇨diabetes, 증가된 저밀도 지단백질increased low density lipoprotein의 문제들을 운동을 통해 해결할 수 있다. 청소년들에게 적당한 운동을 시키면 성장호르몬의 활동이 증가한다는 연구보고〈그림 4-4〉는 극도의 스트레스를 야기하는 입시지옥에 청소년들을 방치하는 우리의 교육현실에서 시사하는 바가 크며, 특히 학교체육 정상화의 중요성을 더욱 일깨워주고 있다.

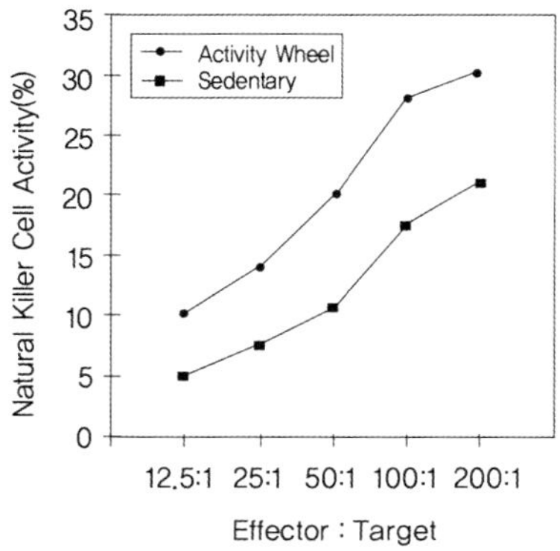

그림 4-3. 운동이 자연살해세포 활성에 미친 영향

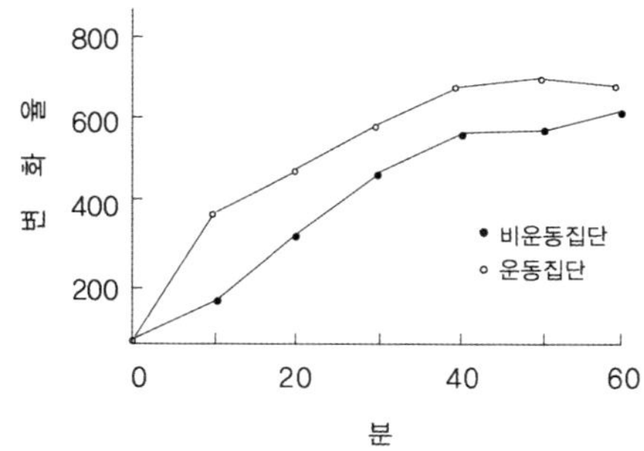

그림 4-4. 운동이 성장호르몬의 활성에 미친 영향

3) 임상심리치료

자신의 힘으로 스트레스를 해소하지 못할 경우에는 임상심리치료를 받아도 좋다. 스트레스가 건강에 미치는 영향들을 고려할 때, 스트레스를 당연한 것으로 바라보는 우리의 습관과 태도는 바뀌어야 한다. 나이가 들수록 스트레스에 대한 신체반응을 민감히 받아들이고 그 출처를 알아내어 그것을 제거하거나 줄이는 조치를 취해야 한다. 아직까지도 많은 사람들이 어떤 질병의 원인을 순전히 신체적, 생리적 요인에서만 찾으려는 시도는 바람직하지 않다. 스트레스에 관련된 질병은 그 스트레스의 출처를 밝히는 노력이 선행되어야 한다.

스트레스에 효과적으로 대처하기 위해 임상심리 분야에서 흔히 사용하는 기술들은 자율훈련autogenic training, 점진적 이완progressive relaxation, 명상meditation, 요가yoga, 생체송환biofeedback 훈련 등이 있는데, 그 중에서도 생체송환 훈련이 가장 효과가 큰 것으로 전문가들에 의해 추천되고 있다. 위의 방법들은 환자가 자신의 신체를 다스리기 위해 인위적 노력을 해야 함으로 질병을 치료하는데 많은 장점을 갖고 있다. 왜냐하면 환자의 의지 상실은 체내의 면역체계의 기능상실과 직결되기 때문이다. 암으로 거의 사망이 확실시되던 환자가 기적적으로 회복한다든지, 충분히 회복이 기대되던 환자가 갑자기 의문사한다든지 하는 경우에서 환자 스스로가 갖는 회복의지의 중요성을 알 수 있다.

지금까지의 고찰을 통해 사람들이 스트레스를 받는다고 반드시 해로운 것만은 아니고, 그것을 어떤 방식으로 인지하고, 관리하느냐에 따라 그 결과는 달라질 수 있다는 것을 알았다. 적당한 스트레스는 주어진 환경에 따라 개인의 동기를 유발하여 더욱 발전시키는 기회를 제공하기도 한다. 성적에 대한 스트레스가 있어야 시험공부를 하고, 돈에 대한 스트레스가 있어야 열심히 일하고 절약도 할 것이기 때문이다. 일시적이고 적절한 스트레스는 뇌세포를 활성화시키는 효과도 있다. 따라서 현대사회에서 건강하게 살기 위해서는 스트레스를 피하기보다 긍정적으로 수용하면서 즐기려는 노력이 필요할 것으로 사료된다.

05 chapter

운동과 수면

과거에 비해 생활구조가 복잡해진 현대인의 삶은 각종 스트레스에 노출되어 있다. 건강을 유지하기 위해서는 적당한 영양과 함께 충분한 휴식, 특히 수면을 잘 취해야 하는데 수면장애sleep disorder를 호소하는 사람들의 수가 늘어나고 있다. 연구들에 따르면 세계인의 20-40%가 수면장애를 경험한다고 하는데 대부분의 경우에 의료의 도움을 구하지 않는데 문제가 있다. 현대사회에서의 대표적 수면장애에는 불면증insomnia, 수면중무호흡sleep apnea, 수면발작narcolepsy이 있다.

불면증은 며칠 또는 몇 주일 정도 잠들기가 매우 힘든 경우를 말한다. 어떤 사람은 하루에 5시간 이내로 수면을 취하면 충분하다고 하지만, 어떤 사람은 10시간을 자고도 부족함을 느낀다. 따라서 하루에 몇 시간의 수면이 필요한지는 개인의 요구에 따라 틀리기 때문에 불면증의 정확한 정의는 어렵다. 분명한 것은 불면증이 다음 날의 사고능력과 생산력에는 물론 대중들의 건강에도 나쁜 영향을 미치는 것이다(Mellinger 등, 1985). 불면증을 호소하는 많은 사람들이 실제 뇌전도 기록상으로는 여섯시간 이상을 잤는데도 불구하고 수면을 매우 적게 혹은 전혀 취하지 못했다고 보고한다. 그것은 바로 수면의 질에 어떤 문제가 있음을 의미한다. 불면증이 있는 경우에 흔히 수면제를 많이 복용하지만 대체로 비용이 비싸고, 부작용을 수반하며, 시일이 지남에 따라 점차로 복용량을 늘여야 하는 문제가 있다. 만약 수면제의 복용을 줄이거나 중지하면 수면의 상태가 더욱 나빠지는데 이 현상을 약에 의한 불면증drug-dependency insomnia이라고 부른다(Dement, 1992).

수면중무호흡증이란 수면 중 호흡이 잠시 중단되는 장애이다. 무호흡 증상이 약 10초간 지속되고 시간당 8회 이상 발생되면 무호흡증이라고 할 수 있다. 비만을 가진 사람에게서 많이 발생하는 이 장애는 후두나 기도의 이상에서 발생하는 경우가 많다. 호흡을 중단하면 혈액의 이산화타소 비율이 높아지고, 목 동맥의 화학수용기chemoreceptor가 그것을 감지하여 사람을 깨우므로 다시 호흡을 하여 정상의 수면으로 돌아간다. 최근의 연구들에 의하면 유아돌연사 증후군sudden infant death syndrome은 흔히 수면무호흡증에 의해 야기된다고 한다.

수면발작은 부적절한 시간에 갑자기 수면이 엄습해와 2~5분 동안 깊은 수면에 빠지게 되는 것을 말한다. 이런 발작은 길 위에서도 일어나는데 만약 운전이나 중요한 업무를 수행 중에 일어난다면 치명적인 결과를 가져올 수도 있다. 이 수면장애는 유전성이 매우 강하고 아직까지 치료방법은 알려져 있지 않다.

운동과 수면의 관계에 대한 연구가 아직 초기 단계이기 때문에 운동이 위에서 거론된 수면장애들을 치료하거나 완화시킬 수 있다는 단정적인 결론을 내릴 수는 없다. 그러나 경험적으로 볼 때 적당한 운동은 수면을 취하는데 도움이 되는 것이 사실이다. 수면을 잘 취하면 노화를 방지하여 장수하게 되고, 특히 정신건강을 증진시킬 수 있다는 믿음을 토대로 이 장에서는 수면에 대한 기초지식과 운동이 수면에 미치는 영향에 대해 중점적인 고찰을 하기로 한다.

1. 수면과 건강의 관계

현대에 이르러 수면이 건강에 미치는 영향은 더욱 부각되고 있는데 보다 구체적인 이유들을 열거하면 다음과 같다. Ford와 Kamerow(1989)는 현대인의 약 10.2%가 불면증 환자이며, 이러한 만성적 불면증은 대중들의 가장 흔한 건강장애라는 연구를 발표한 바 있다. 과다수면(10시간 이상)이나 과소수면(5시간 이하)은 조기사망과 유의한 상관관계가 있다는 주장도 제기되었다(Brock 등, 1988). 또한 수면장애자의 40%가 불안이나 우울증 환자(Ford & Kamerow, 1989)로 밝혀졌다. 불안이나 우울증이 불면증을 유발하는 원인이기 때문에 불면증을 치료하는 것은 불안이나 우울을 치료하는 기초가 될 수 있다는 것을 의미한다. 수면중무호흡증과 고혈압, 중풍, 심근경색 등의 성인병들은 높은 상관관계가 있는 것으로 나타났다(Somers 등, 1993). 시차가 큰 장거리 여행으로 생물학적 리듬의 손상[jet lag]이 오면서 피로와 우울, 심할 경우 위장병이나 심장병까지도 수반할 수 있다. 문제는 불면증에 의해 그러한 증상들이 더욱 가중될 수 있다(O′Connor & Morgan, 1990; Regestein & Monk, 1991)는 것이다. 여성의 피부 미용에도 수면은 매우 중요하다.

2. 수면의 단계

뇌의 신경활동을 측정하는 뇌전도[electro-encephalogram; EEG], 눈의 움직임을 측정하는 안전도[electrooculogram; EOG] 그리고 근육활동을 측정하는 근전도[electromyogram; EMG]를 사용하여 수면을 분석해 볼 수 있다. EEG는 사람이 깨어 있는지 자고 있는지를 알 수 있게 하고, 밤의 다른 시간대의 뇌 활동을 비교할 수 있는 객관적 방법이다. 깨어있을 때 정상인의 EEG 활동에는 기본적으로 두 가지의 패턴, 즉 알파파와 베타파가 나타난다. 알파파는 신경생리학적으로 두뇌의 안정 상태를 반영하는 기본파이며, 잡파의 영향을 적게 받으므로 전통적으로 인간행동에 대한 두뇌 피질의 기능 상태를 판정하는데 이용되어 왔다. 일반적으로 서파[slow wave]인 알파파는 편안하고 이완된 상태에서 증가하며, 정신활동이나 신체적 운동을 하게 되면 알파파가 사라지고 속파[fast wave]인 베타파가 발생하게 된다. 베타파는 각성되고 사고하는 두뇌의 특성을 보이며, 일반적으로 스트레스가 많고 활동적인 정신상태를 나타낸다.

EEG의 기록을 기초로 할 때 초당 1파가 1Hz인데 쎄타파는 0.5~3Hz, 델타파는 3.5~7.5Hz, 알파파는 8~12Hz, 베타파는 13-30Hz의 활동을 의미한다. 수면은 일반적으로 5단계로 나눌 수 있는데 1단계로부터 4단계까지의 수면은 단계별로 진행되면서 뇌파는 형태가 불규칙하고, 진폭은 증가되고, 빈도수는 감소되는 특징이 있다. 수면의 단계에 따라 관여하는 뇌 부위와 신경전달물질들의 반응도 서로 상이하다. 우울증과 같은 정신병에 걸리면 제일 먼저 나타나는 증상의 하나가 일정한 잠의 패턴이 무너지기 때문에 정신건강을 설명하기 위해서는 수면의 단계를 제외할 수가 없다.

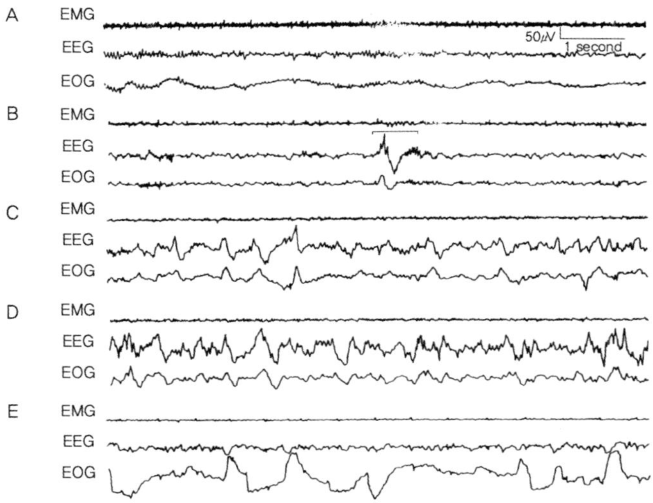

그림 5-1. 수면의 단계(Cohen, 1979)

1) 1단계

뇌전도에 쎄타theta파 활동이 두드러지며 이 단계는 10분 내에서 지속된다. 이 기간 동안에 불규칙하고 전압이 낮은 파장들이 주로 나타난다. 전체적인 뇌 활동은 아직 높지만 감소하고 있는 중이다.

2) 2단계

이 수면 단계는 1단계와 비슷한 EEG 패턴을 나타내지만 가끔씩 K-복합K-complex이란 파장의 형태가 나타난다. K-복합은 뾰족하고 진폭이 큰 부파negative wave와 그 뒤를 잇는 작고 느린 정파positive wave이다〈그림 5-1〉. 약 15분 지속되는 이 단계에서 빠른 사람들은 얕은 잠을 시작하여 코를 골기 시작한다. 이 수면단계에서 잠을 깨우면 대부분의 사람들이 눈을 감고만 있었고 잠을 자지는 않았다고 말한다.

3) 3단계

EEG에 파장이 크고 느린 델타delta파 활동이 나타나기 시작한다. 즉 서파수면slow wave sleep이 시작된다. 서파수면 동안에는 몸의 치유와 회복이 이루어지고, 성장 호르몬의 분비도 활발히 일어난다.

4) 4단계

위의 3단계와 매우 비슷한 델타파 활동이 일어나며 단지 파장의 빈도가 더 높다. 잠의 가장 깊은 단계이기 때문에 깨우기 힘들며 산소섭취가 가장 낮아지는 단계이다. 드물지만 꿈을 꾸기도 한다는 보고가 있고, 어린이들은 가끔 야뇨증nocturnal enuresis, 몽유병sleep walking, 야경증night terror을 경험하기도 한다. 그러나 만약 이것들이 성인에게 나타난다면 신체적으로나 심리적으로 어떤 이상이 있다고 보아야 한다. 4단계는 3단계의 서파수면과 합쳐 약 65분간 지속된다.

5) 5단계

수면을 시작한 지 약 90분 후에 앞 단계의 양상들과는 판이하게 다른 수면이 나타나기 시작한다. 각성상태의 EEG 반응이 나타나고, EMG의 반응은 현저히 줄어든다. 한편 EOG에는 급격한 안구의 운동이 감지되어, 이 단계를 급속안구운동rapid eye movement; REM 수면, 혹은 수면 중의 뇌파와는 역설적이기 때문에 역설적paradoxical 수면이라고 한다. 이 단계는 약 20~30분간 지속된 후 다시 서파수면으로 갔다가 다시 REM 수면으로 돌아오는데, 8시간을 자는 경우에 REM 수면을 약 4~5번하면 잠에서 깨어나게 된다. 기본적으로 모든 포유동물들은 서파수면과 REM 수면을 가지고 있지만 각 단계에 따른 수면양의 비율은 다소 차이가 있다. 특히 신생아는 하루의 생활을 거의 잠으로 일관하는데 내용은 REM 수면과 매우 유사하다.

1단계로부터 4단계까지의 수면은 각 단계로 진행되면서 뇌파의 진폭은 증가되고 빈도수는 감소된다. 그에 비해 REM 수면은 규칙적으로 나타나며, REM 수면 동안에는 호흡률, 심박수, 혈압, 체온, 대사율이 올라가고, 뇌에서는 혈류와 산소섭취가 증가한다. 특히 뇌 안에서의 단백질 합성은 현저히 증가하는데 이것이 기억력을 좋게 하는 어떤 역할을 할 수도 있다. REM 수면 박탈은 기억력을 떨어뜨리고, 새로운 학습활동을 하면 그날 밤 더 많은 REM 수면을 필요로 한다는 연구도 REM 수면과 기억력과의 관계를 지지하고 있다. REM 수면이 부족하면 다음 날에 보상으로 REM수면이 연장되는데 그것은 REM 수면이 뇌의 회복과 관련이 있음을 의미한다.

이 단계에서 잠을 깨우면 거의 모든 사람들이 꿈을 꾸고 있었다고 보고한다. 실험연구에 의하면 모든 사람은 꿈을 꾸는데 REM 수면 동안에 잠을 깬 사람은 매우 복잡하고 생생한 내용의 꿈을 보고하지만, 서파수면 단계에서 잠을 깬 사람들은 꿈의 내용을 잘 기억하지 못하게 된다. 악몽nightmare은 보통 서파수면 동안에 나타난다는 보고가 있다(Kimble, 1988). 이 단계에서는 생식기에도 변화가 일어나 남성들의 음경이 발기하고 일부는 사정을 하기도 한다. 참고로 이 단계에서 남성의 음경이 발기하면 적어도 성(발기부전)에 있어서 생리적으로는 문제가 없고, 심리적인 치료방법을 강구해야 한다고 한다. 여성들도 질에서 분비가 증가하고 음핵이 확대되어 오르가즘을 느낄 수 있다.

3. 생체시계

1) 시교차상핵

인간뿐만 아니라 모든 척수동물들은 어떤 주기적 모습으로 수면과 각성을 되풀이 한다. 약 24시간의 반복으로 이루어지는 이러한 주기는 일출이나 일몰과 같은 환경적 사건에 의해 작동되는 것이 아니라 유기체 내의 과정, 즉 내적 생체시계biological clock에 의해 조절된다. 그러한 생체시계의 역할을 하는 뇌 부위는 시상하부의 시교차상핵suprachiasmatic nuclei; SCN으로 알려져 있다. 내적 주기를 유도하는 외부의 환경적 사건은 시간부여자zeitgeber라고 부르며, 주로 빛이 그 역할을 한다. SCN이 손상되면 신체리듬의 일관성이 떨어지고, 빛과 어둠의 환경적 패턴에 더 이상 동기화되지 않는다. 이처럼 유기체의 생리와 행동에 나타나는 일정한 하루의 주기를 내적 일주율circadian rhythm라고 부른다. 수면과 각성

외에 체온, 성장호르몬growth hormone, 코티졸cortisol, 남성 호르몬 테스토스테론testosteron도 일주율을 보여준다. 내적 일주율은 약물의 치료효과에도 중요한 영향을 미친다.

2) 멜라토닌

SCN은 시상 뒤쪽에 있는 내분비선인 송과선을 포함한 뇌의 다른 부위들을 신경신호로 이용하여 각성과 수면을 통제하는데, 송과선은 주로 밤에 멜라토닌melatonin을 분비하여 사람들을 졸리게 한다. 멜라토닌의 분비는 어두운 곳에서 증가되며, 밝은 빛에 노출되면 낮아진다. 송과선에 종양이 있거나 멜라토닌 분비에 이상이 있는 사람들은 며칠씩 깨어있는 등 잠드는데 많은 어려움이 있다. 멜라토닌은 잠들기 두세 시간 전부터 분비가 증가되기 때문에 알약을 저녁에 복용하면 거의 효과가 없을 수 있다. 그러나 낮 시간에 멜라토닌을 복용하면 약 두 시간 후에 잠이 오기 시작한다. 야간 근무를 한 사람들이 낮 시간에 수면을 잘 취하기 위하여 멜라토닌을 복용하는 경우가 있다. 멜라토닌은 황산화제이므로 건강상 이점이 있을 수도 있고, 낮은 용량의 알약은 혈중농도가 자연적으로 일어나는 것과 유사하므로 해가 없을 수도 있다.

그러나 멜라토닌의 섭취는 쥐에게서 운동장애를 증가시켜 파킨슨병과 유사한 증상을 나타내게도 한다. 동물들에게 멜라토닌을 장기간 복용시키면 생식능력에 이상을 가져오고, 임신 중에는 태아의 발달에 해를 끼치기도 한다. 인간에게 미치는 장기적인 효과는 알려져 있지 않지만 멜라토닌 분비가 계절성 우울증과 관련이 있으므로 주의할 필요가 있다.

시간대를 넘어 장거리를 여행한 선수들이 시차를 극복하고 정상 컨디션을 유지하기 위해 멜라토닌을 복용하기도 한다. 멜라토닌의 투여가 일시적 효과가 있을 수 있으나 오히려 경기력에 방해가 된다는 보고도 있다. 멜라토닌의 생산을 규제하는 정부기관이 없어서 순도에 변화가 많으므로 다른 약물과 마찬가지로 꼭 필요한 경우가 아니면 복용을 자제하는 것이 좋다. 최선의 방법은 태양아래서 해수욕을 하거나 밝은 햇볕을 쬐며 운동하는 것이다.

3) 시차 부적응

시간대를 넘는 장거리 여행으로 인해 생체리듬이 깨어지는 것을 시차 부적응 jet lag이라고 부른다. 이런 경우 여행자들은 낮에는 졸리고 밤에는 잠이 안 오며 우울증과 집중력 감소를 경험한다. 이러한 문제들은 내적 일주율 시계와 외적 시간의 불일치로 인해서 생겨난다. 동쪽보다 서쪽으로 여행하면 그 반대보다 적응하기가 쉽다고 한다. 서쪽 여행지에 가면 밤에 밝은 빛에서 활동을 하고 늦게까지 깨어 있다가 잠들면 다음 날은 어느 정도 새로운 시간대에 적응되어 있기 때문이다. 서쪽에서 동쪽으로 여행할 때는 더 일찍 자고 더 일찍 일어나야 하기 때문에 힘들다고 한다.

시차에 적응하는 일은 스트레스가 매우 큰 일일 수 있다. 스트레스는 부신피질 호르몬인 코티솔의 혈중농도를 높이는데 심한 경우 기억에 중요한 뇌 부위인 해마의 신경들이 손상될 수 있다. 5년간 7개이상의 다른 시간대를 넘나든 여행을 한 비행기 여승무원들은 일반 여성들보다 해마 및 주변 부위의 부피가 작다는 연구결과도 있다. 여행자체가 문제일 수도 있지만 반복해서 일주율을 조정하는 것이 건강에 해로울 수 있음을 의미한다.

시차적응을 위해 비타민 보조제나 특별한 식이요법을 권하기도 하는데 과학적으로 검정되지는 않았다. 최상의 방법은 수면을 잘 취하는 것이다. 깨어 있어야 한다면 불을 밝게 하고, 자야할 때는 최대한 어둡고 조용한 환경을 만들어야 한다. 육상 동물들에게는 빛이 막강한 시간부여자이지만 유일하지는 않고 운동, 소음, 식사, 환경온도 등도 일부의 역할을 할 수 있다. 따라서 잠을 늦게 잘 필요가 있을 때에는 저녁 때 밝은 빛을 쪼이거나 시끄러운 소리를 듣거나 운동을 하면 된다. 정상적으로 밤에 자기를 원하면 가능한 낮잠을 자지 말아야 한다. 새 시간대에 빨리 적응할 수 없는 경우에는 잠들기 2~3시간 전에 멜라토닌의 복용을 고려해 볼 수 있다.

4. 운동과 수면의 관계

수면은 우리 인생의 1/3을 차지하고 있고 건강에도 밀접히 관련되어 있다. 따라서 수면의 질을 향상시키는 방법을 이해하는 것은 중요하다. 대부분의 사람들은 육체적 노동을 한 날은 수면을 잘 취한다는 믿음을 가지고 있고, 실제로 운동은 수면을 촉진시키는 방법으로 미국수면장애학회에 의해서 권장되고 있다. 운동과 수면에 대한 지금까지의 연구결과들을 고찰하면 다음과 같다.

1) 운동과 피로도

최근에 운동과 수면에 대한 역학epidemiology 연구들은 운동이 잠의 질을 향상시키며(Caspersen 등, 1994), 낮 시간의 피로를 줄이는 것으로(Vuori 등, 1988) 보고했다〈그림 12-2〉. 그 연구에 따르면 주당 적어도 2번 이상 운동해야 가장 효과적으로 피로를 줄일 수 있다고 했다. 이러한 발견은 곧바로 일의 효율성은 물론 생산력 증대에 직접적인 영향을 미치는 것으로 해석될 수 있다.

2) 운동과 서파수면 시간

과거에 수행된 실험연구들은 운동이 수면의 가장 깊은 단계인 서파수면 시간을 증가시킨다고 했다(O′Conner & Youngstedt, 1995). 그러나 낮은 강도(최대운동능력의 40%)에서는 비 운동집단과 별다른 차이가 없고, 최대운동능력의 80%의 강도에서 서파수면이 늘어난 것으로 나타났다. 〈그림 5-3〉의 가장 오른쪽 막대는 사우나목욕heating 후의 반응을 나타내며 적어도 서파수면 시간에 있어서는 운동보다 효과가 좋은 것으로 나타났다. 목욕을 하면 피로가 풀리고 잠이 잘 오는 경험적인 상식과 비교할 때 별다른 차이가 없다. 운동종류와 수면시간의 관계에 대한 연구에서는 유산소운동이 무산소 운동이나 혼합(유산소+무산소) 운동에 비해 가장 효과적으로 서파수면을 늘이는 것으로 나타났다(Tinder 등, 1985).

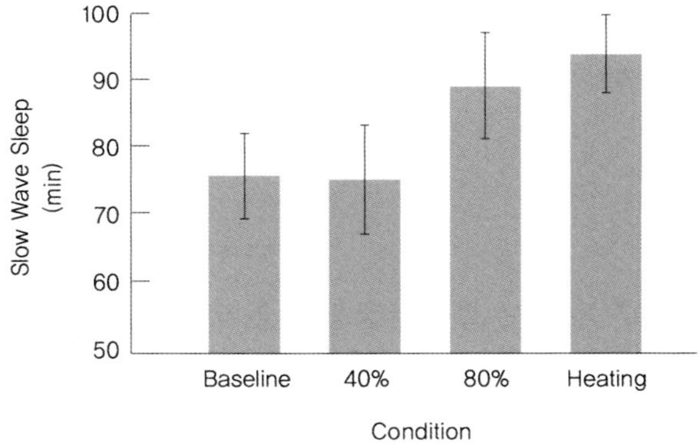

그림 5-3. 운동강도와 서파수면의 관계(Horne & Staff, 1983)

운동에 의한 서파수면 시간의 증가는 운동으로 잠을 곤하게 잘 취할 수 있다는 것을 의미한다. 격심한 노동이나 운동을 많이 하면 서파수면시간을 늘이지만 REM수면 시간은 오히려 줄어들므로, 서파수면이 신체의 회복과 보다 밀접한 관련이 있다는 것을 알 수 있다. 서파수면은 나이가 많아지면 점차 줄어들다가 60세 이상이 되면 완전히 없어질 수도 있는 점을 감안할 때 이 효과의 임상적 가치를 무시할 수 없다.

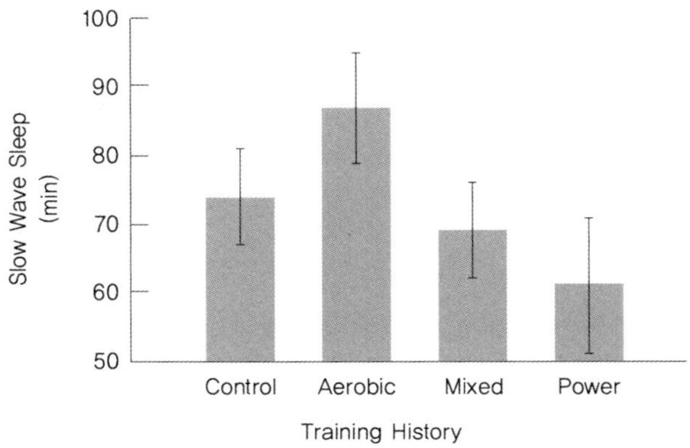

그림 5-4. 운동종류와 서파수면의 관계(Trinder et al., 1985)

3) 운동과 급속안구운동수면 시간

운동이 수면에 미치는 영향에 대한 연구들의 가장 두드러진 발견은 운동이 급속안구운동수면 시간을 지연시키며 그 시간을 줄인다(Horne & Moore, 1992)는 사실이다(그림 5-5). 그러한 변화는 운동의 정신건강 증진효과, 특히 우울증을 치료하는 효과와 밀접히 관련되어 있는 것으로 해석될 수 있다. 우울증에 걸린 환자들을 관찰하면 정상인에 비해 REM수면 시간이 길다. 따라서 치료수단으로 REM 수면을 인위적으로 박탈하여 그 시간을 줄이는 치료법이 도입되었고, 실제로 효과가 있는 것으로 나타났다. 우울증을 치료하는 다른 대표적 수단들에는 약물antidepressant drug치료와 전기경련요법electorconvulsive therapy이 있다. 이들을 사용한 후에는 증상의 호전과 함께 REM수면 시간이 줄어드는 생리적 현상을 고려할 때 운동의 REM수면 시간 단축 효과는 매우 시사하는 바가 크다. 운동 후 단잠을 잔 날은 몸과 마음이 상쾌한 이유를 설명할 수 있는 하나의 좋은 증거가 될 수 있다.

지금까지 운동과 수면의 관계에 대한 연구들을 고찰한 결과에 따르면 정상인들이 규칙적으로 운동을 하면 쉽게 잠들고, 서파수면 시간과 총수면 시간을 늘리며, 수면 중 깨어있는 시간과 REM수면 시간을 줄일 수 있다는 것이다. 수면장애를 가진 사람들을 대상으로 한 Stanford 대학의 연구에 따르면 중강도로 30~40분 지속하는 16주간의 유산소운동이 불면증의 증상을 낮추었다고 한다(King 등, 1997). Tufts 대학의 연구진(Singh 등, 1997)은 주 3일간 10주간의 무산소 운동이 우울증으로 수면장애를 가진 성인들의 수면을 향상시켰다고 보고하였다.

5. 운동의 수면 향상 기전

왜 운동이 수면을 향상시키는 지에 대한 기전은 아직 명확히 알 수 없다. 단지 운동으로 인한 신체회복, 에너지보존, 불안감소, 체온증가, 멜라토닌 증가 등이 수면에 도움이 되는 것으로 추측하고 있다. 특히 멜라토닌은 24시간 일주율 수면을 조정하므로 조명노출 효과, 항불안과 항우울 효과, 일일리듬 변화 효과, 생화학적 효과와 관계가 깊다.

1) 조명노출 효과

빛이 어두운 자연 환경에서는 우울증에 걸릴 수 있고 수면도 방해된다. 역으로 밝은 빛에 노출시키는 치료법은 우울증을 낮추고 수면도 향상시킬 수 있다. 이 가설은 운동하는 동안에 햇볕에 노출되는 효과로 인하여 수면이 향상된다는 설명이다. 일반인들의 하루 일조시간은 보통 20분인데 밝은 날 야외에서 1시간 운동을 하면 그것의 10배가 넘는 효과를 가질 수 있다(Buckworth & Dishman, 2002).

2) 항불안-항우울증 효과

불안이 높으면 수면이 방해되는데 운동을 하면 불안을 여러 시간 동안 감소시킬 수 있다. 또한 규칙적인 운동은 우울증을 완화시키는 효과를 가지고 있다. 이 가설은 운동으로 불안과 우울증이 감소되기 때문에 수면에 도움이 된다는 설명이다. 수면장애는 우울증으로 나타나는 증상들 중의 하나이고, 수면장애자의 40%가 불안이나 우울증 환자임을 고려할 때 이 가설은 호소력이 있다.

3) 일주율 재설정 효과

24시간 주기의 리듬이 바뀌면 수면이 방해를 받을 수 있다. 예를 들어, 모처럼 야간 근무를 하거나 시차가 다른 지역으로 여행을 하면 일주율 리듬circadian rhythm이 깨어져서 수면에 어려움을 겪을 수 있다. 60세 이상 성인들의 약 1/3이 수면 중에 무호흡 등으로 일주율 리듬의 손상을 경험하는데, 그 주기를 재설정하면 수면이 크게 향상된다고 한다. 조명노출처럼 운동도 환경에 맞게 일주율을 조정하는 효과를 가지고 있다는 설명이다.

4) 아데노신 분비 효과

운동을 하면 근육들과 세포조직 사이의 액에 아데노신adenosine 분비가 증가된다. 아데노신은 운동 중 에너지와 산소의 공급이 부족할 때 혈관을 팽창시키는 역할을 하며, 수면 조절에도 중요한 역할을 한다. 카페인을 섭취하면 수면이 방해될 수 있는데 그 이유는 아데노신의 신경전달을 막기 때문이다. Youngstedt 등(1999)의 연구에 따르면 카페인 섭취 후와 비교하여 운동 후에 서파수면이 3배 정도 증가하였다고 하였다.

6. 수면 향상을 위한 제언

현대사회에서 불면증은 대중들의 정신건강을 해치는 주요인의 하나이며, 수면장애를 호소하는 사람들의 약 40%가 불안이나 우울증 환자이다. 지금까지 운동과 수면의 관계에 대한 연구들을 고찰한 결과는 다음과 같이 요약될 수 있다. 일시적acute 운동이 잠드는데 걸리는 시간을 줄이고, 전체수면 시간과 서파수면 시간을 증가시키며, REM수면 시간을 감소시킨다. 따라서 적당한 운동은 수면 향상 효과를 가져와 건강을 증진시키는 역할을 할 수 있을 것으로 기대된다.

한편 건강에 유익한 적당한 수면시간은 7~8시간이라는 주장이 제기된 적이 있다(Brock 등, 1988). 밤이 되면 시상하부에서 멜라토닌이 분비되어 수면관련 호르몬들의 활동을 촉진하여 잠을 이루므로 사람은 성장호르몬의 분비가 가장 왕성한 오후 11시부터 오전 7시까지 수면을 취하는 게 건강에 유익하다. 최근에는 수면 중에 호흡을 멈추는 증상을 가진 사람들도 많은데 성인병과 관련이 많으므로 예방하는 노력이 필요하다. 규칙적 운동으로 체중을 감소시키고, 적어도 취침 3시간 전에는 음주를 마치는 습관을 가지는 것이 중요하다. 그리고 우유에는 수면에 관여하는 신경전달물질 5-HT의 선구물질인 트립토판tryptophan이 함유되어 있으므로 수면 전에 섭취하면 잠에 도움이 된다. 단지, 수면 직전에는 저지방 우유를 섭취하는 것이 좋을 것이다. 적당한 운동, 따뜻한 목욕, 우유섭취는 수면의 질을 높이고, 건강한 삶으로 나아가는 방법이 될 수 있다.

일반적으로 각성은 뇌 청반locus coeruleus의 노레피네프린norepinephrine; NE 활성을 통해 일어나고, 수면은 뇌 봉선핵raphe nuclei의 세로토닌serotonin; 5-HT의 활성을 통해 일어난다. 그러한 뇌 부위는 우울증에 관여하는 두 개의 주요한 신경구조이며, NE와 5-HT은 운동에 영향을 받을 수 있다는 연구보고가 많다. 향후의 연구에서는 심리검사지와 전기생리적electro-physiological 측정기구들을 사용하고, 또한 일주율과 수면에 관여하는 호르몬들, 특히 5-HT의 변화를 함께 분석한다면 운동 후 수면 중에 일어나는 생물학적 변화를 보다 명확히 이해하는데 도움이 될 것이다. 장래에는 이러한 연구방법을 통하여 운동이 수면에 미치는 영향에 대해 보다 객관적이고 과학적인 정보를 얻을 수 있을 것이다.

06 chapter

운동과 정신건강

급속한 과학문명의 발전은 현대인들의 생활에 많은 편리와 이기를 가져다주었다. 그러나 복잡한 기계화, 과다한 경쟁, 실직, 재정압박, 약물남용, 폭력과 같은 역기능들이 동반되어 인간의 정신건강을 심각하게 위협하고 있다. 여러 정신건강 중에서도 가장 흔히 문제가 되는 것이 불안과 우울증이다. DuPont 등(1996)에 따르면 약 2300만의 미국인들(여성의 4%, 남성의 2%)이 심리적 불안으로 인해 건강을 위협받고 있다고 한다. 세계보건기구WHO는 세계 여성의 10~25%, 남성의 5~12%가 우울증 환자이며, 2020년에는 우울증이 심장병 다음으로 세계 2위의 질병이 될 것으로 예견하고 있다(의학전문신문, 2007). 우리나라에서도 국민의 8%인 약 320만 명이 우울증에 시달리고 있어(한국통계청, 2005), 우울증은 현대인의 역병이라해도 과언이 아니다. 현재 우리나라의 자살률은 OECD 국가 중 1위로 노인과 청소년들의 자살률이 급격히 증가하고 있는데 자살은 우울증과 직접적인 관계가 있다.

불안과 우울증 같은 정서장애는 직접적인 사망원인이 되는 것 외에도 치명적인 뇌혈관질환이나 심장병 같은 성인병과도 밀접한 관련이 있기 때문에 심각하다. 과거에는 이러한 정서장애들을 극복하고 정신건강을 증진시키기 위하여 심리치료psychotherapy나 약물치료pharmacotherapy가 일반적으로 사용되어 왔다. 신체활동과 정신건강은 긍정적인 관계가 있다는 미국보건총감 보고서(Surgeon General's report, 2010)와 다른 문헌들은 운동이 불안과 우울증을 낮추고 심리적 웰빙을 높일 수 있다는 결론을 내린 바 있다(Landers & Arent, 2001; Dishman, 2004). 최근의 역학적 연구들 또한 신체활동 수준과 정신건강은 정상관의 관계에 있다는 결론을 내린 바 있다.

이 장에서는 불안과 우울증의 증상과 원인 및 치료방법에 대해 소개하고, 운동이 불안과 우울증에 미치는 영향을 이해한다. 또한 운동이 어떻게 정신건강을 향상시키는 지에 대한 기전들을 규명한다.

1. 운동의 임상적 이해

경쟁하는 스포츠와 달리 운동exercise이란 건강을 유지하거나 증진시키기 위해 계획을 세워 의도적이며 반복적으로 행하는 신체활동physical activity을 말한다(Casperson, Powell & Christenson, 1985). 운동은 에너지 가동 측면에서 유산소운동aerobic exercise과 무산소운동anaerobic exercise으로 나눌 수 있고, 운동 기간에 따라 일회성운동과 장기간운동으로 분류한다.

● 유산소 대 무산소운동

신체활동 시에 근육이 산소를 사용할 여유가 있는 운동을 유산소운동이라 한다. 걷기, 조깅, 수영, 자전거와 같이 느리게 움직이는 운동을 말하며 심폐기능을 강화하는 데 도움을 준다. 비교적 짧은 시간에 수행되거나 강도가 높아 산소를 공급할 여유가 없는 운동을 무산소운동이라고 하며 역도, 볼링, 공던지기 등이 여기에 속한다. 유산소운동 시에 운동강도는 주로 최대심박수법[(220-연령) × 목표한 운동강도(%)]로 결정될 수 있으나, 보다 정확한 운동강도를 위해서는 최대산소섭취량VO2max을 구하여 처방하는 것이 좋다. 최대산소섭취량은 체력fitness, 특히 심폐지구력의 수준을 나타내는 좋은 지표이다.

● 일회성운동 대 장기간운동

한 번의 운동 직후에 나타나는 반응을 일컬어 일회성운동acute exercise 효과라

하고, 장기간의 운동을 통하여 나타난 변화나 적응adaptation을 장기간운동chronic exercise 효과라 일컫는데, 운동의 임상적 효과를 논하기 위해서는 이 둘을 구분하는 개념적 이해가 반드시 선행되어야 한다. 불안은 일회성운동으로 감소되고, 특성불안과 우울증은 장기간운동으로 감소 효과를 볼 수 있다. 운동을 통해 정신건강을 증진시키는 위해서는 적절한 운동유형type, 운동강도intensity와 지속시간duration이 필요하고, 특히 장기간의 운동효과를 위해서는 빈도frequency와 기간length 또한 중요한 변수가 된다.

● **메터분석 연구**

최근에 운동의 임상적 효과를 평가하기 위해 메터분석meta-analysis 연구들이 수행되어 개괄적 이해와 해석에 도움을 주고 있다. 메터분석이란 관련된 과거 연구들의 데이터를 가지고 효과크기를 구해서 정량화시키는 고찰방법이다. 운동과학 분야에서 주로 사용된 효과크기를 구하는 공식은 Hedges(Hedges & Olkin, 1985)의 g[(실험집단의 평균-통제집단의 평균) ÷ 두 집단의 표준편차의 평균]이다. 따라서 효과크기의 단위는 표준편차로 표기되며, 일반적으로 0.2-0.3은 낮은 효과, 0.4-0.7은 보통 효과, 0.8 이상은 큰 효과로 대략적인 평가를 할 수 있다.

2. 불안의 증상과 유형

불안은 끝없는 긴장으로 증가된 심박수와 호흡율을 동반하는 걱정으로 정의될 수 있다. 흔히 불안은 우울증에 의해 야기되지만 역으로 만성 불안에 의해 우울증이 야기될 수도 있다. 불안의 기미와 증상은 동요, 지나친 긴장, 혼동, 근육긴장, 전율, 심박수 증가, 고통, 홍조, 발한, 입술건조, 소변과 위내장기관의 문제야기 등 다양하다. 불안을 장기간 방치하면 생산성과 삶의 질을 낮출 수 있다. 불안에는 여러 유형들이 있는데 주요한 것들만 요약하면 다음과 같다.

1) 공포증

공포증phobia은 사물, 장소, 상황에 대한 심한 두려움이다. 특정 공포증을 가진 사람들은 적은 위험이 있거나 거의 위험을 야기하지 않는 어떤 일에 대해 지나치게 두려움을 느낀다. 이 두려움은 사물이나 상황을 회피하는 원인이 되고, 일상생활을 황폐하게 한다. 사회적 공포감을 가진 사람들은 극도의 불안감을 나타내며, 사회생활에 적응하지 못하고 재미있는 활동 등을 회피하게 된다.

2) 공황장애

공황장애panic disorder는 사전 경고나 명확한 이유 없이 반복적으로 발생하는 강렬한 두려움을 말한다. 물리적인 증상으로는 가슴통증, 심장고통, 숨이 짧아짐, 현기증, 소화불량, 죽음에 대한 공포감을 포함한다.

3) 강박장애

강박장애obsessive-compulsive disorder는 원하지 않는 가운데 강박적인 생각, 충동, 이미지, 행동이 반복적으로 일어나며, 이로 인한 불안감을 경감시키기 위해 의도적인 행동을 반복하는 것이 눈에 띈다. 손을 자주 씻거나 기도를 하는 등의 충동에 의한 행동을 한다.

4) 일반적 불안장애

매일의 일상적 활동이나 사건에 대해 반복적으로 걱정하는 증상이 적어도 6개월 동안 지속되면 범불안장애generalized anxiety disorder라고 정의할 수 있다. 이 장애는 가장 만연해 있는 불안증으로 피로, 전율, 근육긴장, 두통, 매스꺼움의 증상을 수반한다. 이 장애에는 상태불안과 특성불안이 있다. 상태불안은 불안감이 일시적인 것으로 어떤 상황에 따라 변하는 불안을 말한다. 그에 비해 특성불안은 일관성 있게 지속되는 타고난 성격의 일부에 해당하는 불안이다.

3. 불안의 원인과 치료

불안은 스트레스에 의해 야기되는 긴장된 감정 상태를 말한다. 중요한 사건들에 대해 불확실성을 느낄 때 걱정과 염려가 발생할 수 있다. 특히 그 사건이 어떻게 전개될지 결과를 예측하기 어렵고, 통제가 불가능하다고 느낄 때 일어난다. 연애, 이혼, 카드대금, 학점취득, 주위에 좋은 인상 주기, 구직求職 같은 일상의 사건들이 삶의 질을 낮추는 불안을 야기할 수 있다. 그 외에도 제시간에 버스타기, 제시간에 수업참가, 이웃의 소음, 친구나 친척의 간섭과 같은 일상의 사소한 일들 또한 불안을 야기할 수 있다.

불안은 또한 잠재성이 강하여 사람들이 불안하지 않다고 말할 때도 긴장, 소화장애, 두통, 고혈압, 수면장애를 야기할 수 있다. 일부 사람들의 경우에 만성 불안이 우울증으로 연결될 수 있다는 것이 과학자들의 공통적인 생각이다. 위협적인 상황에서 감정과 행동 반응을 조절하도록 돕는 뇌세포들이 과다하게 활동적이거나(예, 불안상황), 만성 스트레스 동안(예, 우울) 과다한 부담을 받는다는 점에서 불안과 우울은 서로 공통된 부분이 있다. 이러한 세포들이 뇌 안에서 화학적 균형을 상실하고, 심혈관계, 내분비계, 면역계의 생리학적 균형을 유지하는 능력을 상실할 때 문제가 발생한다.

불안증 치료에 이용되는 가장 효과적인 두 형태의 심리치료는 행동behavioral치료와 인지-행동cognitive-behavioral치료이다. 행동치료는 호흡법을 이용하거나 불안야기 요인에 점진적으로 노출시킴으로서 환자들의 행동을 변화시키는 것이다. 인지-행동 치료법은 바로 앞에서 거론된 기술들을 사용하는 것과 함께 불안을 야기하는 상황을 다르게 인지하도록 환자들을 교육시키는 것을 포함한다. 이 기술은 그들의 불안을 일으키는 원인에 반대로 작용을 할 수 있다.

단기간에 불안을 치료하는 가장 효과적인 방법은 신경안정제Benzodiazepine라고 불리는 약을 복용하는 것이다. 감정조절에 매우 중요한 뇌 지역, 특히 시상하부와 변연계에 있는 신경 수용기들receptors은 뇌세포에 Benzodiazepine 분자를 결합시킨다. 바로 이것은 Gamma-aminobutyric acid: GABA를 위해 하나의 수용기를 소유한 더 큰 분자를 활성화시킨다. 이러한 결과가 불안과 관련된 뇌 세포의 활동을 억제한다. GABA를 생산하는 세포들은 뇌 전체에 위치해 있으나 특히 시상하부, 변연계, 대뇌피질에서 중요한 역할을 한다. 일부 연구자들은 운동이 뇌 안에서 GABA 수준을 증가시키거나, GABA 수용기 수를 줄임으로써 불안을 감소시킨다고 제안한다.

노레피네프린norepinephrine; NE을 만들고 분비하는 신경들의 과도한 반응은 불안, 특히 공포를 유발시킨다. NE 수용기를 차단하는 베타차단제beta-blockers는 빠른 심장박동과 고동palpitation을 동반하는 공포감을 감소시킨다. 뇌에서 세로토닌serotonin; 5-HT을 만들고 분비하는 신경들의 부적절한 반응들 또한 불안, 특히 강박장애에 영향을 미친다. 신경마디에서 5-HT의 지체시간을 증가시키는 일부 약들은 불안을 감소시키는데 도움을 준다.

4. 운동과 불안의 관계

1) 운동의 상태불안 감소 효과

많은 연구들이 일회성운동 후에 상태불안이 감소한다는 주장을 해왔다. Petruzello 등(1991)이 보고한 운동의 상태불안 감소 효과에 영향을 미친 매개변인들의 효과크기를 비교하면, 무산소운동(-0.05)에 비해 유산소운동(0.26)이 상태불안을 보다 효과적으로 낮춘다. 최근 대부분의 연구들도 유산소운동이 무산소운동보다 상태불안 감소 효과가 크다고 보고하고 있다(Taylor, 2001; Fochi & Hausenblas, 2001). 고강도의 무산소운동은 불안을 높이지만 저강도의 무산소운동은 불안을 낮춘다는 보고도 있다(Focht와 Koltyn, 1999) .

연속적인 실험 결과를 토대로 Morgan(1987)은 상태불안을 효과적으로 낮추기 위해서는 적어도 최대운동능력의 70%의 강도 이상으로 유산소운동을 해야 한다고 주장하였다. 이것은 최대운동능력 80% 이상의 강도로 운동한 후에 항불안 효과가 제일 크다고(0.33) 보고한 Petruzello 등(1991)의 연구결과와 비슷하다. 그러나 어떤 연구들은 낮은 강도의 유산소운동에서 상태불안의 감소가 나타난다고 한다(Breus & O'Connor, 1998). Petruzello 등(1991)의 메터분석 연구에서 가장 효율적인 운동지속 시간은 21-30분(효과크기: 0.41)이고, 31-40분 동안 운동할 때는 효과크기가 0.25이므로 상태불안을 낮추기 위한 운동은 30분 이상 지속할 필요가 없다고 할 수 있다. 실제로 Jackson 등(2004)은 30분간의 유산소운동 후에 최고의 항불안 효과가 나타난다고 주장하였다.

Raglin & Morgan(1987)의 연구에 따르면, 조용한 휴식으로 인한 상태불안의 감소는 30분 이내에 끝나는데 비해 운동의 효과는 2시간 동안 지속되었다고 한다. Seeman(1978)은 운동 직후에 불안 감소가 4~6시간 지속되다가, 24시간 후에 운동 전의 상태와 동일한 불안 수준으로 돌아온다고 주장하였다. 따라서 연구들을 종합하면 운동이 상태불안을 감소시키는 것은 물론 만성적 불안이 시작되는 것을 예방하는 역할도 할 수 있다는 것을 알 수 있다.

2) 운동의 특성불안 감소 효과

Petruzello 등(1991)의 메터분석 연구에 따르면 운동이 특성불안을 감소시키는 효과크기는 0.34이었다. 장기간운동의 특성불안 감소에 관련된 여러 매개변인들의 효과크기들을 보면 유산소운동의 효과크기 0.36은 무산소운동의 -0.16과 비교할 때 평균값에서 큰 차이를 보이고 있다.

10주간의 유산소운동 후에 유의한 효과크기(0.50)를 나타내었고, 16째 주에 가장 큰 효과(0.90)를 보였으므로 운동기간은 길수록 좋다는 것을 의미한다. 이는 성격의 일부인 특성불안을 낮추기 위해서는 장기간의 운동이 필요함을 의미한다. 운동지속시간은 40분 이상 지속할 때 제일 높은 효과크기(0.42)가 나타났으나, 21~30분에서 이미 0.41의 효과크기를 보이고, 30~40분에서는 0.02의 효과크기가 나타났다. 따라서 특성불안을 낮추기 위해서 30분 이상 운동할 필요는 없다는 결론을 내릴 수 있다.

운동의 강도는 최대운동 능력의 70~79%에서 0.29, 80%이상에서 0.45의 효과크기가 발견되었으므로 적어도 70%이상의 강도로 운동해야 한다는 것을 의미한다. 그러나 Moses 등(1989)의 연구에서는 10주 동안 보통 강도(60%의 VO2max)로 운동한 집단은 불안이 감소되었고, 같은 기간에 높은 강도(70-75%의 VO2max)로 운동한 집단과 비 운동 집단에서는 아무런 변화가 일어나지 않았다. 높은 강도의 운동은 체력을 증강시켰지만 불안을 낮추는 효과는 없었으므로 운동으로 심리적 효과를 얻기 위해서 체력수준의 증가가 반드시 필수적인 요소가 아님을 의미하고 있다.

운동과 불안에 대한 국내의 연구들(1996-2004 게재)을 고찰한 결과, 조사연구나 실험연구에 관계없이 불안감소 효과가 보고되었다. 그리고 운동 외 태권도, 무용, 단전호흡 등의 신체활동에서도 항불안 효과가 관찰되었다. 운동의 항불안 효과를 고찰한 국내외 연구들의 결과들을 요약하면 다음과 같다.

* 운동 프로그램의 기간이 길수록 효과가 크다(몇 시간, 며칠 보다 몇 주가 효과적).
* 유산소운동의 강도는 최대운동능력의 30%~70%로 하고, 무산소운동은 30%~50%로 하는 것이 효과가 좋다.
* 상태불안이 높은 경우에 효과가 크지만 낮은 사람에게도 효과는 나타난다.
* 가장 효과적인 운동지속시간은 30분이지만 그것에 관계없이 효과는 나타난다.
* 운동 후 항불안 효과는 24시간 정도 지속된다(빠른 경우 4-6시간 지속).
* 운동의 항불안 효과는 근육 긴장의 감소와 관계가 있다.
* 체력 수준이 낮아도 불안은 감소될 수 있다.
* 항불안 효과는 운동 강도, 운동 지속시간, 운동 형태에 관계없이 일어날 수 있다.
* 유산소운동은 일반적인 우울증 치료 수단들과 비슷한 수준의 효과가 있다.
* 항불안 효과는 성별, 체력수준, 적극성, 불안정도, 건강상태, 연령에 관계없이 나타난다.

5. 우울증의 증상

임상적으로 진단되는 가장 흔한 형태의 우울증은 '대우울증 에피소드major depressive disorder'이다. 미국정신병학회에 따르면 2주 동안에 8개의 우울증상 중 5개의 증상을 보이면 대우울증이라고 한다. 그리고 두 개의 핵심증상[우울한 기분, 현저한 의욕(흥미)상실] 중에서 하나가 반드시 포함되어야 한다고 한다. 8개의 증상들을 요약하면 다음과 같다.

* 다이어트에 변화를 주지 않았는데 체중이 증가하거나 감소(한 달 동안 5%의 변화)
* 날마다 식욕이 증가하거나 감소
* 거의 매일 불면증 혹은 과수면
* 거의 매일 심동적 동요 혹은 지체, 다른 사람의 눈에도 보임
* 거의 매일 피로 혹은 에너지 고갈
* 죽음에 대한 반복적인 생각(죽음에 대한 두려움은 아님) ; 자살에 대한 반복적 충동

어떤 사람이 대우울증에피소드에 걸리면 위의 증상들이 개인생활은 물론 사회활동이나 직장생활에서 심각한 스트레스와 장애를 야기한다. 그러나 갑상선기능항진hyperthyrodism과 같은 약물남용이나 약물치료에 의해서 우울증이 생기면 대우울증에피소드이라고 할 수 없다. 사랑하는 사람이 죽은 뒤 한두 달 뒤에도 비슷한 증상들이 나타날 수 있는데 현저한 기능장애, 무가치한 느낌, 자살충동, 정신이상 증상, 심동적 지체가 없으면 대우울증이라고 할 수 없다.

6. 우울증의 원인과 치료

우울증은 갑상선질환, 당뇨병, 공피증, 간염, 류마티스 같은 생물학적 질병들

이 뇌에 영향을 미쳐서 야기될 수 있다. 그 외에 사망이나 이별로 사랑하는 사람을 잃는 것과 같은 정신적 충격에 의해 우울증이 생길 수도 있다. 우울증은 학생들이 학업목표를 성취하지 못했을 때 자신의 가치에 대해 실망하는 것과 같이 자긍심을 상실하여 나타날 수도 있다. 우울증은 장기간의 불안이나 정신적 스트레스의 결과로 나타나는 교감신경계와 시상하부 - 뇌하수체 - 부신피질계 hypothalamic-pituitary-adrenal cortical system의 과도한 자극에 의해서도 야기될 수 있다. 그리고 우울증은 명확한 이유가 없이도 발생할 수 있다.

원인에 상관없이 우울증은 뇌에 있는 신경전달물질들의 불균형과 관계가 있다. 신경전달물질은 기분, 즐거움, 합리적 사고를 통제하는 뇌세포들의 활동에 영향을 미치는 화학물질들이다. 어떤 사람들은 스트레스에 노출되면 쉽게 우울증에 걸린다. 통제할 수 없는 스트레스에 반복적으로 노출되면 신체의 자연적이고 생물학적인 반응에 심한 부담을 줄 수 있다. 뇌에서 두 개의 주요한 신경전달물질인 노레피네프린과 세로토닌은 스트레스에 대처하기 위해 필요한 행동적(동기유발), 생리적(심박수, 혈압, 호르몬) 반응들을 자극하는 다른 세포들의 신경활동을 조절한다. 계속적인 스트레스를 받은 후에는 NE와 5-HT를 만들고 분비하는 신경들이 필요한 만큼 빠르게 대처하는 능력을 잃게 되어 문제가 발생한다. 치료약을 복용하면 그러한 신경세포들이 2~3주내에 정상적인 기능을 되찾도록 도와준다. 규칙적인 운동은 치료약과 비슷한 작용을 통하여 그러한 기능장애를 예방하고 상실된 기능을 되찾게 도와준다고 믿어지고 있다.

7. 운동과 우울증의 관계

지금까지 우울증은 약물과 심리치료를 통하여 치료가 이루어져왔다. 최근의 연구들에 의하면 비 신체활동과 우울증과는 상관이 높으며 운동은 우울증을 치료하는데 효과적인 수단이 될 수 있다고 했다(Dishman, 2004; 류호상, 2005). 운동의 항우울증 효과에 대한 초기의 연구들은 달리기가 명상이나 심리치료와 비슷한 효과가 있다고 했다. Griest 등(1978)은 우울증 환자들에게 달리기를 45

분간 주당 3회 10주간 시킨 결과 같은 기간 동안 심리치료를 받은 환자들과 비슷한 수준으로 증세를 낮출 수 있음을 관찰하였다. 최근의 연구에서도 우울증 환자들에게 주당 세 번, 16주간의 유산소운동을 시킨 후 약물치료[Zoloft]나 운동과 약물치료를 병행한 경우와 비슷한 치료효과를 관찰하였다(Blumenthal 등, 1999).

우울증 환자를 대상으로 실험 연구한 논문들을 고찰한 Martinsen & Stephens (1994)에 따르면 유산소운동은 비 운동과 달리 항우울증 효과가 있고 무산소운동, 심리치료, 명상을 한 경우와 비슷한 효과를 가진다고 하였다. 이러한 발견들은 80개의 논문들을 메터분석한 North 등(1990)의 연구결과와도 일치한다. 그들의 연구는 운동의 항우울증 효과크기가 0.53임을 보고하였고, 운동의 효과가 정상인보다는 우울증 환자들에게서 더욱 크게 나타난다고 하였다.

North 등(1990)에 따르면 항우울증 효과를 위한 운동기간은 길수록(21~24주) 좋고, 주당 운동빈도는 높을수록 효과가 크다고 했다. 그러나 운동강도에 대해서는 불일치한 결과를 나타내었다. North 등(1990)의 메터분석에서 장기간운동의 항우울증 효과는 레저활동, 이완[relaxation], 심리치료보다 크다고 나타났다. 그러나 그들이 구한 심리치료의 효과크기(0.34)는 임상심리학[clinical psychology] 문헌에 나타난 심리치료의 효과크기(0.93)과 많은 차이를 나타냈으므로, 메터분석에 사용된 연구들의 조작적 정의나 평가를 다시 검토하여 보다 객관적인 결론을 내릴 필요가 있다. 이 연구에서 운동과 심리치료를 병행할 때 효과크기(0.81)가 가장 크다는 사실은 주목할 만하다.

우울증을 감소시키는 운동의 효과크기 0.53은 약물치료의 1.51(Workman & Short, 1993)나 심리치료의 0.90(Smith 등, 1980)에 비해 낮다. 그러나 비교집단에 비해서 충분히 유의한 차이를 보였고, 그 수치들이 건강에 관련된 것들이므로 중요하다. 더욱이 약물치료에 따르는 두통이나 위장장애 같은 부작용[side effects]과 심리치료에 드는 고비용을 고려하면 더욱 중요한 효과임에 틀림없다. 특히 심리치료는 증상이 가벼운 경우에만 효과가 있고, 약물치료의 경우 시간과 함께 복용량을 늘여야 하고 줄이거나 멈추면 증상이 더욱 악화되는 문제를 가지고 있다(Tollefson, 1991). 따라서 운동은 우울증 치료를 위한 대체수단이나 보조수단으로 사용될 자격을 충분히 갖추고 있다고 할 수 있다. 외래 우울증환자들이 일단 운동을 경험하면 그것의 치료효과를 높이 평가한다(Martinsen & Medhus, 1989)는 사실은 매우 고무적이다. 이 연구에 따르면 운동을 경험해 본 환자들은 심리치료, 다른 환자와 교제, 간호사와의 면담보다 유산소운동을 가장 효과적인 우울증 치료수단으로 여기고 있었다.

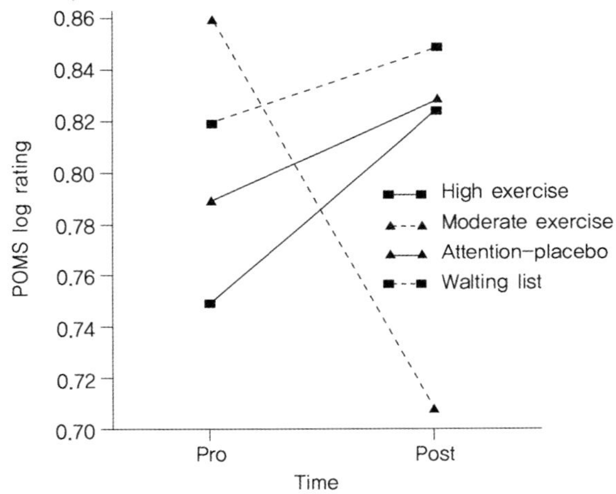

그림 6-1. 우울증 치료효과 비교

운동의 항우울증 효과를 고찰한 연구결과들을 종합적으로 요약하면 다음과 같다.

* 운동의 항우울증 효과는 연령, 건강상태, 성별에 관계없이 나타난다.
* 운동의 항우울증 효과는 심리치료의 효과와 비슷한 수준이다.
* 운동의 항우울증 효과는 운동을 적어도 9주 이상 지속했을 때 효과가 크다.
* 유산소운동과 무산소운동 둘 다 항우울증 효과를 가지고 있다.
* 체력수준에 관계없이 운동의 항우울증 효과는 나타난다.

8. 운동의 정신건강 증진 기전

과거의 문헌들이 운동과 정신건강은 긍정적인 상관관계가 있다는 결론을 내려왔다. 그러나 인과적 관계를 관찰하지는 못했고, 왜 운동이 정신건강을 증진시킬 수 있는지 그 기전mechanism에 대해서도 명확한 해답을 제시하지는 못했다(Dishman, 1994; Buckworth & Dishman, 2002). 따라서 일반인들이 운동에 적극적으로 참여할 수 있도록 권장하기 위해서 는 그 기전을 설명할 수 있는 질 높은 과학적 연구의 수행이 절실한 시점에 있다. 지금까지 문헌에 나타난 운동의 정신건강 증진을 설명하는 가설들을 살펴보면 다음과 같다.

1) 심리학적 가설

(1) 탈피효과

운동을 함으로서 일상 업무나 스트레스를 주는 일로부터 벗어나기 때문에 기분이 좋아진다는 설명으로 이 가설이 제기되었다. 탈피distraction, 중지time out, 혹은 기분전환 효과로 불리는 이 가설은 Behrke와 Morgan(1978)에 의해 지지되었는데, 그들은 실험에서 운동, 명상, 조용한 휴식 후를 서로 비교했을 때 세 가지의 방법 모두에서 항우울증 효과를 발견하였다. Wilson 등(1981)의 실험에서도 달리기, 체육수업, 점심식사 후의 상태불안을 비교 조사한 결과 세 가지 조건 모두에서 비슷한 수준의 감소효과가 나타났다. 가장 최근에 Breus & O′Connor(1998)는 공부를 하며 운동한 집단에게는 불안감소가 나타나지 않았고, 운동만 한 집단에게서 그 효과가 나타남을 발견하여 불안감소가 신체적 활동에 의해서보다는 하나의 탈피효과에 의한 것이라는 결론에 도달하였다. 그러나 이 가설은 운동에 의한 불안감소가 다른 일반 방법들보다 효과가 크고 오래 지속된다는 사실을 인정할 때 그 타당성이 약해질 수 있다.

(2) 사교활동

운동을 하면 다른 사람과 교제할 수 있는 기회가 많아지므로 외로움이 줄어들어 우울증이 개선된다는 가설이다. 많은 연구들이 혼자서 운동할 때보다 사람들과 같이 운동할 때 심리적 효과가 크다고 밝혀왔다. 운동을 처음 시작한 사람일수록 사교활동social interaction의 효과는 크고, 경험이 오래되어 운동을 통해 내적인 보상을 받기 시작하면 그 효과가 줄어들 수 있다고 했다(North 등, 1990). 그룹을 지어 운동하면 운동 실천adherence율도 증가되므로 생활체육 현장에서는 단체운동 프로그램도 운영할 필요성이 제기된다.

(3) 증가된 자긍심

자긍심self-esteem은 인간이 자신에 대해 느끼는 가치이기 때문에 정신건강에 가장 핵심이 되는 요소다. 실제로 불안과 우울은 낮은 자긍심과 관련이 깊은 것으로 알려져 있다. 운동을 통하여 신체 이미지에 긍정적인 변화가 생기면 자기개념에 변화와 함께 자긍심이 증가하기 때문에 정신건강이 좋아진다는 가설이다(Fox, 1997). 자신의 신체, 체력, 스포츠기술에 대해 사람들로부터 긍정적인 평가를 받으면 실질적인 체력의 향상 없이 자긍심은 증가할 수 있다(Sonstroem, 1997). 운동을 통하여 향상된 통제감, 유능감, 효능감도 같은 맥락의 설명력을 갖고 있다. 이외에 운동을 통한 성취감(Benight, 1989)과 자신감(Simons 등, 1985)의 향상 등이 정신건강을 증진시키는 이유로 거론되었다.

2) 생물학적 가설

운동의 정신건강 증진효과에 대한 기전을 설명하기 위해 일부 심리학적 가설들이 제안되어 왔지만 한계를 가지고 있었다. 최근에는 그 이유에 대한 생물학적 설명들이 많은 관심을 끌고 있다. 우울증에 걸리면 여러 생물학적 체계가 무너지고 운동은 그것들에 영향을 미칠 수 있기 때문에 이 접근 방법의 필요성과 잠재력은 매우 크다.

(1) 체온의 상승

운동 직후의 체온은 평상시와 비교하여 높아지는데, 그에 따라 근육의 근전도EMG 반응이 이완되는 것을 알 수 있다. 뇌전도EEG에서는 대뇌피질의 신경활동에 긴장이 없을 때 나타나는 알파활동alpha activity이 증가한다. 인간의 정신적 과정은 알파파가 나타날 때 가장 효율적이며, 명상 시 알파파의 출현은 스트레스와 불안이 감소한 쾌적한 두뇌상태를 의미하기 때문에 정서적 안정을 나타내는 척도로 활용되고 있다. 이러한 반응들은 사우나목욕이나 음주 후에도 나타나므로 호소력이 있다. 실제로 Raglin & Morgan(1985)은 운동을 하지 않고 따뜻한 물로 체온만 높인 후에도 심리검사에서 불안감소가 일어났다고 보고했다.

(2) 뇌혈류의 증가

운동으로 혈관이 확대되고 뇌혈류가 증가하면 산소와 영양소의 공급이 증가되며서 기분이 좋아지게 된다는 가설로 그럴 듯하지만 과학적으로 증명되는데 어려움이 있다. 체온 상승과 같은 맥락의 가설이지만 운동에 의한 혈류의 증가가 정서에 관련된 뇌 지역에서 발생하는지를 과학적으로 규명하기 위해 노력하고 있다.

(3) 엔돌핀 증가

엔돌핀은 모르핀morphin과 유사하게 체내에서 통증을 덜어주고 기분mood을 좋게 하는 역할을 하는 호르몬이다. 이 엔돌핀의 분비는 운동 후에 불안과 우울증이 감소되는 효과를 설명하는 데 있어서 연구자들의 관심을 끌어왔다. 그러나 지금까지의 엔돌핀 분석이 팔이나 다리에서 채취한 혈액을 가지고 이루어졌기 때문에 수용성 호르몬인 엔돌핀은 혈·뇌장벽blood brain barrier을 통과할 수 없으므로 뇌에서는 어떤 반응이 일어날 수 없다는 주장도 제기되었다. McArthur(1985)는 운동을 하면 혈·뇌장벽의 투과성permeability에 변화가 생겨 엔돌핀의 유입이 일어나고, 궁극적으로 뇌에서 기분을 증강시키는 역할을 할 수 있다고 주장하였다. 반면 Farell(1988)은 실험을 통하여 운동은 혈·뇌장벽의 투과성을 변화시킬 수 없다고 밝혀 논란이 되기도 하였다. 그러나 운동과 엔돌핀의 정적 상관관계가 존재하는 만큼 무시할 수 없는 중요한 가설임에 틀림없다.

(4) 수면의 향상

불안과 우울증 환자는 불면증을 가지고 있는 경우가 많다. 운동은 전체수면total sleep 시간과 서파slow wave 수면 시간을 증가시켜 수면을 향상시키는 효과를 가지고 있다(류호상 등, 2007). 또한 운동은 쉽게 잠들게 하고, 수면 중에 깨는 빈도도 줄이는 효과를 가지고 있기 때문에 이러한 효과들이 정신건강에 유익하다는 가설이다. 특히 Singh 등(1997)은 10주간, 주당 3회의 무산소운동이 우울증 환자들의 수면장애를 감소시켰다고 하였다. 운동은 신체의 회복, 에너지 보호, 체온 상승, 멜라토닌의 분비를 높여 수면을 촉진한다고 믿어지고 있다.

운동이 수면에 미친 영향 중에서 가장 주목할 사실은 운동이 수면의 5단계인 급속안구운동수면rapid eye movement sleep 시간을 감소시킨다는 것이다(O′Conner & Youngstedt, 1995). 우울증에 걸리면 급속안구운동수면 시간이 길어지는데, 치료수단으로 약을 복용하거나 전기경련요법electorconvulsive therapy 후에는 급속안구운동수면 시간이 줄어들면서 우울증상도 호전되므로 임상분야에서는 인위적으로 급속안구운동수면을 박탈REM sleep deprivation하는 방법도 사용해 왔다. 따라서 운동 후 단잠을 취한 다음 날은 몸이 상쾌하고 기분이 좋아지는 이유를 설명할 수 있는 하나의 증거가 될 수 있다.

(5) 신경전달물질의 활동증가

장기간운동을 하면 뇌, 특히 전두피질frontal cortex과 변연계limbic system 지역에 모노아민monoamine 신경전달물질neurotransmitter인 노레피네프린과 세라토닌의 활동들이 증가되어 신경활동을 정상화함으로써 정신건강을 증진시킬 수 있다는 설명이다. 노레피네프린은 교감신경계의 활동에, 세라토닌은 부교감신경계의 활동에 밀접히 관여하면서 변연계에서 인간의 정서를 다스리는데, 특히 우울증에 매우 밀접히 관련된 신경전달물질들로 알려져 있다. 이 가설은 Ransford(1982)에 의해 제안되었고 신경과학neuroscience의 연구방법을 선호하는 연구자들의 호응을 불러 일으켰다. 변연계의 위치와 구조가 〈그림 6-2〉에 있는데, 미세한 회색점 지역이 변연계에 해당한다.

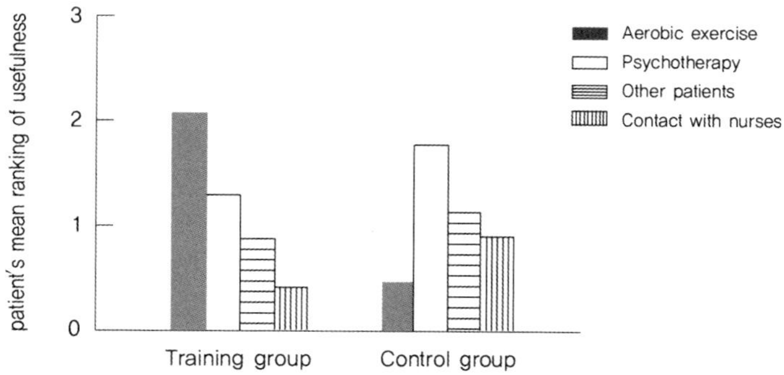

그림 6-2. 변연계의 구조

(6) 생리적 강건

장기간의 운동은 여러 생리적 기능들(심폐지구력, 근력, 근지구력, 유연성 등)을 강화시키고, 이것은 곧바로 심리적인 안정으로 이어진다는 설명이다. 신체활동을 하면 몸의 생리적 균형이 깨어지므로 운동도 하나의 스트레스가 된다. 따라서 만성적으로 운동을 하면 교감신경계에 적응이 일어나 다른 스트레스에 대해서도 충격을 받는 정도가 적으며, 대처능력도 좋아지면서 정서적으로도 안정된다는 가설이다. 이것을 두고 Lox 등(2003)은 생리적 강건physiological toughness 이란 용어로 설명을 하였다.

체내의 거의 모든 기관들이 뇌의 통제를 받아 움직이고, 반대로 심리적 스트레스에 대처하기 위해 체내 호르몬은 물론 심장과 같은 생리적 기관들이 활동을 높여 그것에 적극적으로 대처하는 심리와 생리 사이의 밀접한 관련을 감안할 때 이 가설 또한 충분한 설득력을 갖고 있다. 이는 마음을 잘 다스리면 위장병이나 고혈압 같은 신체적 질병을 치료할 수 있듯이, 역으로 운동으로 신체가 적절히 단련되면 정신건강을 향상시킬 수 있다는 Folkins와 Sime(1981)의 주장과도 일치한다.

이상과 같은 생물학적 가설들은 잠재력이 큰 반면, 이에 대한 연구는 아직 초기단계에 머물러 있다. 따라서 어떠한 작용으로 운동이 정신건강을 증진시키는지 현재로선 명확한 답이 없고, 단지 하나가 아닌 여러 요소가 서로 복합되어 효과를 일으킨다는 관점이 바람직하다. 장래에 양전자방사단층촬영positive emission tomography; PET나 자기공명영상법magnetic resonance imaging; MRI을 이용하여 운동 후의 대뇌활동을 직접 조사해 보면 좀 더 명확한 답을 얻을 수 있을 것이다.

운동의 정신건강 증진 효과를 설명하는 인류학적 가설에 따르면 인간은 유전적으로 신체활동을 하도록 만들어졌기 때문에 운동을 안 하면 정신건강에 이상이 생긴다는 것이다. 따라서 운동의 효과를 눈에 보이는 건강증진이나 운동기술의 향상에서만 찾지 않고, 유희적 속성을 가진 신체활동 자체를 즐기는 것만으로 운동은 충분한 가치를 가지고 있다고 볼 수 있다. 지금까지의 문헌들(Weinberg & Gould, 2003; 류호상, 2005)은 운동이 심장병, 당뇨병 등의 성인병 예방은 물론 정신건강과도 유의한 상관을 가지고 있다는 결론을 내렸다. 그 결과들을 요약하면 다음과 같다.

* 체력은 정신건강이나 웰빙과 정상관의 관계가 있다.
* 운동은 상태불안 같은 스트레스 정서와 역상관의 관계가 있다.
* 불안과 우울증은 정신적 스트레스에 대처하지 못해 야기된 증상들이며, 운동은 중등도의 우울 증세를 감소시키는 역할과 관련이 있다.
* 장기간운동은 특성불안을 감소시키는 역할과 관련이 있다.
* 심한 우울증은 약물치료, 전기경련요법, 심리치료와 같은 전문치료를 요하는데, 운동은 그들의 보조수단으로 사용될 수 있다.
* 적당한 운동은 신경근육의 긴장, 안정 시 심박수, 그리고 스트레스호르몬 같은 지표들의 반응을 낮춘다.
* 임상분야에서는 운동의 심리적 효과가 연령과 성별에 관계없이 일어난다고 믿는다.
* 심리치료로 약을 복용 중인 자는 의료진의 관찰 하에 안전하게 운동해야 한다.

07 chapter

비만과 운동

1. 비만의 정의

비만은 생활수준의 향상과 산업의 발달, 이에 따른 과도한 식이, 신체활동의 감소가 주요인이며 인간의 삶의 질을 저하시키는 대표적인 요인이다. 과체중과 비만으로 알려진 인구비율이 국내외적으로 증가하고 있는 추세이며 이러한 증가는 아동에서부터 노인에 이르기까지 전 연령층에서 나타나고 있다. 비만을 명확하게 이해하기 위해서는 과체중과 비만의 구별이 필요하다.

1) 과체중

과체중이란 신체적 외형으로 비만을 판단하는 것이며 주로 체격지수나 표준체중에 의해 이루어진다. **체격지수**에 의한 방법으로 체질량지수BMI; Body Mass Index가 있으며 체질량지수의 수치가 25이하이면 정상이고 25~29 사이이면 비만, 30 이상일 경우는 고도비만으로 판정한다.

$$BMI = 체중(kg) / 신장^2(m)$$

표준체중에 의한 방법은 신장(cm)에서 100을 뺀 수치를 표준체중으로 가정하고 표준체중의 110%~120%는 비만으로, 120% 이상을 높은 비만으로 판정하는 방법이다. 이 방법은 Broca가 서양인을 대상으로 개발하였기 때문에 동양인을 대상으로 할 때는 다음의 식을 사용한다.

표준체중 = [신장(cm) - 100] × 지수(남자;0.9. 여자; 0.85)

표준체중의 ±10%는 정상범위에 해당된다. 20% 이상 초과는 약한 비만, 25% 이상 초과는 중도비만, 30% 이상은 심한 비만으로 분류된다. 비만경계체중을 산출하는 방법은 아래와 같다.

비만경계체중 = (표준체중 × 0.3) + 표준체중

언급한 과체중에 의한 비만의 판정은 편리하기는 하지만 문제점을 내포하고 있다. 단순히 신장과 체중을 기준으로 비만을 판정하게 될 경우 비만의 결정요인인 체지방을 비율을 알 수 없는 것은 물론 뼈, 근육, 수분 등의 건강과 관련되는 다른 체구성성분의 비중을 알 수 없다. 예를 들면 신장과 체중이 각각 186cm, 113kg으로 동일한 두 사람이 있는데 이중 한 사람은 미식축구선수이고 다른 한 사람은 운동을 하지 않고 과식하는 사람이라고 가정하자. 두 사람은 동일한 신장과 체중이지만 체지방, 근육 등의 체구성성분은 다를 수 있다. 또한 인체의 형태를 외배엽형(야윈 형)과 중배엽형(근육형), 또는 내배엽형(비만형)으로 분류하여 비만을 판단하는데 이것 또한 비만을 정확히 구분 못한다. 유사한 야윈 형의 두 사람은 현저하게 다른 지방비율을 가지고 있을 수 있다. 또한 근육형의 사람은 야윈 형의 사람에 비하여 보다 낮은 지방비율을 가지고 있을 수 있다.

실제 외형상의 체형과 체중은 정상인데 근육 량은 적고 체지방이 높아 실제적으로 비만인 경우를 흔히 볼 수 있는데 이것을 **마른 비만**이라고 한다. 마른 비만은 노화에 따라 근육 량이 감소하면서 나타나는데 근래에는 젊은 연령에서도 흔히 나타난다. 젊은 연령에서 나타나는 마른 비만의 원인은 신체활동이 부족한 상태에서 식이제한에 의해 체중을 조절하기 때문이다. 반면 체지방은 정상이면서 근육 량이 많아 나타나는 과체중은 더욱 건강한 체구성성분이라고 할 수 있다. 따라서 체중이나 체격지수에 의한 비만의 판단은 임시적으로 자신의 비만여부를 판단할 때 사용할 수 있으며 보다 정확한 비만의 상태를 파악하게 위해서는 체지방의 비율을 파악할 필요가 있다.

2) 비만

비만이란 외형적인 비만보다 체지방이 지나치게 많은 상태를 의미하며 실질적인 건강의 지표가 된다. 인체 적절한 체지방범위는 〈표 7-1〉과 같다.

표 7-1 적절 체지방 범위

형태	남	여
필수 지방	>5%	>8%
최적의 활동 위한 지방	5–13%	12–22%
최적의 건강 위한 지방	10–25%	18–30%
비만	>25%	>30%

일상적으로 비만의 판정은 최적의 건강유지에 필요한 지방으로 결정하는데 가장 이상적인 체지방은 최적의 활동을 위한 지방을 유지하는 것이다. 특히 연령이 증가함에 따라 체지방 또한 증가함을 감안할 때 젊은 연령의 사람들의 경우 최적의 활동에 필요한 지방을 유지하는 것이 중요하다. 연령이 증가함에 따라 체중이 매년 평균 1.5파운드약 0.7kg씩 증가하는 것으로 알려져 있으며 **누적비만**creeping obesity으로도 알려져 있다.

한편 단순히 체지방을 기준으로 인체의 건강을 판단하는 것 또한 완전하지 않다. 과체중에서 나타나는 마른 비만과 유사하게 체지방이 정상이더라도 근육 량이나 골 량 등의 다른 체구성성분이 부족하게 되면 역시 건강한 상태라고 보기 어렵다. **근육 량**은 신체활동, 대사, 골밀도는 물론 수명, 질환, 삶의 질과 밀접한 관계가 있다. 특히 나이가 들게 되면 지속적으로 근육 량이 감소함을 감안할 때 젊은 시절 근육 량이나 골 량의 감소는 더욱 위험할 수 있다. 노화에 의한 사망에는 항상 질병이 동반되지만 질병의 발생은 근육 량과 근력저하에 의한 비활동적인 생활과 상당부분 관련되어 있음을 인지하여야 한다. 따라서 체구성성분을 통하여 건강적 상태를 판단하기 위해서는 체지방의 수치는 물론 근육의 양, 수분 등 인체를 구성하는 다른 주요성분들의 분포 또한 파악하여야 한다.

2. 비만과 관련되는 위험 요인

과도한 지방은 건강은 물론 삶의 질에 부정적인 영향을 미친다는 것은 잘 알려진 사실이다. 그렇지만 인체의 모든 지방을 제거해야 건강하다는 의미는 아니며 적절하게 분포하는 **건강한 지방세포**는 인체의 건강을 위하여 중요하다. 건강한 지방세포의 긍정적 효과로 *첫째*, 절연을 통하여 체온을 조절한다. *둘째*, 에너지를 저장한다. *셋째*, 필요 이상으로 존재하는 혈중의 중성지방을 흡수하여 혈중지질을 낮춘다. *넷째*, 인체 유익하게 작용 하는 렙핀(leptin)과 아디포넥틴(adiponectin)을 분비한다. 렙틴은 포만감을 유도하고 아디포넥틴은 인슐린저항을 개선하고 염증을 가라앉히는 역할을 한다. 이것은 비만, 동맥경화나 인슐린저항성을 방지하는 역할을 한다. *다섯째*, 호르몬균형을 유지하게 하여 근육과 골 손실, 골절 그리고 다른 생활을 위협하는 생리학적 문제를 제거한다.

반면 **과도한 지방세포**의 경우 질병 및 삶이 질을 저하시키는 원인이 된다. 과도한 지방에 의한 부정적 효과로 *첫째*, 염증촉발물질로 알려진 TNF-alpha, IL6, CRP를 분비한다. 염증은 면역반응의 일종으로 침입한 세균과 바이러스로부터 몸을 보호하고 사멸한 세포를 청소하며 암세포의 증식을 억제하지만 과도한 염증반응은 혈관 벽의 염증은 물론 혈관의 탄력을 저하시켜 동맥경화에 의한 혈관질환과 고혈압, 인슐린저항증을 초래한다. *둘째*, 대상증후군을 초래한다. 대사증후군이란 허리둘레(북부비만), 고혈압, 높은 중성지방, 낮은 HDL, 높은 혈당과 같은 5가지 항목 중 3개 이상에 해당하는 경우를 말한다. 그렇지만 2개만 포함한다고 해서 안전하다는 의미는 아니며 여전히 위험성을 가지고 있으므로 조절해야 한다. 대사증후군은 사망과 밀접하게 관련된 다양한 질환의 원인이 된다. *셋째*, 암은 물론 천식과 류마티스관절염 등 자가면역질환의 원인이 된다. 비만과 관련되는 구체적인 위험요인은 다음과 같다(Nieman, 1995).

* 대장암, 유방암, 전립선암, 담낭암, 난소암, 자궁암의 위험 증가
* 심근경색, 심비대, 동맥경화, 고혈압, 고지혈증, 당뇨병과 같은 심혈관질환과 대사성질환을 증가
* 우울과 불안수준 증가
* 조기사망 위험을 2배 이상 증가
* 자부심, 수입, 직업 승진기회 감소
* 결혼, 학문적 성취 가능성의 감소

3. 비만의 증상

비만은 인체에 여러 증후를 초래하는데 구체적으로 아래와 같다.

* 폐포 내의 환기 감소, 체내의 이산화탄소 축적에 의한 만성피로
* 순발력이 떨어지고 동작이 느려지며 조금만 움직여도 숨이 차고 가슴이 뛴다.
* 일의 능률이 향상되지 않고 매사가 귀찮으며 잠이 많아진다.
* 관절 부위에 무리를 주어 관절통이 발생
* 여성의 경우 불규칙하고 과다한 월경
* 겨드랑이와 복부 등에 습진과 같은 피부염이 발생

4. 비만의 원인

1) 에너지균형의 파괴

비만의 궁극적인 원인은 에너지균형의 파괴이다. 에너지균형은 과잉에너지

균형positive energy balance과 부적에너지균형negative energy balance으로 구분될 수 있다. **부적에너지균형**은 소비하는 에너지에 비하여 섭취하는 칼로리가 적은 에너지균형상태이며 체중은 감소하게 된다. **과잉에너지균형**이란 소비하는 에너지에 비하여 섭취하는 칼로리가 많은 상태이며 체중 증가의 원인이 된다. 즉 소비하는 칼로리보다 섭취량이 많으면 체중은 증가되며 섭취하는 것 보다 더욱 많은 칼로리를 소비하면 체중은 감소된다. 권장량 이상의 식이를 섭취하더라도 추가된 양만큼의 칼로리를 소비하면 체중은 증가하지 않는다. 식이섭취량이 많음에도 불구하고 체중이 증가하지 않는 사람이 있다면 대사활동이 높거나hyperactive metabolism 신체활동으로 여분의 칼로리를 소비하여 에너지균형을 유지하기 때문이다. 체중이 증가하고 비만이 되었다는 것은 과잉에너지균형으로 전환되었음을 의미한다. 에너지균형의 파괴는 아래와 같은 다양한 요인에 의해 발생한다.

2) 유전

부모가 비만일 경우 자녀가 비만이 될 가능성이 높다. 부모가 모두 비만일 경우 자식이 비만일 가능성은 약 **70%**가 넘으며 한 쪽이 비만일 경우에는 약 **40%** 정도이다. 한편 부모가 모두 말랐을 경우에는 자식에게 비만이 발생할 가능성은 약 **10%** 내외이다. 비만의 유전적 소인에 대한 연구는 입양아나 일란성 쌍둥이를 대상으로 한 조사에서 볼 수 있다. Bouchard 등(1988)은 쌍둥이와 부계 관련parental association 연구에서 체지방과 유전적 요인은 서로 관련되어 있는 것으로 보고하였다. 그렇지만 부모가 비만이 아닌 사람은 전혀 비만이 되지 않는다는 의미는 아니다. 이러한 예는 피마Pima인디언들에게서 찾을 수 있는데 선천적으로 비만이 아닌 피마Pima인디언들이 비활동과 과식에 노출되자 비만으로 발전하였다고 한다.

3) 비활동적인 생활양식

에너지균형에 영향을 미치는 다른 요인으로 운동부족이 있다. 풍요로운 현대사회에서의 편리한 생활은 신체활동을 감소시키고 에너지섭취는 증가시켜 비만을 조장한다. 비만발생의 67.5%가 신체활동의 부족과 관련이 있다. 특히 앉아서 일하는 직업을 가진 사람들이나 바쁜 일과로 활동량의 부족한 사람들에게서 가장 높은 빈도로 발생한다.

4) 잘못된 식이

과도한 식이는 과잉에너지균형에 의한 비만의 위험성을 높인다는 것은 잘 알려져 있다. 특히 포화지방이 많이 함유된 식이는 몸에 축적되기 때문에 비만의 원인이 된다. 불포화지방이라고 해도 과도하게 섭취하거나 트렌스지방으로 변형될 경우 비만의 원인이 된다. 트렌스지방은 운반과 보관의 편리를 위해 고체형태로 가공하는 과정에서 만들어진다. 단식, 편식, 불규칙한 식사, 빠른 식이 등 **잘못된 식습관** 또한 비만의 위험성을 높인다. 단식이나 불규칙한 식이에 의한 체중감량은 일시적으로 많은 체중을 감량하게 하지만 다시 원래의 체중으로 돌아갈 수 있으며 이때 증가된 체지방은 복부에 집중된다. 무엇보다 영양결핍이 초래될 수 있으며 여성의 경우 당뇨병의 발생률이 20% 높아진다. 과도한 식이나 잘못된 식이섭취는 부모로부터 배우기 쉽다. 과다한 알코올섭취 또한 비만의 원인이 된다. **알코올**은 1g당 7kcal의 칼로리를 포함하고 있다. 더욱이 알코올은 체지방의 분해를 방해하고 식욕을 자극하며 당지수가 높은 음식이나 기름진 음식을 더욱 요구하게 만든다. 그렇지만 알코올중독수준에 이르게 되면 식욕을 조절하는 중추가 손상되어 오히려 식욕은 감소된다. 알코올을 섭취하는 동안 일시적으로 식이가 억제되는 경우가 있지만 알코올섭취에 따른 부작용은 일시적이 아닌 장기적이고 관점에서 평가하여야 한다.

5) 연령의 증가

대사가 활발히 이루어지는 젊은 시절에는 다소 과잉의 칼로리를 섭취하더라도 인체는 적정체중을 유지하도록 항상성에 의해 조절된다. 또한 젊은 연령에서는 높은 근력에 의해 신체적인 활동량도 높다. 그렇지만 연령이 증가되면 근육의 양과 체력은 감소되며 이로 인하여 대사적인 체중조절기능이 사라지는 반면 비활동적인 생활은 증가된다. 이러한 상태에 이르게 되면 평소와 같은 양의 음식을 섭취하더라도 과잉에너지균형에 의해 체중의 증가가 나타날 수 있다.

6) 내분비적 원인

내분비적 장애는 비만을 초래할 수 있다. 이러한 내분비적 장애로 첫째, 내분비를 조절하는 **시상하부의 손상**의 손상을 들 수 있다. 에너지저장에 대한 정보를 통합하는 시상하부의 복내측부ventromedial region에 악성종양, 외상과 염증성질환이 발생하면 호르몬조절의 장애가 발생하며 이로 인해 비만이 발생할 수 있다. 둘째, 대사 및 포만감을 조절하는 **leptin**의 증가이다. 렙틴은 포만감을 유도하여 식욕을 억제하는 기능을 하지만 당의 섭취나 지방의 섭취가 과도할 경우 렙틴의 저항성이 증가된다. 셋째, **cortisol**의 과도한 분비이다. 코티졸은 스트레스호르몬으로 식이조절을 방해하는 것은 물론 혈당의 지방전환을 증가시킨다. 넷째, **estrogen**의 과다한 상승도 비만의 요인이 된다. 에스트로겐은 인슐린의 생성을 촉진하고 섭취된 당을 근육으로 보내 연료로 소비시킨다. 그렇지만 과도한 에스트로겐의 생성은 인슐린저항에 의해 혈중의 당을 증가시키는 것은 물론 당의 지방전환을 증가시킨다. 육류는 에스트로겐상승의 원인이므로 식이섬유가 풍부한 채소와 같이 섭취해야 한다. **환경호르몬** 또한 비만과 관련된다. 환경호르몬은 에스트로겐과 유사하게 인체에서 작용한다. 이러한 호르몬의 증가는 여아의 경우 이른 사춘기를 초래하는 조숙증이 나타날 수 있으며 남성의 경우 여성처럼 가슴이 나오게 된다. 또한 환경호르몬에 의한 테스토스테론의 기능저하는 신진대사를 저하시켜 비만을 초래할 수 있다.

7) 약물

비만은 과다한 약물복용에 의해서도 나타날 수 있다. 비만을 일으킬 수 있는 대표적인 약물로 강력한 소염작용을 하는 스테로이드로 알려진 **부신피질호르몬제**이다. 스테로이드는 염증을 억제하는 작용뿐만 아니라 식욕증가와 지방축적을 유발하기 때문에 장기간 복용하게 되면 점차 비만을 초래하게 된다. **신경안정제**와 골다공증 치료제인 **에스트로겐** 또한 비만의 원인이 된다. 따라서 질병치료를 위해서 이들 약물을 복용할 때에는 식이요법으로 열량의 섭취를 줄이고 운동요법으로 에너지소비량을 증가시키는 등의 조치가 병행되어야 한다.

8) 기타

언급한 요인 외에도 비만의 요인으로 흡연, 수면부족, 스트레스가 있다. **흡연**은 복부비만의 위험을 높이고 이상지질혈증을 유발한다. 일시적인 금연은 식욕을 증가시키고 기초대사량은 감소시켜 오히려 체지방이 증가될 수 있으므로 지속적인 금연이 중요하다. 더욱이 흡연은 암과 같은 다른 치명적인 질환의 원인이 된다. **수면부족**은 식욕을 증가시키는 그렐린의 분비를 증가시키는 반면 식욕을 저하시키는 렙틴을 감소시킨다. 또한 고지방과 고 탄수화물음식을 선호하게 만든다. 더욱이 수면부족은 피로를 유발하고 이로 인하여 운동을 소홀히 하게 한다. **스트레스** 또한 비만의 원인이 된다. 인류의 가장 큰 스트레스는 배고픔이며 굶지 않기 위해 인류는 노력하고 진화해 왔다. 이로 인해 배고픔을 느끼면 스트레스호르몬이 방출되며 이 호르몬은 체지방의 축적을 증가시킨다.

5. 비만의 분류

1) 지방축적 형태에 의한 분류

비만은 지방세포 자체가 어떻게 변화하여 인체에 축적되느냐에 따라 지방세포증식형비만과 지방세포비대형비만으로 분류된다. **지방세포증식형비만**은 지방세포의 크기는 정상이지만 세포 수의 증가로 인해 발생되는 비만이다. 지방세포 수는 정상인의 3-5배까지 증가한다. 이러한 형태의 비만은 주로 소아기 또는 청년기에 시작되나 성인에게도 발생할 수 있다. 지방세포 수에 의한 비만의 분류법은 비만의 형태해석에 유용한 방법이지만 정확히 측정하기 어렵다는 단점이 있다. **지방세포비대형비만**은 지방세포 수의 증가보다는 크기의 증가에 의해 나타나는 비만이다. 남성형비만 또는 중심성비만과 연관되며 주로 성인에게서 발생한다. 이러한 비만은 당내인성 장애, 고지혈증, 관상동맥질환 등과 같은 질환을 동반한다. **혼합형비만**은 지방세포의 크기와 수가 동시에 증가되어 나타나는 비만이며 체지방량이 특히 높은 비만환자에게서 흔히 볼 수 있다.

2) 지방의 체내분포에 의한 분류

체지방이 분포되는 부위에 따라 비만은 다르게 분류될 수 있다. **상체비만**android obesity은 하지에 비하여 상지에 더 많은 지방이 포함되어 있는 상태를 말하며 남성형 또는 중심형비만이라고도 불린다. **하체비만**gynoid obesity은 엉덩이, 대퇴부위와 같이 허리아래에 지방 분포가 많은 것을 말하며 여성형 또는 말초형 비만으로도 불린다. 여성의 경우 하체와 엉덩이 주위에 체지방이 주로 형성되는 것은 여성호르몬인 에스트로겐 때문이다. 하지만 여성도 폐경이 되어 에스트로겐의 분비가 저하되면 남성과 마찬가지로 복부에 지방이 축적된다. **피하지방비만**subcutaneous fat은 피부 아래 지방이 축적되어 나타나는 비만을 말하며 **내장비만**visceral fat은 복부내장에 많은 지방이 축적되어 있는 상태를 말한다. 비만인 상태에서 피하지방에 대한 내장지방의 비가 ***0.4*** 이상일 때를 내장비만, 그 미만을 피하지방비만으로 분류한다. 내장비만을 정확하게 측정하기 위해서는 컴퓨터단층촬영이나 MRI를 이용해야 하는데 비용이 많이 들고 활용 성이 낮다. **WHR**(waist-hip ratio)은 경비 없이 비교적 간편하게 상체비만 또는 내장비만을 측정할 수 있는 방법이다. 이것은 복부둘레와 엉덩이둘레의 비를 측정하는 하는 것으로 허리둘레의 비율이 엉덩이둘레의 비율보다 0.8 이상이 되면 복부비만이나 상체비만이 된다. 미국심장협회American Heart Association(1994)에 의하면 하체비만이나 피하지방비만보다 복부나 내장비만이 심혈관질환과 같은 질병과 이로 인한 사망의 위험이 높다고 하였다.

6. 인체의 1일 에너지소비

에너지균형에 의한 체중조절을 이해하기 위해서는 하루 인체가 어떻게 에너지를 소비하는지 이해할 필요가 있다. 섭취한 하루 칼로리는 기초대사율, 신체활동 그리고 열발생에 의해서 모두 소비된다. **기초대사율**Basic Metabolic Rate이란 절대안정 또는 휴식상태에서 인체가 생명을 유지하기 위해 필요로 하는 최소한의 에너지를 말하는 것으로 신경, 심장, 간, 신장, 근육과 같은 조직의 대사활동과 체온유지를 위해 소비되는 에너지를 말한다. 기초대사율의 측정을 위해서는 측정 전 12시간동안 식이섭취는 물론 신체적 활동도 금하여야 한다. *안정시대사율*Resting Metabolic Rate은 식사 3-4시간 후 안정을 취한 상태에서 측정한 대사 량이며 편리성 때문에 흔히 사용된다. 연령, 성별, 체격, 대사적 기능, 신체적 특성에 따라 차이가 있지만 기초대사율에 의해 소비되는 칼로리는 하루 섭취하는 총칼로리의 ***65%***를 차지한다. **신체활동**에 의하여 소비되는 칼로리는 일상적인 생활을 통하여 소비되는 에너지로 하루 섭취하는 총 칼로리의 약 ***25%***를 차지한다. 신체활동에 의한 칼로리소비는 인의 적으로 가장 많이 칼로리를 조절할 수 있는 요소이다. 신체활동에 참여하는 시간과 신체활동의 강도가 높을수록 소비하는 칼로리 비율은 높아진다. **열발생**thermogenesis은 식이, 추위, 스트레스에 따른 열의 생산에 의해 소비되는 칼로리를 의미하며 하루 섭취하는 총 칼로리의 약 ***10%***를 차지한다. 기초대사, 신체활동, 열발생에 의해 소비되는 에너지와 섭취하는 에너지가 동일할 경우 체중의 변화는 나타나지 않는다. 만약 기초대사, 신체활동, 열발생에 의해 소비되는 칼로리가 섭취하는 칼로리보다 적을 경우 과잉에너지균형에 의해 비만으로 발전한다.

이중에서 체중조절에 가장 많은 영향을 미치는 것이 신체활동과 기초대사이다. 기초대사는 인체가 섭취하는 칼로리의 절반 이상을 소비하며 따라서 기초대사의 이상은 체중조절에 많은 영향을 미칠 수 있다. 신체활동은 직접적으로 인체가 인의적으로 칼로리를 소비시켜 가장 많은 체중을 조절할 수 있는 수단이 된다. 또한 신체활동은 간접적으로 기초대사를 유지하거나 증가시키므로 가장 중요한 체중조절의 수단이라고 할 수 있다.

7. 대사적 체중감소와 비대사적 체중감소

효과적인 체중의 감량을 위해서는 대사적 체중감소와 비대사적 체중감소를 이해하여야 한다. **비대사적 체중감소**는 대사와 관련 없이 이루어지는 체중의 감소를 의미한다. 즉 대사와 관련이 없는 체수분과 같은 요소가 감소되어 나타나는 체중의 감소를 의미한다. 이러한 체중의 감소는 비만의 원인이 되는 탄수화물이나 지방의 대사에 의한 체중감소를 반영하지 않는다. 무더운 날씨나 사우나에 의해 분비되는 땀에 의한 체중의 감소는 비대사적인 체중감소의 대표적인 예이다. 사우나에 의해 분비되는 수분은 혈액의 혈장으로부터 나오는 것이며 고온에 따른 체온의 상승을 방지하고 노폐물의 배출을 위해 분비되는 수분이다. 비만의 원인이 되는 탄수화물이나 지방의 소비와는 관련이 없다. 이러한 체수분의 분비가 과도할 경우 체수분의 감소와 탈수, 혈액의 점성증가에 의한 심장의 부담 증가는 물론 인체의 항상성이 파괴될 수 있다. 이러한 방법에 의한 체중의 감소는 물만 마셔도 다시 체중이 원상복귀 된다.

대사적 체중감소는 지방과 탄수화물과 같은 비만의 원인이 되는 영양소가 대사에 의해 분해되어 에너지로 사용되면서 감소되는 체중을 말한다. 대사에 의한 체중의 감소는 비만의 원인이 되는 지방과 탄수화물의 감소를 의미하기 때문에 실질적인 비만의 개선을 나타낸다. 비만으로부터 벗어나기 위한 체중의 감소는 대사적인 체중감소에 의해 이루어져야 한다. 신체활동에 의한 에너지소비는 바로 대사적인 체중감소를 의미한다.

대사에 의해 분해된 영양소는 이산화탄소와 물로 전환된다. *생성된 물*은 인체에서 재사용되거나 땀, 소변, 눈물로 분비되고 이산화탄소는 호흡으로 배출된다. 운동 시 눈물이나 소변에 의한 체수분의 손실이 거의 이루어지지 않음을 감안할 때 운동에 의해 생성된 물은 인체에서 재사용되거나 땀으로 배출된다고 볼 수 있다. 재사용될 경우 운동에 의한 탈수방지에도 기여한다. 따라서 운동에 의해 흘리는 땀의 전부가 대사에 의해 생성된 수분을 의미하지 않는다. 운동에 의해 분비되는 땀은 비대사적인 수분 또한 포함되어 있으며 이러한 비대사적인 수분의 분비는 운동 시 기온과 정비례한다. 무더운 여름철일수록 비대사적 체수분의 분비는 더욱 높으며 탈수의 원인이 된다. 호흡으로 배출되는 *이산화탄소*는 인체에서 분해된 탄수화물과 지방이 체외로 빠져 나가 제거되는 과정이라고 할 수 있다. 운동에 의해 호흡으로 빠져나가는 이산화탄소가 많을수록 비만의 원인이 되는 탄수화물과 지방도 많이 빠져나간다고 봐도 무방하다. 대사에 의한 수분의 생성은 이용되는 영양소에 따라 다르다. 지방이 분해되어 에너지로 사용되면 84%는 이산화탄소로 배출되고 16%는 수분으로 전환된다. 탄수화물의 경우 화학반응식으로 추리해 보면 94%는 이산화탄소로, 6%는 수분으로 전환된다.

8. 단식

체중을 줄이기 위한 방법으로 과도한 식이제한이나 단식을 시도하는 경우가 있다. 실제 단식은 빠른 시간에 체중을 감소시켜준다. 또한 단식은 암, 알츠하이머, 혈관질환 등을 촉진하는 IGF-1과 염증수치를 감소시킨다는 보고도 있다. 그렇지만 지나친 단식은 힘이 들 뿐만 아니라 다양한 부작용이 초래될 수 있다. 일부 사람들은 단식을 하게 되면 체내에 쌓인 독성물질을 청소해준다는 믿음을 가지고 있는데 그렇지 않다. 하버드대 영양학자와 미국식이요법학회에서는 단식을 통해 병을 치료하는 것은 잘못된 것이라 한다. 인체의 해독과정은 간장, 신장, 대장, 피부에서 정교하게 수행되며 이를 위해서는 에너지가 필요하다. 에너지를 차단하면 이러한 조직의 해독작용에 지장을 초래한다. 따라서 극단적인 단식은 추천되지 않으며 만약 단식을 한다면 극단적인 단식보다 최소한의 에너지를 섭취하면서 자신에게 적절한 주기에 의한 단식이 이루어져야 한다.

식이제한에 의한 체중의 감량은 대사적 체중감소와 비대사적 체중감소 모두에 의해 나타날 수 있으며 대사적 체중감소가 이루어지도록 해야 한다. 적절한 식이제한은 체지방의 감소에 의한 대사적 체중의 감소가 주로 나타나며 바람직한 체중감량이 된다. 반면 과도한 식이제한이나 단식은 체지방의 감소에 의한 대사적 체중감소보다 인체에 중요한 역할을 하는 체수분과 같은 비대사적인 체중의 감소가 주로 나타난다. 대사적인 감소가 나타나더라도 인체의 구성소로서 역할을 해야 하는 단백질대사가 나타난다. 채식주의자들에 의해 이루어지는 채식위주의 식이 또한 단백질이 에너지로 사용되어 근육이 감소하게 된다.

극단적인 단식의 위험성을 이해하기 위해서는 단식에 따른 다양한 **부작용**을 이해할 필요가 있다. 극단적인 단식은 *첫째*, 인체를 무기력하고 의욕이 없게 만든다. 단식에 의한 에너지섭취 제한은 기력을 저하시킬 뿐만 아니라 보호 작용으로 대사와 신체활동을 감소시킨다. *둘째*, 인체의 면역기능을 저하시킨다. 인체 면역기능이 순조롭게 진행되기 위해서는 에너지가 필요하며 에너지가 충분하지 않을 경우 면역기능은 저하된다. 이로 인해 단순감기도 잘 치유되지 않고 폐렴으로 이어지기 쉬우며 결국 감염으로 사망할 수 있다. *셋째*, 인체의 단백질을 손상, 감소시킨다. 단식 후 처음 12시간 내지 16시간은 체내에 저장되어 있는 탄수화물이 에너지로 이용되므로 해로운 작용이 일어나지 않는다. 그러나 2일째부터는 근육의 단백질이 분해되어 에너지로 이용되기 시작한다. 처음에는 근육세포 안에 들어있는 효소 등 주요 단백질이 없어지며 이 후 근육세포 자체가 망가지면서 에너지로 사용된다. 일단 없어진 단백질 효소나 근육세포는 단식하는 동안에는 재생되지 못하기 때문에 단식 2일째가 가장 위험한 상태가 된다. *넷째*, 기초대사를 감소시킨다. 섭취한 영양소 없이 단백질이 에너지로 사용되면 근육 량이 저하되어 날이 갈수록 기초대사가 감소되며 단식 후 약간의 식이를 하여도 체중이 빠르게 원상태로 돌아가게 된다. *다섯째*, 케톤이 생성된다. 단식 3일째가 되면 지방이 에너지로 사용되며 이후 인체는 지방을 에너지로 이용하는 새로운 신진대사 체제로 변화된다. 이러한 대사체제가 성공적으로 이루어지게 되면 물과 전해질만 보충해 주어도 단식을 더 오래 지속할 수 있으며 40일 이상 단식하는 경우도 있다. 그렇지만 당이 부족한 상태에서 지방이 지나치게 에너지로 사용되면 케톤이 생성된다. 생성된 케톤체는 현기증, 두통, 무기력, 알코올 냄새, 구토, 실신, 탈수, 설사를 초래하며 심하면 사망에 이를 수도 있다. 탈수현상은 혈액을 산성화시키는 케톤을 배출하는 과정에서 물과 전해질이 함께 빠져나가면서 발생한다. *여섯째*, 폭식을 유도할 수 있다. 단식에 따른 부작용은 지속적인 단식을 어렵게 만들고 결국 더 많은 식이를 섭취하는 폭식을 유도한다. 단식에 실패한 후의 폭식은 더욱 위험하다. 단식을 하게 되면 인체는 에너지가 부족하다고 판단하여 이후 식이를 할 경우 에너지를 사용하기 보다는 저장하는 경향이 있어 같은 양을 먹어도 체지방이 쉽게 축적된다. 또한 단식에 의한 스트레스는 더욱 많은 지방을 저장하는 경향이 있다. 단식에 의한 스트레스는 교감신경흥분호르몬인 아드레날린 adrenaline을 다량 분비하여 정신을 고조시키고 기분이 좋아지게 만들기도 한다. 즉 단식과 단식중단에 의한 폭식, 다시 단식을 되풀이 하는 과정에서 줄어 든 체중이 다시 원상태로 돌아가거나weight cycling 오히려 증가되는 **요요증후군**yo-yoing syndrome이 나타난다. 요요증후군은 대사 율을 낮추고 심장질환과 사망의 위험을 증가시킨다. 요요증후군이 나타나는 이유는 다이어트가 너무 지나치거나 동기를 잃어 그러한 형태의 프로그램을 오랫동안 지속할 수 없기 때문이다.

9. 단식과 케톤체Ketone body

인체가 에너지를 이용하기 위해서는 탄수화물과 지방, 단백질로 알려진 영양소가 필요하다. 특히 탄수화물은 에너지의 효율이 높고 뇌와 같은 신경조직은 탄수화물을 이용하여 에너지를 합성할 수 있기 때문에 가장 우선적이고 중요한 에너지원이라고 할 수 있다. 또한 운동 시 지방이 에너지로 이용되기 위해서는 탄수화물의 대사가 선행되어야 한다. 이러한 이유로 인체는 주로 탄수화물을 사용하는 경향이 있으며 탄수화물에 의한 에너지생성이 힘들 경우 지방에 의해 생성되는 에너지를 이용한다. 즉 탄수화물과 지방은 서로 상호보완적으로 작용하여 인체가 필요한 에너지를 공급하며 이것을 **글루코스-지방순환**glucose- fatty acid cycle이라고 한다. 그렇지만 단식 등의 이유로 당이 고갈되어 당에 의한 에너지의 사용이 제한을 받게 되면 글루코스와 지방순환이 이루어지지 못하고 지방만을 에너지로 사용하게 된다. 더욱 심각한 것은 당이 에너지로 사용되지 못할 경우 뇌와 같은 신경계는 사용할 연료가 없어 기능이 정지된다. 이것을 방지하기 위해 인체는 지방을 당으로 전환시켜 필요한 당을 보충하는데 이 과정에서 케톤이 생성된다. 즉 케톤은 비정상적인 지방대사과정에 의해 생성되는 부산물이라고 할 수 있다.

케톤의 생성과정을 보다 구체적으로 설명하면 정상적인 상황에서 중성지방은 베타산화를 통해 Acetyl-CoA를 형성하고 이렇게 생성된 Acetyl-CoA는 크렙스사이클의 마지막 과정에서 생성되는 oxaloacetic acid와 결합하여 지속적으로 크렙스사이클이 작용하게 된다. 즉 에너지생성에 중요한 역할을 하는 크렙스사이클이 이루어지기 위해서는 크렙스사이클의 마지막 과정에서 생성되는

oxaloacetic acid가 Acetyl-CoA와 결합이 되어야 가능하다. 그렇지만 단식에 의해 당이 부족하게 되면 부족한 당을 충당하기 위해 oxaloacetic acid는 당으로 전환되기 위해 크렙스사이클이 아닌 다른 경로로 들어가며 이로 인해 Acetyl-CoA는 크렙스사이클로 들어가지 못하고 계속 축적된다. 축적된 acetyl CoA는 간에 의해 ketone 또는 **ketone body**로 전환된다. 즉 ketone은 지방의 불완전 연소에 의해 생성된 지방산의 대사산물이라고 할 수 있다. 이렇게 생성되는 Ketone의 종류로는 acetoacetate, β-hydroxybutyrate, acetone이 있다.

생성된 케톤은 뇨로 배출되거나 당을 대신해서 다른 조직(심장, 근육, 신장, 뇌 등)의 연료로 사용되지만 질이 좋지 못한 연료이다. 더욱이 뇨로 배출되거나 에너지로 이용되는 케톤에 비하여 생성량이 더욱 많게 되면 혈중의 케톤이 계속 상승하여 **케톤증**ketogenesis이 나타난다. 케톤은 산성이기 때문에 지속적으로 축적되면 대사적 산성증metabolic acidosis으로 인해 혈액의 pH가 위험스러운 수치로 떨어지게 된다. 이렇게 되면 심장활동, 산소수송을 포함하는 생리적 과정에 혼란을 일으킨다. 대사적 산성증이 심할 경우 혼수상태는 물론 신경계를 약화시켜 사망에 이를 수 있다. 케톤증은 기아, 부족한 탄수화물섭취를 포함하는 현명하지 못한 식이, 당뇨병의 결과로서 흔히 나타난다.

10. 고정점이론set point theory

고정점이론이란 뇌의 시상하부의 통제에 의해 신체가 특정한 체지방 수준을 일정하게 유지하는 것을 말한다. 시상하부의 고정점이 높아지면 더 많은 지방을 인체가 저장하고 낮아지면 더 적은 지방을 저장한다. 고정점이 변하지 않은 상태에서 인체의 지방 양이 갑자기 높아지면 뇌는 원래 설정되어 있던 지방의 수준으로 돌아갈 때까지 식욕과 대사 율을 조절한다. 반대로 지방의 양이 갑자기 낮아져도 원래의 고정점으로 돌아갈 때 까지 식욕과 대사 율을 조절한다. 이러한 생리학적 피드백기전은 인체가 가져야 하는 지방의 양을 결정하며 고정점이 변화지 않는 한 체지방의 변화 또한 나타나지 않음을 의미한다.

고정점은 항상 일정하게 유지되는 것이 아니며 변화될 수 있다. 고정점의 **증가 요인**으로 과도한 식이, 심한 다이어트와 단식에 의한 급속한 체중감량, 연령의 증가, 비활동적인 생활습관이 있다. 과도한 단식에 의한 체중감량, 과도한 식이에 의한 체중증가를 되풀이하는 요요증후군도 고정점을 높이는 중요한 원인이다. 심한 다이어트와 단식은 근육 량과 대사 율을 감소시켜 더 많은 체지방을 저장하도록 하며 결국 고정점이 증가될 수 있다. 젊은 연령에서는 신체활동은 물론 대사가 왕성하며 고정점도 낮기 때문에 식이조절과 운동을 하지 않더라도 체중이 어느 정도 유지되지만 연령이 증가하면 이러한 효과는 점점 감소되며 체지방의 증가가 나타난다. 연령의 증가와 이에 따른 퇴행성 변화가 나타나는 시점에서 비활동적인 생활방식, 과식을 하게 되면 체지방의 증가와 함께 고정점의 증가가 나타날 수 있다.

이러한 측면에서 안정적인 체중조절을 원한다면 고정점을 낮출 수 있는 체중감량의 접근이 필요하다. 단식과 같은 방법으로 급속하게 체중을 감량하는 사람들이 체중감량 후 조금만 식이를 하여도 다시 원상태로 혹은 그 이상으로 체중이 증가하는 것은 바로 고정점의 변화가 아닌 체중의 감소에만 중점을 주기 때문이다. 고정점의 감소와 더불어 체중과 체지방을 감소시킨다면 일시적으로 식이 량이 증가하거나 운동량이 감소하더라도 갑작스런 체중의 증가는 나타나지 않는다. 가끔의 만찬에서 식이조절에 대한 두려움 없이 마음껏 음식을 섭취해도 체지방과 체중의 갑작스런 변화가 나타나지 않는다는 의미도 된다. **고정점의 감소**를 위해서는 대사와 근량을 증가시키는 운동과 함께 적절한 식이조절을 장기간 지속해야 한다. 즉 운동과 대사적인 체중감소가 장기간 이루어져야 한다. 일시적인 운동이나 식이조절은 체중의 일시적인 변화를 초래할 수는 있지만 고정점의 변화는 나타나지 않는다.

11. 칼로리 섭취와 소비량의 계산

효율적으로 원하는 체중을 유지하거나 감량하기 위해서는 적절한 에너지의 섭취와 소비가 필요하다. 현재의 체중을 그대로 **유지**하는데 필요한 하루 적절한 칼로리 섭취량은 현재체중에서 파운드를 단위로 할 경우 15kcal을, 킬로그램을 단위로 할 경우 *33kcal*을 곱하면 된다. 예를 들면 체중이 70kg인 사람의 하루 필요한 칼로리의 양은 2310kcal이 된다. 그렇지만 하루 소비되는 칼로리는 체력수준, 체구성성분, 기초대사의 정도에 따라 다르게 나타날 수 있으므로 이러한 방법에 의한 칼로리의 추측은 정확하지 않을 수 있다. 따라서 보다 정확하게 에너지균형을 조절하여 체중을 감량하기 위해서는 하루 자신이 섭취하는 칼로리와 소비하는 칼로리를 파악할 필요가 있다. 칼로리섭취량과 소비량의 파악이 이루어질 때 식이와 신체활동의 양, 체중감량의 기간을 결정할 수 있다. 하루 **섭취하는 칼로리**는 쉽게 알 수 있다. 〈표 7-2〉는 100kcal에 해당되는 식품의 양을 나타나내고 있다. 이외에도 시중에서 판매되는 대부분의 식품은 칼로리가 표시되어 있어 쉽게 섭취한 칼로리의 양을 파악할 수 있다.

표 7-2. 100kcal 해당하는 음식량(Jackson, 2004)

항목	량	항목	량
알몬드	15 nuts	과일파이(fruit pie)	1/3 조각
사과	1 중간크기	햄(삶은 것)	1.6 oz
베이컨	2 조각	아이스크림	1/3 cup
바나나	1 중간크기	아이스크림(low fat)	1/2 cup
콩(fresh green)	3 cup	우유(whole)	2/3 cup
맥주(light)	12 oz	우유(low fat)	1 cup
빵(wheat)	2 조각	땅콩(roasted)	1/10 cup
버터	1 tbsp	완두콩(fresh)	8/10 cup
당근	5 (6–in)	Pecans	2 tbsp
닭(fried)	1.6 oz	팝콘	1 1/2 cups
콘플레이크	1 cup	포테이토칩	8–9 조각
치즈(regular)	1/2 cup	토마토	2 중간크기

신체활동에 의해 하루 **소비되는 칼로리** 또한 산출할 수 있다. 〈표 7-3〉은 다양한 신체활동에 따른 칼로리 소비량을 나타내며 이것을 바탕으로 신체활동에 소비된 칼로리를 계산할 수 있다. 보는 바와 같이 활동량이 많을수록 더 많은 칼로리가 소비되는 것을 알 수 있다.

표 7-3. 다른 신체활동에 따른 에너지 소비(Jackson, 2004).

활동	kcal/kg/min	활동	kcal/kg/min
배드민턴	0.097	원예, 조원(gardening)	0.090
야구(투수제외)	0.060	잔디 깎기(grass moving)	0.112
농구	0.138	골프	0.085
당구	0.043	아이스하키	0.157
볼링	0.094	조깅 5.3 mph(11:30 min/mile)	0.135
카누(여가활동)	0.045	조깅 6.7 mph(9 min/mile)	0.193
카드놀이	0.025	조깅 7.5 mph(8 min/mile)	0.209
카페트 청소	0.046	유도	0.196
서키트 트레이닝	0.185	줄넘기(jumping rope, 70/min)	0.162
요리	0.046	줄넘기(jumping rope, 125/min)	0.177
사이클링 5.5mph	0.064	줄넘기(jumping rope, 145/min)	0.198
사이클링 9.4mph	0.100	태권도, 가라데	0.202
에어로빅 댄스	0.102	Lacrosse	0.149
Modern dance	0.072	누워있기(lying at ease)	0.022
먹기(eating)	0.023	걸레청소(mopping)	0.060
필드하키	0.138	앉아있기(sitting quietly)	0.021
낚시(fishing)	0.064	서있기(standing quietly)	0.026
쇼핑	0.060	테니스	0.109
풋볼(foot ball)	0.132	걷기(정상페이스)	0.080
프레스비(frisbee)	0.100	글쓰기(writing, sitting)	0.029

mph; miles per hour

예를 들면 100kg의 체중을 가진 사람이 1년 동안 30분 동안 앉아있을 경우(앉아서 TV 시청)와 30분 동안 걷기를 하였을 경우 소비되는 칼로리를 비교해 보자. 아래 결과에서 보는 바와 같이 걷기를 하였을 경우 가만히 앉아있을 때보다 4배 정도 더욱 많은 칼로리를 소비한다는 것을 알 수 있다. 이것을 지방으로 환산할 경우 약 **7kg의 체지방**이 더 소비된다는 것을 의미한다.

일 년 동안 TV 시청에 소비되는 칼로리	100kg × 30분 × 0.021kcal × 365 일 = **22,995 kcal/year**
1년 동안 걷는데 소요되는 칼로리	100kg × 30분 × 0.080kcal × 365일 = **87,600 kcal/year**

운동 시의 예를 들면 체중이 70kg인 남자가 배드민턴 운동으로 5kg의 체중을 감량시키기를 원한다. 하루 어느 정도의 운동을 하면 될까? 배드민턴의 체

중 1kg당 분당 소비 칼로리는 0.097kcal이다. 먼저 적절 체중감량 정도인 주당 0.5kg을 감소한다고 가정해 보자. 지방 1kg은 약 7,000kcal에 해당되며 따라서 0.5kg을 지방으로 환산하면 약 3500kcal이 된다. 주당 0.5kg의 체중감량을 하루 단위로 환산하면 하루 약 71g(500g/7일=71g/day)을 감량하여 70일간(10주) 유지하여야 한다. 71g을 지방으로 환산하면 약 500kcal에 해당되며 따라서 하루 500kcal의 부적칼로리균형을 유지하여야 한다. 〈표 7-4〉에서 보는 바와 같이 하루 500kcal을 소비하기 위해서는 배드민턴운동을 74분 동안 수행하여야 한다.

표 7-4. 주당 0.5kg 체중감량을 위한 칼로리소비와 운동일 수

분당 체중 1kg이 소비하는 칼로리 량	70kg × 0.097 = 6.8kcal/분
500kcal을 소비하기 위한 운동시간	500kcal = 6.8kcal × 운동시간 = **74분**
5kg 감소시키기 위한 지방 량	7,000kcal × 5kg = 35,000kcal
5kg감량에 필요한 운동일수	35,000kcal/500kcal = 70일 소요
주당 7일 운동할 경우	70/7 = 10주 소요
주당 5일 운동할 경우	70/5 = 14주 소요

12. 체중감량을 위한 효과적인 전략

비만은 다른 질환의 원인이 되지만 체중을 감소시킴으로써 이러한 위험을 제거할 수 있다. 성공적인 체중관리는 부적칼로리균형이 나타날 수 있도록 생활양식을 변화시켜 지속적으로 유지하는 것이며 이것은 평생 올바른 식이섭취와 정규적인 신체활동을 통하여 달성될 수 있다The American Dietetic Association(2002). 적절한 체중조절을 위해서는 에너지섭취와 소비에 초점을 둔 전략이 중요하다ACSM(2001). 섭취와 소비균형이 파괴될 경우 체중의 변화는 나타나며 체중을 감량하고 싶다면 **부적에너지균형**을 유지하여야 한다. 아무리 운동을 많이 하더라도 운동에 의해 소비된 에너지 이상 칼로리를 섭취하면 체중은 증가된다.

1) 목표 체중감소량 결정

건강을 유지하기 위해서는 적절한 체중을 유지하여야 하며 따라서 현재 자신이 유지해야 할 적절한 체중을 먼저 파악하여야 한다. 이것을 근거로 자신에게 적절한 감량목표를 설정할 수 있다. 예를 들면 신장이 170cm이고 체중이 72kg인 여성이 자신의 체지방을 측정한 결과 25%의 체지방률이 나왔다고 가정하자. 25%의 체지방은 정상이고 건강범위에는 속하지만 더욱 건강을 유지하기 위해서는 20%의 체지방이 요구된다. 그렇다면 20%의 체지방을 유지하기 위해서는 얼마나 많은 체중을 줄여야 할까? 다음과 같은 방법에 의하여 목표로 하는 체중의 감량 정도를 결정할 수 있다.

표 7-5. 목표체중 산출 방법

체지방 무게 결정(체중 × 체지방 비율):	→	72kg × 0.25 = **18kg**
제지방 무게 결정(총 체중 − 지방 무게)	→	72kg − 18kg = **54kg**
목표제지방 비율 결정(100% − 목표 체지방)	→	100% − 20% 체지방 = **80%**
목표체중 결정(현재 제지방 ÷ 목표 제지방 비율)	→	54kg ÷ 0.8 = **67.5kg**
감량할 지방량 결정(현재의 체중 − 목표체중)	→	72kg − 67.5kg = **4.5kg**

즉 목표 체중을 유지하기 위해서는 4.5kg의 체중을 감량해야 한다. 근래에는 측정 장비가 발달되어 자신이 감량해야 할 구체적인 체중의 양을 손쉽게 알 수 있다. 자신에게 적절한 감량의 목표를 설정하였다면 하루 또는 1주를 주기로 적절한 감량의 정도를 결정해야 한다. 체중을 기준으로 하루 감량할 목표를 설정할 경우 주당 1-2파운드의 체중감량이 적절한 것으로 보고되었다. 킬로그램으로 환산하면 약 0.45-0.9kg이 되며 주당 약 0.5-1kg의 체중감량이 적절하다는 의미이다.

2) 체중에 의한 감량목표 설정 시 문제점

일반적으로 식이제한이나 운동 후 비만의 개선여부를 확인하기 위하여 체중을 측정하는 경향이 있는데 다양한 문제점이 나타난다. 이러한 문제점으로 **첫**

째, 체중의 변화만으로 체중목표의 달성여부와 효과를 판단할 수 없다는 것이다. 그 이유는 인체를 구성하는 성분 중 어떤 성분이 변화되어 체중의 변화가 나타났는지 알 수 없을 뿐만 아니라 체중의 변화가 나타나지 않더라도 각각의 구성성분의 변화가 다르게 나타날 수 있기 때문이다. 예를 들면 식이조절이나 운동에 의해 *체중이 감소하였을 경우* 체지방감소에 의한 체중의 감소는 건강에 이익이 되지만 체수분, 근육이나 뼈와 같은 제지방의 감소에 의한 것이라면 인체에 해가 되는 체중의 감량이 된다. 실제 식이제한에 의한 체중의 감량은 근육 량과 체수분과 같은 제지방의 감소에 의해 나타나는 경우가 많다. 또한 땀의 생성이 많은 여름과 같은 무더운 날씨나 땀의 생성이 적은 겨울에 운동할 때 동일한 운동을 하여도 체수분의 감소에 의한 체중의 감소가 다르게 나타난다. 반대로 *체중이 증가하였을 경우* 체지방이 증가하여 나타난 체중의 증가라면 건강에 해가 되지만 제지방이 증가하여 나타난 경우라면 건강에 유익한 경우이다. 식이조절이나 운동에 의해 *체중의 변화가 나타나지 않았을 경우에도* 다르게 해석될 수 있다. 만약 체지방이 증가하고 동일 량의 제지방이 감소하여 체중의 변화가 나타나지 않는 경우이면 해로운 체중의 감량이다. 그렇지만 체지방은 감소하고 그만큼 제지방이 증가하여 체중의 변화가 나타나지 않는 경우에는 정상적인 체중의 감량이다.

둘째, 적절한 감량목표설정에 혼란을 준다. 예를 들면 체중을 기준으로 할 경우 적절한 체중감량의 정도를 주당 0.5-1kg으로 보고되었는데 불가능한 체중감량이다. 실제 주당 0.5kg의 체중감량을 1년 동안 지속할 경우 24kg, 2년일 경우 48kg의 체중을 감량해야 한다는 의미인데 실현 불가능한 체중감량이다. 이러한 오류는 체중을 기준으로 할 경우 비대사적인 감소, 즉 체수분의 감소를 고려하지 않았기 때문에 나타난다. 운동이나 식이제한에 의해 체중을 감량할 때 체지방은 물론 체수분의 감소 또한 동반된다. 체중감량의 초기에는 인체에서 빠져나갈 체수분이 풍부하기 때문에 주당 0.5-1kg의 체중감량은 어렵지 않다. 그렇지만 감량이 지속될수록 더 이상 빠져나갈 체수분이 없어져서 체수분에 의한 체중의 감소가 한계에 이르게 되며 이러한 상태에 이르게 되면 체중의 감량이 더욱 힘들어진다. 만약 무리하게 체중감량을 지속하게 되면 탈수는 물론 부상, 면역기능약화 등 다양한 부작용이 나타난다. 감량의 초기에는 체중이 잘 감소되다가 체중의 줄어들수록 체중의 감량이 어려워지는 이유도 바로 여기에 있다. 이러한 상태에 이르게 되면 더 이상 초기 과도한 체중의 감량목표를 더 이상 지속할 수 없게 된다. 이때는 체중감량의 목표를 다시 설정하여 낮출 필요가 있다.

체중을 기준으로 감량할 경우 나타날 수 있는 이러한 **문제점의 해결**을 위해서는 *첫째*, 감량할 체중을 칼로리로 환산하여 칼로리를 기준으로 체중을 감량할 수 있다. 칼로리 기준에 의한 체중의 감소는 체수분이 아닌 비만의 원인이 되는 탄수화물이나 지방이 분해되어 나타난다. 체중을 기준으로 한 감량목표는 칼로리를 기준으로 전환할 수 있다. 체중을 칼로리로 환산하기 위해서는 각 영양소가 포함하고 있는 칼로리의 정도를 이해할 필요가 있다. 탄수화물 1g은 4kcal의 열량을 발생시키므로 1kg은 4,000kcal의 열량을 발생시킨다. 순수한 지방 1g은 9kcal의 열량을 발생시키지만 인체의 체지방은 수분이 포함되어 약 7kcal의 열량을 만들어낸다. 일부 연구에서는 7.7kcal의 열량을 보고하기도 하였지만 편의상 7kcal로 설정하겠다. 따라서 주당 0.5kg-1kg에 해당하는 체중을 칼로리로 환산하면 탄수화물일 경우 약 2,000-4,000kcal, 지방의 경우 약 3,500-7,000kcal의 칼로리에 해당된다. 이것을 하루로 환산할 경우 탄수화물은 약 286-572kcal을, 지방은 약 500-1,000kcal의 칼로리를 소비하거나 섭취를 제한해야 된다는 의미이다. 더욱이 주당 적절한 운동빈도가 3-5일임을 감안할 때 주당 0.5kg의 감량목표를 설정할 경우 탄수화물은 하루 *400-667kcal을*, 지방은 하루 *700-1,167kcal에* 해당되는 운동이나 식이제한을 하여야 목표 체중을 감량할 수 있다는 의미이다. 그렇지만 이러한 칼로리를 지속적으로 감량한다는 것은 사실상 무리이며 불가능하다. 이러한 오류는 언급하였듯이 주당 0.5-1kg이라는 체중감소기준 자체가 비대사적 체중감소인 체수분의 감소를 고려하지 않아 높게 설정이 되었기 때문이다. 따라서 체중을 칼로리로 환산하여 감량할 경우 0.5-1kg보다 낮게 설정할 필요가 있다. 실제 ACSM에서는 칼로리를 기준으로 할 경우 운동에 의한 하루 적절한 칼로리소비는 기초대사량의 10%를 제시하였다. 예를 들면 기초대사량이 1600kcal이라면 160kcal이 소비되는 운동을 하면 된다는 의미이다. 그렇지만 체력이 높거나 운동에 단련된 사람들의 경우 이러한 정도의 운동량은 적을 수 있으므로 자신에게 적절한 칼로리소비의 운동을 파악하는 것이 중요하다.

둘째, 감량의 정도를 체중이 아닌 체지방을 기준으로 파악하는 것이다. 체지방을 기준으로 감량의 목표를 설정할 경우 체수분에 의한 체중감량의 영향을 배제할 수 있다. 체지방의 감소정도는 전기저항측정계를 사용하여 알 수 있다. *전기저항측정법*을 이용하면 체지방은 물론 체수분이나 근육 량의 변화도 관찰할 수 있다. 만약 부득이하게 체중을 측정하여 판단할 경우 체수분의 영향을 고려하여야 한다. 운동직후에 체중을 측정하지 말고 최대한의 휴식이 이루어지는 시점에서 측정을 하여야 한다. 예를 들면 주당 5일을 운동한다면 2일의 휴식 후 안정 시에 측정하도록 한다. 체중의 측정은 매일 하는 것보다 일주일을 단위로 측정하는 것이 좋다. 운동직후의 체중은 체수분의 보충을 위한 목적으로 사용되어야 한다. 운동을 하였음에도 불구하고 체구성성분의 변화가 나타나지 않을 경우 실망할 필요는 없다. 연구에 의하면 운동에 의해 체지방과 체중의 변화가 나타나지 않더라도 건강에 유익하다는 보고가 있다.

3) 식이

(1) 어떤 음식을 섭취할 것인가?

적절한 식이의 섭취는 체중의 감량에 결정적인 영향을 미친다. 올바른 식이섭취가 이루어지기 위해서는 적당량의 식이섭취도 중요하지만 섭취하는 식이의 **종류**도 중요하다. 체중감량을 위한 적절한 식이의 종류로 첫째, **저지방식품**을 섭취하는 것이다. 지방은 탄수화물보다 2배 이상의 칼로리를 발생시키기 때문에 인체에서 소비하기 힘이 든다. 더욱이 지방의 섭취는 식욕중추를 자극해 더욱 많은 식이섭취를 유도한다. 지방을 섭취하더라도 포화지방대신 불포화지방을 섭취하는 것이 좋다. 불포화지방이 포함된 음식이라도 가공이나 열이 가해지면 변형이 되어 더욱 해로운 트렌스지방으로 변할 수 있으며 이러한 음식 또한 제한해야 한다. 조리방법의 개선을 통해서도 지방섭취를 줄일 수도 있다. 예를 들면 기름으로 튀기거나 볶은 요리보다는 굽거나 찜steam을 한 요리가 좋다.

둘째, **적절한 탄수화물**의 섭취이다. 탄수화물은 우선적인 에너지자원이지만 과도한 탄수화물의 섭취 또한 중성지방으로 전환되어 지방세포에 축적된다. 따라서 복합탄수화물을 섭취하는 것은 물론 적절한 비율의 지방과 탄수화물을 섭취하도록 한다. 셋째, **균형적인 영양섭취**이다. 체중을 감량할 목적으로 특정 식이만을 하게 될 경우에도 영양불균형에 따른 다양한 부작용이 나타난다. 예를 들면 채식위주의 식이는 단백질이나 철, 필수아미노산의 부족상태를 초래할 수 있으며 이것은 근육 량의 감소, 치매 등 다양한 질환의 원인이 된다. 반대로 단백질과 지방이 많이 포함된 육류위주의 식이는 혈중지질의 상승은 물론 요산증가로 인한 통풍 등을 초래할 수 있다. 따라서 가장 좋은 식이는 균형적인 식이를 하는 것이다. 탄수화물과 지방, 단백질 이외 비타민과 무기질 등 다양한 영양소가 포함되어 있는 과일 및 채소 등을 섭취하는 것도 중요하다. 일부 사람들은 정상적인 하루 3끼의 식이를 하지 않고 빵, 스낵 등의 가공식품으로 대체하는 경우가 있는데 이러한 식습관 또한 영양불균형을 초래한다. 가공하지 않거나 익히지 않은 식품을 섭취하는 것도 균형적인 영양을 섭취하는 방법이 될 수 있다. 예를 들면 도정이 되지 않았거나 최소한의 도정이 이루어진 통곡물이나 현미를 섭취하게 되면 칼로리도 만족시키면서 다른 인체 중요한 영양소도 섭취할 수 있다. 넷째, **염분**이 많이 포함된 음식은 삼간다. 음식이 짜게 되면 이를 해소하기 위해 더 많은 음료수나 밥을 먹게 된다. 더욱이 짠 음식은 식욕 억제를 유도하는 호르몬의 기능을 저하시켜 배가 불러도 계속 음식을 섭취하게 만든다. 이러한 이유로 짠 음식을 먹는 사람들은 그렇지 않은 사람보다 비만일 가능성이 24% 높다. 특히 찌개나 국 종류의 음식은 염분이 상당히 높으므로 모두 섭취하는 않거나 적은 염분을 포함할 필요가 있다. **알코올** 또한 식욕을 억제하는 호르몬의 생성을 억제시키므로 제한해야 한다.

특정 식이와 비만

근래 특정식이를 통하여 체중과 체지방을 감소시키는 다이어트프로그램이나 요법을 흔히 본다. 대표적으로 채식이나 육류를 포함하는 지방위주의 식이를 바탕으로 한 다이어트프로그램을 들 수 있다. 그렇지만 채식위주의 식이는 필수아미노산 부족에 의한 생리적 기능이상이나 근육 량의 저하를 초래할 수 있다. 육류를 포함하는 지방위주의 식이는 이상지질혈증에 의한 심혈관질환의 원인이 될 수 있다. 더욱이 비타민이나 무기질 등 다른 영양소의 섭취가 부족하게 된다. 가장 이상적인 식이는 인체가 필요로 하는 모든 영양소를 균형적으로 충족하는 식이이다. 즉 지방, 탄수화물, 단백질과 비타민, 무기질, 수분과 같은 영양소를 충분하게 균형을 이루면서 이루어지는 식이가 가장 효과적인 식이방법이다.

(2) 음식섭취의 빈도

인체의 적절한 혈당유지는 뇌의 연료공급은 물론 배고픔을 예방하거나 최소화할 수 있다. 적절한 혈당치를 유지하기 위해서는 음식섭취의 빈도가 중요하다. 식사를 건너뛰거나 1일 칼로리 요구량을 단 1회의 식사로 충당하는 것은 혈당치를 감소시킬 수 있다. 더욱이 1회의 과식은 인슐린분비의 증가를 초래하여 지방합성을 증가시킨다. 연구에 따르면 규칙적으로 하루 3회의 식사를 하거나 소량의 음식을 5회~6회 나누어 섭취할 경우 적절한 혈당치를 유지할 수 있다고 한다.

(3) 식이 습관

비만을 방지하기 위해서는 식이습관 또한 중요하다. 좋은 식이습관은 첫째, **과도한 식이**를 하지 않는 것이다. TV를 시청하는 동안 끊임없이 먹어대는 습관이 있다면 음식을 가까이 두지 않거나 여가방식에 변화를 주어 TV 시청 시간을 줄여야 한다. 음식을 남기지 않고 깨끗이 먹어 치우려는 생각으로 차려진 음식을 모두 섭취하는 것도 좋지 않다. 음식점에서 추가주문second helping이나 간식, 야식을 하지 않도록 한다. 비만인의 경우 야간에 집중적으로 식이를 하는 "**야식 증후군**"을 가지고 있는 경우가 많으며 남성보다 여성에게 많은 것으로 알려져 있다. 소량의 건강에 도움이 되는 음식을 섭취하며 반찬은 적절하고 고르게 섭취할 수 있도록 한다. 한 조각의 파이나 쿠키를 더 먹고 싶다는 유혹을 떨쳐

버려야 한다. 그러한 욕구가 일어날 경우 항상 자신이 감량할 체중이 있고 그것에 집중해야 한다는 것을 일깨워야 한다. 식욕이 느껴질 때 운동이나 위장을 채워줄 한 잔의 물을 마시는 것도 좋다. 그럼에도 불구하고 꼭 간식을 하여야 한다면 지방이 낮은 음식을 선택하여 비만에 보다 적게 영향을 미치게 해야 한다. 둘째, 과도한 **식이제한** 또한 좋지 않다. 체중을 감량할 목적으로 과도하게 식이를 제한하게 되면 영양부족, 근육 량의 감소, 비타민이나 무기질의 부족, 무기력현상, 면역기능저하 등이 나타난다. 셋째, 일정시간에 규칙적으로 적은 양을 입에 넣고 **오랫동안 저작**하는 것이다. 식이섭취 후 인체가 포만중추에 의해 만복감을 느끼기 위해서는 적어도 20분이 소요된다. 그렇다고 TV나 잡지, 신문을 보면서 장시간 식사를 하는 것도 좋지 않다. 넷째, **부모들의 노력** 또한 중요하다. 비만 예방을 위한 올바른 식습관은 어린아이 때부터 형성되므로 부모들은 적절한 식이습관을 배울 수 있도록 노력하여야 한다.

(4) 식이 환경

주변의 환경 또한 식욕에 영향을 미칠 수 있으므로 **식욕을 자극**하는 장소에 가지 않는 것이 좋다. 필요한 경우가 아니면 만찬이 이루어지는 환영회, 회식 등 행사나 모임에 자주 참가하지 않도록 하며 어쩔 수 없이 참석할 경우 필요 이상으로 음식이 있는 테이블 주위로 가는 것을 피한다. **시각적 자극** 또한 식욕을 유발할 수 있으므로 식이와 관련되는 환경이나 방송프로그램 등은 피하는 것이 좋다. 자신의 주위에 칼로리가 높은 음식을 두지 않는 것도 좋은 방법이다. 재정이 허락한다면 비만을 예방하는 식사를 할 수 있는 다른 공간이나 시설을 얻는 것도 좋은 방법이다.

4) 운동

(1) 운동에 의한 체중조절의 요인

① 에너지소비 증가

신체활동은 건강의 유지는 물론 지방을 제거하고 건강한 체중을 유지하도록 도와준다. 여러 가지 이유로 신체활동에 참가하고 있는 대부분의 사람들은 건강하다. 만약 일상적인 생활에서 신체활동을 전혀 하지 않는다면 어떻게 될까? 그렇게 되면 인체는 기초대사율과 소화 작용에 의해서만 섭취한 칼로리를 연소시킬 수 있으며 이것은 과잉에너지균형을 유지하게 하여 비만을 초래한다. 일반적으로 운동을 거의 하지 않고 최소한의 작업이나 신체활동을 할 경우 하루 소비되는 칼로리는 약 2,000kcal인데 하루 2,500칼로리를 섭취한다면 과잉에너지균형을 초래하며 체중은 증가하게 된다. 반대로 일상적인 생활에 필요한 신체활동 이외 추가적인 운동을 수행한다면 신체활동에 의한 칼로리 소비 율을 더욱 높일 수 있으며 이것은 **부적칼로리균형**을 유도하여 체지방을 감소시킬 수 있다. 일부 사람들은 운동에 의한 칼로리소비를 너무 힘들게 생각하고 포기하는 경우도 있다. 실제 상당히 많은 양의 운동을 하였음에도 불구하고 소비되는 칼로리는 많지 않으며 이러한 이유로 식이제한으로 체중을 감량하는 경우가 많다. 그렇지만 운동에 의한 칼로리소비는 운동을 하는 동안뿐만 아니라 운동을 마친 후, 그리고 운동을 하지 않는 동안에도 나타난다

② 운동 후 추가에너지 소비

운동에 의한 칼로리의 소비는 운동을 마친 후에도 지속되는데 이것을 **운동 후 추가에너지소비**excess post-exercise oxygen consumption라고 한다. 이것은 이전의 운동에 의해 초과 적으로 소비된 산소의 보충이나 생성된 젖산의 제거 등을 위해 소비되는 에너지를 말한다. 즉 인체는 운동을 마친 후 안정 상태로 회복하기 위해 별도의 칼로리를 소비한다는 의미이다. 운동 후 추가적으로 소비되는 에너지의 양은 명확하게 규명되지 않았지만 운동 자체 칼로리 소비량의 최소 약 **10-20%** 정도에서 그 이상 되는 것으로 알려져 있다. 운동 후 추가에너지소비량은 운동의 강도와 지속시간에 따라 다르다. 몇 분 정도의 가벼운 운동은 몇 분 동안만 추가적인 에너지소비가 이루어지지만 미식축구와 같은 힘든 운동은 운동 후 몇 시간 동안 유지된다. 마라톤과 같은 탈진적인 운동은 12~24시간 혹은 그 이상까지도 유지된다. 즉 운동의 강도와 시간이 높을수록 운동 후 추가에너지소비 또한 높게 나타난다는 의미가 된다. 그렇지만 과도한 운동에 의한 추가산소소비

의 증가는 자율신경의 과도한 반응과 피로회복의 지연, 부상, 면역기능 저하 등의 원인이 될 수 있으므로 주의해야 한다.

③ 기초대사량 증가

규칙적인 운동은 기초대사량을 증가시키며 이러한 기초대사의 증가는 체중의 조절에 기여한다. 기초대사율은 하루 소비되는 칼로리의 65%를 차지하며 가장 많은 에너지를 소비한다. 하루 2,500kcal을 섭취할 경우 약 1,625kcal이 기초대사율에 의하여 소비된다는 의미이다. 만약 기초대사율이 1%만 증가하더라도 하루 약 16kcal이 소비되며 1년으로 환산하면 약 5,840kcal로서 이것은 약 0.8kg의 지방에 해당된다. 이것은 성인 이후 누적비만으로 나타나는 매년 0.7kg의 체중 증가보다 높은 수치이다. 즉 기초대사가 높으면 성인 이후 나타나는 누적비만을 예방하거나 최소화할 수 있다는 의미도 된다.

운동에 의한 기초대사량의 증가 **요인**은 *첫째*, 운동에 의한 근육양의 증가이다. 인체의 기초대사는 주로 근육에서 이루어지며 근육 양이 많을수록 기초대사가 높고 더욱 많은 칼로리를 소비한다. 동일한 체중이라도 근육 량이 많은 사람이 기초대사가 높다. 남성이 여성보다 기초대사량이 높은 것도 근육양이 많기 때문이다. 비만인 사람들은 근육이 아닌 과다한 지방에 의한 체중증가가 나타나기 때문에 기초대사가 높지 않다. *둘째*, 근육의 질적인 향상이다. 운동에 의해 근육의 크기증가가 나타나지 않더라도 기초대사는 증가된다. 동일 량의 근육이라도 운동으로 단련된 근육은 운동으로 단련되지 않은 근육보다 높은 기초대사량을 나타낸다. 이것은 운동에 의해 근육의 크기변화가 나타나지 않더라도 근육 내 미토콘드리아의 크기와 수가 증가하기 때문이다.

④ 식이의 열효과 상승

운동은 지방산의 연소를 통하여 지방을 감소시키지만 식이에 따른 열발생 또한 상승시킨다. 운동 후 식이를 할 때 땀이 나는 것은 이러한 이유 때문이다. 한편 규칙적인 운동은 *갈색지방세포*brown adipose tissue 또한 증가시켜 에너지의 소비를 향상시킨다. 갈색지방세포는 에너지를 소비하여 인체의 체온을 조절하는 기능을 한다. 일상적으로 갈색지방은 유아기에 형성되어 성인이 되면 사라지는 것으로 보고되었으나 최근 운동을 하게 되면 성인이 되어서도 갈색지방이 다시 활성화되는 것으로 보고되었다. 열발생에 의해 소비되는 에너지는 소량이지만 장기적인 관점으로 볼 때 체중조절에 기여할 수 있다.

⑤ 식욕 감소

비만을 해소하기 위해 체중을 감량할 때 가장 흔한 실패 원인 중의 하나는 식이조절을 지속적으로 유지하기 못하기 때문이다. 운동은 식욕을 억제하는 카테콜아민과 렙틴을 활동을 증가시킨다. 또한 운동에 의한 체온의 상승 또한 식욕을 억제시키는 역할을 한다. 따라서 참을 수 없는 허기를 느낀다면 운동을 하는 것이 식욕을 억제하는 방법이 될 수 있다. 그렇지만 모든 운동이 식욕을 억제시켜주는 것이 아니다. 예를 들면 일회성으로 이루어지는 수영의 경우 운동 후 식욕이 증가될 수 있는데 이것은 물의 낮은 온도로 인하여 인체의 열발생이 억제되기 때문이다. 너무 강도가 낮은 운동 또한 카테콜아민의 분비가 적기 때문에 운동에 의한 일시적인 식욕의 억제효과가 나타나지 않을 수 있다.

⑥ 신체활동의 증가

비활동적인 생활방식은 비만의 요인이다. 비활동적인 생활방식은 게으름 때문에 나타날 수 있지만 허약한 체력에 의해 나타나는 경우도 많다. 고령자나 허약한 사람들은 조금만 걸어도 힘들어 하며 이러한 이유로 신체적 활동을 꺼려하는 경우가 많다. 장기간 운동에 의한 체력의 증가는 보다 높은 강도의 운동을 오래 지속하게 함은 물론 일상적인 활동이나 직업적인 활동 또한 활기차게 적극적으로 참여하게 하여 에너지의 소비를 증가시킨다.

이와 같이 운동에 따른 칼로리 감소의 효과는 운동을 하는 동안은 물론 운동 후에도 나타나며 이러한 효과가 더해진다면 운동에 의한 체지방의 감소는 더욱 높아진다. 물론 아무리 이러한 효과가 높게 나타나더라도 지나친 과식을 하게 되면 체중의 조절이 어려운 것은 사실이지만 때때로의 과식에 의한 비만은 예방할 수 있다.

(2) 운동강도와 체지방감소와의 관계

운동 시 연료로 사용되는 탄수화물과 지방은 운동의 강도에 따라 다르게 이용된다. 운동의 강도가 높고 운동의 시간이 짧아질수록 탄수화물이 주로 사용되는 반면 강도가 낮고 시간이 길어지는 운동일수록 지방의 기여가 높아진다. 최대산소섭취량의 40%에서 운동을 하게되면 탄수화물의 이용이 지방의 이용을 능가하기 시작한다. 최대산소섭취량의 50%에서 운동할 경우 탄수화물이 60%, 지방이 40% 사용된다. 이때의 운동강도는 대화를 하면서 달릴 수 있는 정도의 강도이다. 최대산소섭취량의 60%에서 운동을 하게 되면 탄수화물이 70%, 지방이 30%사용되며 강도가 높아질수록 탄수화물의 기여는 더욱 높아진다. 이러한 이유로 일부 연구는 낮은 강도의 운동이 높은 강도의 운동에 비하여 체지방의 감소가 높다고 주장한다. 다시 말해 낮은 강도의 운동이 체지방제거에 더욱 효과적이라고 주장이다. 그렇지만 이러한 주장은 탄수화물이 인체에서 비만과 전혀 관련이 없다는 전제하에서 가능하다.

탄수화물 또한 과도하게 되면 지방으로 전환되어 체지방으로 축적된다. 지방이 아무리 소비되더라도 탄수화물의 과다하면 체지방으로 전환되어 축적된다. 따라서 체중을 감량하기 위해서는 지방은 물론 탄수화물의 대사도 중요하며 운동의 강도와 관계없이 자신에게 적당한 운동을 하면 된다. 이러한 점을 고려할 때 운동에 의한 체지방의 감소효과는 운동에 사용된 특정 영양소가 아닌 **소비칼로리**를 기준으로 이루어져야 한다. 오히려 운동에 의한 체지방의 감소효과는 낮은 강도의 운동보다 **높은 강도**의 운동이 유리할 수 있다. 그 이유는 *첫째*, 높은 강도의 운동은 근력과 심폐기능을 발달시켜 신체를 더욱 활동적으로 만들고 *둘째*, 근량과 미토콘드리아가 증가되어 기초대사량이 증가된다. *셋째*, 운동 후 추가산소소비량(EPOC) 또한 증가된다. *넷째*, 상대적으로 짧은 운동시간에도 언급한 효과를 얻을 수 있기 때문에 바쁜 현대사회에서 효율적이다.

(3) 운동프로그램

체중의 감소를 위한 적절한 **운동종류**는 근력과 심폐기능을 동시에 발달시킬 수 있는 운동으로 구성되는 것이 좋다. 따라서 심폐기능을 강화시키는 달리기, 사이클, 수영, 등산 등과 같은 운동과 근력을 발달시키는 웨이트트레이닝과 같은 저항운동 모두 중요하다고 할 수 있다. 걷기와 같은 가벼운 강도의 운동 또한 시간이 소요되지만 체중의 감소에 효과적이다. **운동강도**는 이미 언급한 초기단계, 향상단계, 유지단계를 거쳐 운동을 하면 된다. 심폐기능운동의 경우 최대운동능력의 60~70%정도에서 수행하고 운동에 적응되고 익숙해짐에 따라 최대운동능력의 70~80% 정도로 점차 강도와 시간을 증가시킨다. 저항운동 또한 8-12RM의 부하에서 초기에는 힘이 남을 정도의 강도로 수행하다가 점차 강도를 증가시킨다. 체중감량을 위한 적절한 **운동빈도**는 대체로 주당 3-5일이 적당하며 부담을 주지 않는 낮은 강도의 걷기와 같은 운동은 매일 수행해도 무방하다. 적절한 **운동시간**은 개인의 체력과 연령, 건강상태 등에 따라 다르지만 20~60분이 추천된다(Jackson 등, 2004).

국소운동과 지방

아름다운 몸매를 만들기 위해 특정부위를 집중적으로 운동하는 경우를 흔히 본다. 아마 특정부위의 집중적인 운동은 그 부위의 체지방이 제거되어 더욱 가늘고 아름다운 몸매를 만들 수 있다고 믿기 때문일 것이다. 실제 운동으로 체중을 감량할 때 부위별로 체지방이 제거되는 속도가 다르게 나타나기도 하지만 운동하는 부위의 체지방만 감소되는 것은 아니다. 체지방축적의 원인이 되는 탄수화물과 중성지방은 유동적이며 필요에 따라 언제든지 한 부위에서 다른 부위로 이동할 수 있고 보충될 수 있다. 이것은 탄수화물과 중성지방이 과다하게 존재하는 한 아무리 한쪽 부위 운동에 의해 중성지방이 제거되더라도 다른 곳에서 보충될 수 있다는 의미이다. 따라서 체지방을 감소하는 가장 효과적인 방법은 체지방으로 축적될 수 있는 몸 전체의 중성지방과 탄수화물을 줄이는 것이며 많은 근육이 동원되는 운동을 지속적으로 하는 것이 효과적이다.

5) 운동과 식이의 병행

체중의 감량은 식이조절과 신체활동 2가지 방법에 의해 주로 이행된다. 그렇다면 식이에 의한 체중의 감량이 더 효과적일까 아니면 신체활동에 의한 체중의 감량이 더 효과적일까? 언급하였듯이 식이만으로 체중을 조절할 경우 시간이 거듭될수록 기아, 무기력, 수분손실, 제지방감소 등 부작용을 초래할 수 있다. 운동을 통하여 체중을 감량할 경우 체중의 감소 이외에도 체력이나 건강 증진 등 다양한 추가적인 이익을 얻을 수 있다. 그렇지만 운동만으로 목표로 하는 칼로리를 소비할 경우 무리한 운동에 의해 부작용이 나타날 수 있다. 칼로리를 섭취하는 것은 어렵지 않지만 섭취한 칼로리를 운동으로 소비하기 위해서는 많은 신체적 활동이 필요하다. 따라서 적절한 체중의 감량은 식이와 운동을 병행하는 것이 더욱 효과적이다. 식이조절과 운동을 병행할 경우 부담은 줄어든다. 적정 체중감량 정도인 500kcal을 식이로 250kcal, 운동으로 250kcal을 소모하면 부담이 절반으로 줄어든다. 또한 식이와 운동을 동반할 경우 근육 량이나 체수분의 감소 등과 같은 식이제한에 따른 부작용도 나타나지 않거나 최소화할 수 있다.

6) 심리 · 행동적 고려

체중을 감량하는 것은 어렵지만 감량한 체중을 유지하는 것은 더욱 어렵고 힘든 부분이다. 따라서 지속적으로 적절한 체중을 유지하기 위한 심리적 고려가 필요하다. 이를 위해서는 첫째, **자기 자신에게 헌신**해야 한다. 이상체중으로 감량하거나 유지하기 위해서는 10년 또는 그 이상이 소요될 수도 있으며 1~2주 내에 체중을 감량할 수 있다는 기대는 하지 않는 것이 좋다. 체중을 감량할 동안 시련과 좌절도 있을 것이며 이러한 시련과 좌절이 장기간의 목표추구를 중단하지 않게 해야 한다. 둘째, **계획에 대한 강화요법**을 만든다. 자신의 목표를 절친한 친구나 가족에게 이야기하면 격려와 용기가 되어줄 수 있고 건강한 행동을 유지하도록 동기를 줄 수 있다. 또한 특정 감량목표에 도달하였을 때 다양한 방법으로 자신에게 보상하도록 한다. 예를 들면 목표로 하는 체중감량에 성공하였을 경우 쇼핑을 통하여 새로운 장비나 의상을 구입할 수 있다. 또는 주변 마을이나 시내외곽에서 저녁식사를 하는 것도 하나의 좋은 보상이 될 것이다. 셋째, **자기동기**self-motivation는 체중조절계획을 보다 오래 참여하도록 만들어 준다. 동료나 친구, 가족 등과 같이 운동을 하면 사회적 관계를 유지하면서 보다 즐거운 마음으로 오랫동안 운동에 참여할 수 있다. 운동의 대상이 유사한 운동능력과 운동취미를 가지고 있다면 더욱 효과가 높아진다. 넷째, **적성과 취미에 맞는 신체활동**을 선택하여 수행하는 것도 장기간 신체활동을 지속하는데 아주 중요하다. 이러한 경우 참여하는 신체활동은 체중을 적절하게 조절하는 수단이 되는 것은 물론 삶을 즐길 수 있는 여가적 요소로 작용한다. 다섯째, **매력적인 환경이나 시설**을 찾는 것도 좋은 심리적 조절요소가 될 수 있다. 적절한 환경에서의 운동은 피로는 물론 운동의 지루함도 완화할 수 있다. 심미적인 관점에서 운동을 즐기고 싶다면 공원이나 강변, 등산로 등을 이용할 수 있다. 여섯째, **적당한 페이스**의 체중조절전략이 성공의 가능성을 높여준다. 적당한 체중감량은 주당 1~2pound(0.45~0.90kg)로 보고되었지만 과도할 경우 줄일 수 있다. 목표체중에 도달하기 위하여 굶거나 단식을 해서는 안 된다. 이것은 건강에도 해로울 뿐만 아니라 장기적인 관점에서 체중감량을 위한 효과적인 전략이 되지 못하며 요요 현상을 초래한다.

7) 일상생활의 기록

일상적인 생활의 기록은 효율적인 체중의 감량에 도움이 된다. 기록해야 할 주요한 내용으로 섭취하는 음식의 종류, 칼로리, 식사 회수, 신체적 활동 등이 있다. 이러한 기록은 현재 자신의 체중조절에 영향을 미칠 수 있는 생활과 식이습관, 영양소의 종류를 파악하게 하는 것은 물론 자신의 식이섭취량과 소비량을 파악하여 적절한 식이와 운동을 할 수 있도록 도움을 준다. 만약 자신의 기록에서 도넛, 튀김음식, 초콜릿 등과 같은 고열량식품을 다량으로 섭취하는 경향이 발견되면 식습관을 개선해야 한다.

8) 기타 체중감량 방법

언급한 내용 이외 체중을 조절하는 방법으로 **약물복용**이 있다. 식욕억제제는 중추적으로 시상하부의 포만중추를 자극하여 식욕을 억제한다. 그렇지만 불면증, 신경과민, 복통, 습관성, 중독성 등의 부작용이 있고 대개 처음 복용 시에는 효과가 있으나 장기간 사용하면 효력이 감소되므로 신중을 기하여 사용하는 것이 좋다. **수술요법**은 영양분을 흡수하는 소장의 일부를 절단하는 방법이다. 또한 미용을 목적으로 복부나 허벅지 부위의 지방질을 선택적으로 제거하는 지방흡입술이 있다.

13. 비만의 예방

비만을 예방하기 위해서는 비만의 원인을 알고 대비하면 된다. 부모가 비만일 경우 유전에 의해 자녀들이 비만일 될 가능성이 있으므로 미리 식이조절과 운동을 하여야 한다. 태아의 비만과 유아기 및 소아기의 비만도 성인비만의 원인이므로 이 시기에 영양과다가 되지 않도록 주의를 한다. 30대 후반이나 40대가 되면 경제적·사회적으로 안정이 되고 열량이 높은 음식을 많이 먹으면서 운동을 별로 하지 않아 비만이 되는 경우가 많다. 따라서 30대 후반부터는 식이요법 및 운동요법과 음주의 절제가 비만의 예방에 중요하다.

14. 올바른 체중증가

과대하게 높은 체중과 체지방은 건강에 악영향을 미치지만 체중이 너무 낮을 경우에도 문제가 된다. 몸이 너무 가늘고 허약하고 근육 양이 적을 경우 체중을 증가시킬 필요가 있다. 특히 근육 량이 부족할 경우 근육의 향상을 통한 체중의 증가는 건강을 위해 중요하다. 적절한 체중증가를 위해서는 다시 칼로리균형 문제가 발생하며 소비되는 칼로리보다 섭취하는 칼로리가 높아야 한다. 체중의 증가는 체지방이 아닌 제지방 체중의 증가에 의하여 이루어져야 한다. 근육과 골의 양을 증가시킬 수 있는 가장 효과적인 운동은 웨이트트레이닝과 같은 저항운동을 수행하는 것이다. 규칙적인 운동은 근량, 골량, 체수분 등의 제지방을 증가시킨다. 만약 증가된 체중이 제조직의 증가에 의한 것이 아니라면 체지방이 증가하였다는 것을 의미한다. 체중증가는 주당 1pound(0.45kg)가 적절하다. 하루 약 400~500kcal의 과잉칼로리균형을 유지한다면 건강한 제조직 획득이 결과로서 나타난다. 근육조직은 다른 조직보다 적은 지방과 많은 물을 포함하고 있기 때문에 1pound의 근육을 획득하기 위해서는 약 2500kcal이 필요하다. 식이섭취는 탄수화물, 지방, 단백질은 물론 비타민이나 무기질, 수분이 충분히 포함되고 균형적으로 이루어져야 한다. 일부 사람들은 체중을 획득하기 위하여 지방과 단백질과 같은 특정한 식품을 섭취하는데 올바른 방법이 아니며 균형 잡힌 식이와 운동에 의하여 체중을 증가시키는 것이 중요하다.

08 chapter

심혈관질환과 운동

1. 심혈관질환의 종류

심장과 혈관의 문제는 사망과 관련된 다양한 질병을 초래할 수 있으며 생산성을 저하시킨다. 미국심장학회American Heart Association, 2003에 의하면 6,100만 명의 미국인이 심장질환을 가지고 있으며 여기에 소요되는 경비는 3천5백억 달러에 이르는 것으로 보고하였다. 이러한 심혈관질환의 위험성을 인식하여 금연, 규칙적인 운동, 식이조절, 건강한 체중의 유지, 스트레스관리와 같은 생활방식으로 전환하고 있는 사람이 증가하고 있으며 이로 인해 발병 율과 사망률이 감소하고 있는 추세이다. 진단절차의 개선과 심장이식, 인공심장박동기와 같은 의학적 기술의 발달 또한 혈관질환의 조기발견과 사망률감소를 가능하게 하였다. 우리나라의 경우 미국 및 구미와 같은 다른 나라에 비해 발병률이 높지 않지만 동맥경화의 발병빈도가 점차 증가하는 경향이 있으며 심근경색myocardial infarction이나 뇌졸중 환자의 증가가 이를 대변해 주고 있다.

많은 사람들이 심혈관질환을 단지 심장발작heart attack을 초래하는 심장질환으로만 이해하지만 아래와 같이 다양한 질환이 있다.

* 동맥경화arteriosclerosis
* 동맥류aneurysms
* 고혈압hypertension

* 심근경색myocardial infarction 또는 심장발작heart attack
* 뇌졸중stroke
* 협심증angina pectoris
* 부정맥arrhythmias
* 울혈성 심부전congestive heart failure
* 박테리아성 심장내막염bacterial endocarditis
* 선천성 심장질환congenital heart defects
* 류마티스성 심장질환rheumatic heart disease

언급한 질환을 자세히 관찰하면 심장자체의 문제보다도 혈관의 문제에 의한 질환이 상당부분 차지한다. 죽상동맥경화, 동맥류, 고혈압, 심근경색, 협심증, 뇌졸중은 공통적으로 **혈관의 문제**와 관련이 있다. 혈관은 인체 거의 모든 조직에 존재한다는 점에서 어떤 조직에서도 질환이 발생할 수 있다는 것을 의미한다. 실제 혈관의 문제가 심장에 생기면 협심증, 심근경색이 되며 뇌에 생기면 뇌졸중stroke, 신장에 생기면 신부전이 된다. 언급한 질환은 발병률이 높은 것은 물론 사망률과 밀접한 관계가 있으며 따라서 인간의 궁극적인 사망의 요인은 바로 혈관의 문제와 주로 관련된다고 해도 과언이 아니다.

2. 심혈관질환의 발생요인

높은 사망률과 관련된 심혈관질환을 초래하는 가장 중요한 요인은 동맥경화이다. **동맥경화**란 동맥벽이 두꺼워지고 탄력을 잃게 되는 질환을 말한다. 동맥경화에 의해 탄성을 잃은 동맥은 혈압을 증가시켜 심장의 부담과 혈관 벽의 손상, 동맥류를 증가시킨다. 동맥경화는 발생되는 부위에 따라 죽상동맥경화증, 동맥중층경화증, 폐색성동맥경화증 3가지로 분류된다. *죽상동맥경화증atherosclerosis이란* 동맥내경화증이라고도 하며 혈관의 내막 안쪽에 지방질fatty substance, 콜레스테롤, 세포부산물cellular waste products, 응고물질인 피브린fibrin으로 알려진 플라크가 침착하여 죽종atheroma이 형성된 상태를 말한다. 죽종이 형성된 동맥은 탄성을 잃는 것은 물론 돌처럼 딱딱해 지는 혈관의 석회화calcification, 혈관내막의 출혈hemorrhage을 초래한다. 이렇게 형성된 죽종이 파열되면 출혈이 발생하고 지혈작용을 하는 혈소판과 만나 혈전thrombosis을 생성한다. *혈전이란* 일부 혈액이 혈관 내에서 굳어져서 덩어리가 형성된 상태를 말한다. 혈관내벽에 상처가 생기면 출혈을 막기 위해 혈소판과 피브린이 모여 응집을 일으키며 나타난다. 죽상동맥경화로 인하여 혈관이 좁아진 상태에서는 작은 혈전이라도 혈관을 완전히 막게 된다. 생성된 혈전이 혈관을 완전히 막게 되면 허혈, 괴사로 인해 뇌졸중, 심근경색 등의 치명적인 질병으로 발달된다. 죽종의 형성은 동맥의 내벽이 물리적, 화학적 자극에 의해 손상을 입었을 때 나타난다. *물리적 자극의* 예로 고혈압에 의한 혈관내막intima의 손상을 들 수 있다. *화학적 자극*은 흡연 등에 의한 화학적 성분이 혈관의 내피를 손상시키는 것을 말한다. 손상된 동맥벽에서 발생하는 염증반응의 증가는 콜레스테롤 등의 침착을 더욱 증가시킨다. *동맥중층경화증이란* 동맥혈관의 중간층인 중막에 칼슘이 침착되어 섬유화가 진행된 것을 말한다. 대동맥은 수축할 수 있는 근육으로 구성된 중막muscular media을 가지고 있어 혈관의 직경을 변화시킬 수 있다. 동맥이 수축하여 혈관의 직경이 감소하게 되면 혈류저항과 혈압은 증가되고 혈류 량은 저하된다. 반대로 동맥이 이완되어 직경이 증가되면 혈류저항과 혈압이 감소되고 혈류량은 증가된다. 중막이 손상되면 동맥의 수축과 이완이 원활히 이루어질 수 없다. *폐색성동맥경화증이란* 말초의 동맥이 좁아지거나 막혀 나타나는 증후를 말한다. 말초로 가는 혈관에 죽종이 형성되어 발생할 수 있으나 다른 부위에서 파열된 죽종이나 혈전이 혈액을 타고 말초로 내려가서 혈관을 막게 되어 나타날 수도 있다.

3. 관상동맥질환과 뇌졸중

높은 사망률과 관련되는 대표적인 심혈관질환으로 심장에서 발생하는 관상동맥질환과 뇌에서 발생하는 뇌졸중이 있다. 관상동맥질환과 뇌졸중은 혈관질환 중에서도 가장 높은 사망률의 원인으로 알려져 있다.

1) 관상동맥질환

(1) 관상동맥질환의 종류

*관상동맥질환*CHD;coronary heart disease*이란* 심장으로 혈액을 공급하는 관상동맥의 경화에 의해 혈액공급의 장애를 일으키는 질환이다. 대표적인 관상동맥질환으로 협심증과 심근경색이 있다. **협심증**은 동맥이 완전히 막히지는 않은 심근의 빈혈상태를 말한다. 죽상동맥경화에 의해 관상동맥의 분지 중 1개 이상에서 단면적이 75%이상 좁아져서 혈류의 흐름이 감소 또는 차단된 상태를 말한다. 동맥혈관의 직경이 50%로 감소하면 혈관의 단면적은 75% 감소하고 혈류 량은 94%가 감소한다. 실제로 단면적이 75% 이상 감소되면 운동 시 요구되는 산소량을 충족시킬 수 없고 80% 이상 감소되면 안정 시의 혈류 량도 감소된다. 협심증은 안정형협심증, 불안정형협심증, 변이형협심증으로 나누어진다. *안정형 협심증은* 동맥경화반atherosclerotic plaque에 의해 혈관이 좁아져서 나타나는 협심증이며 스트레스나 일정한 정도 이상의 활동을 할 때 증상이 나타난다. *불안정형 협심증은* 동맥경화반에 염증이 발생한 상태이며 염증이 심해지면 동맥경화반이 파열되어 혈전이 생성된다. 생성된 혈전은 혈관을 막아 심근경색은 물론 뇌경색의 원인이 된다. 불안정형협심증에 노출되면 활동을 할 때만 나타나던 협심증이 가만히 누워있거나 휴식을 취할 때도 증상이 나타나며 빈도와 지속시간도 길어진다. *변이형 협심증은* 일반적으로 혈관이 좁아져서 나타나는 협심증과 다르게 혈관의 직경은 정상이지만 경련에 의해 동맥이 일시적으로 수축하여 좁아지는 협심증으로 활동과는 상관없이 주로 한밤중이나 이른 새벽에 증상이 나타난다. 음주, 흡연, 추위, 스트레스가 위험인자이다. **심근경색**은 동맥이 완전히 막혀서 괴사가 발생한 상태이다. 즉 죽상물이 일부 동맥을 막고 있는 상태는 협심증이며 죽상이 파열되어 유출된 물질이 혈액의 물질과 결합하여 생긴 혈전이 동맥을 완전히 막게 되면 심근경색이 된다.

(2) 관상동맥질환의 증상

협심증의 증후는 거의 나타나지 않다가 혈관내부가 상당히 막힌 후 증세가 나타난다. 심지어 심하게 막혀도 인식하지 못하는 경우가 있다. 따라서 평소 증후가 나타나지 않는다고 안심할 수 없으며 운동자극을 주어 심전도를 검사하면 용이하게 발견할 수 있다. **협심증**의 증상은 뻐근함, 무거운 것으로 눌리는 것 같은 압박감, 터지는 느낌, 답답함, 호흡곤란과 같은 가슴통증이 나타난다. 안정 시에는 통증이 나타나지 않다가 심장의 활동이 많이 요구되는 신체활동이나 저온환경에 노출되거나 흥분을 하게 되면 증세가 나타난다. 대게 휴식을 하게 되면 통증은 사라진다. 심해지면 안정 시에도 증세가 나타날 수 있다. **심근경색**의 증상은 협심증과 마찬가지로 빨리 걷거나 뛰는 경우, 계단이나 가파른 언덕을 오르는 경우, 무거운 것을 들고 움직이는 경우에 증후가 심해진다. 협심증과 차이점은 통증이 나타난 후 휴식을 하더라도 30분 이상 지속되며 발한, 창백, 구토는 물론 턱, 왼쪽 팔, 상복부, 목 등으로 방사통이 생긴다.

2) 뇌졸중

(1) 뇌졸중의 종류

뇌졸중이란 관상동맥질환과 마찬가지 이유로 뇌의 혈관이 막히거나 파열되어 나타나는 신경학적 증상이며 뇌경색과 뇌출혈로 분류된다. **뇌경색**은 다시 뇌혈전증과 뇌색전으로 나누는데 *뇌혈전증은* 뇌의 죽상동맥경화에 의하여 만들어진 혈전이 혈관을 막아버린 상태이다. *뇌색전은* 뇌가 아닌 다른 부위에서 생성된 혈전이 혈류를 따라 돌아다니다가 뇌혈관에서 막힌 상태를 말한다. 혈전은 심장판막증, 심내막염 등의 심장질환에 의해서 주로 생성된다. **뇌출혈**은 동맥벽의 약한 부위가 팽창, 파열되어 발생하며 지주막하 출혈이 대표적인 예이다. 고혈압은 뇌출혈의 위험인자이다. 뇌출혈은 사망률이 높은 질환이며 생존을 하더라도 마비나 근육조절능력의 저하, 언어능력의 손실 또는 기억장애 등과 같은 다양한 장애가 나타난다. 뇌세포는 산소공급이 차단된 몇 분 후 괴사되며 괴사된 뇌세포는 재생되지 않는다. 장애의 정도는 혈류가 차단된 뇌조직의 양에 달려 있다.

(2) 뇌졸중의 증상

* 갑작스런 한쪽 편 얼굴, 팔, 다리의 무감각이나 약화
* 갑작스런 시각의 약화나 침침함
* 언어능력이나 언어이해의 장애
* 원인이 없는 별안간의 심한 두통
* 알 수 없는 현기증, 불안정 또는 별안간의 낙상fall

4. 심혈관질환의 위험인자

1) 치료가 어려운 위험인자

심혈관질환은 다양한 요인에 의하여 발생하는데 치료 가능한 위험인자alternable resk factors와 치료가 어려운 위험인자unalternable resk factors로 나눌 수 있다. 치료가 어려운 위험인자로 첫째, **유전**이 있다. 심혈관질환의 가족력이 있는 사람들은 심혈관질환으로 발달할 가능성이 높다. 심혈관질환의 유전적 관련성은 인종에서도 나타난다. 아프리카계미국인African-American과 히스파니아인Hispanic은 코카서스인Caucasian에 비하여 혈압이 높아 심혈관질환의 발병가능성이 높다. 실제로 아프리카계 미국남성은 코카서스남성에 비하여 심혈관질환에 의한 사망위험이 49% 높다.

둘째, **성별**의 차이이다. 남성이 여성에 비하여 동맥질환의 위험이 높다. 그 이유는 *첫째*, 여성호르몬인 estrogen이 동맥질환을 예방하기 때문이다. *둘째*, 스트레스에 대한 대처능력의 차이이다. 대체적으로 여성은 남성에 비하여 대화를 즐기고 감정을 잘 표현하며 타협과 조화를 잘 하는 편이다. *셋째*, 비만형태의 차이이다. 남성은 심혈관질환의 위험이 높은 복부비만으로 진행되지만 여성의 경우 엉덩이나 허벅지부위에 지방이 축적된다. 그렇지만 여성의 경우에도 폐경이나 자궁절제수술에 의해서 estrogen 수준이 떨어지고 스트레스의 대처능력이 없을 경우 남성과 마찬가지로 심혈관질환의 위험이 높다.

셋째, **연령**의 증가 또한 치료가 어려운 위험인자에 포함된다. 55세 이후 10년

마다 2배 이상 심혈관질환의 가능성이 증가한다. 실제 심장발작의 위험은 65세 이후 급격히 증가하며 심장발작환자의 4명중 3명이 65세나 그 이상의 연령이 차지한다. 그렇지만 연령이 젊다고 해서 안전하다는 의미는 아니다. 사실 동맥경화는 청소년기부터 시작될 수도 있으며 10대에서 시작되어 서서히 진행되다가 수십 년 후에 증상이 발현된다.

2) 치료 가능한 위험인자

동맥경화의 치료가 가능한 위험인자로 첫째, 잘못된 **생활습관**이 있다. 잘못된 생활습관과 관련된 요인으로 *첫째*, 신체활동의 부족이다. 1992년 미국심장협회는 혈관질환의 주요한 위험 요소로 신체활동의 부족을 지적하였다. Blair 등(1996)에 의하면 운동에 대한 심혈관의 능력이 낮은 사람들은 중간 또는 높은 능력을 가진 사람들에 비하여 동맥질환으로부터 사망할 위험이 2~4배 정도 높은 것으로 보고하였다. *둘째*, 흡연이다. 흡연은 심장발작으로 인한 사망의 위험을 2배 이상 증가시킨다. 흡연은 니코틴 외 1,200여의 독소물질을 혈액으로 방출하여 혈액응고는 물론 심박수와 혈압의 증가, 부정맥의 원인이 된다. 죽상동맥경화로 진행 중인 사람이 흡연을 할 경우 동맥이 완전히 차단되어 뇌졸중과 심근경색의 원인이 된다. 간접흡연이라도 정기적으로 오래 지속되면 심근경색으로 인한 사망의 위험을 30% 증가시킨다. 파이프를 이용한 흡연 또한 마찬가지이다. 담배연기를 직접 들여 마시지 않더라도 구강을 통하여 독소가 흡수되며 혈관질환의 위험을 크게 증가시킨다. 그렇지만 흡연자가 3년 동안 금연할 경우 평생 흡연을 하지 않은 비 흡연가와 거의 유사한 수준으로 동맥질환의 위험은 떨어진다. *셋째*, 잘못된 식이이다. 고지방식이나 고탄수화물의 섭취는 혈중의 지질과 중성지방을 증가시켜 동맥경화를 촉진시킨다. 포화지방과 트랜스지방 또한 혈중의 지질을 높이게 된다. 트랜스지방이란 액체상태의 불포화지방산이 열과 같은 자극에 의해 고태상태의 포화지방산으로 변환된 것을 말한다. 주로 가공음식이나 튀긴 음식, 저장기간이 긴 음식에 많이 포함되어 있다. 지나친 알코올의 섭취 또한 동맥질환의 위험을 증가시킨다. 과거에는 남성의 경우 두 잔이나 그 이하, 여성의 경우 한잔 정도의 적당한 알코올섭취는 HDL수준을 향상시켜 관상동맥질환의 위험을 낮출 수 있다고 하였지만 현재에는 이러한 가벼운 음주도 건강에 좋지 않다는 연구 또한 보고되었다.

둘째, **특정질환** 또한 심혈관질환의 위험인자에 해당된다. 이러한 질환으로 *첫째*, 이상지질혈증에 의한 동맥경화가 있다. 이상지질혈증이란 동맥경화의 원인이 되는 콜레스테롤, LDL, 중성지방이 높은 상태를 말한다. *둘째*, 당뇨병 또한 혈액의 점도를 높이는 것은 물론 나쁜 콜레스테롤이 낮은 상태에서도 동맥경화의 위험을 증가시킨다. 실제로 당뇨병을 가지고 있는 사람은 죽상동맥경화의 발생률이 매우 높다. *셋째*, 고혈압은 심근경색과 뇌졸중은 물론 울혈성심부전, 신부전kidney failure 등 질환의 원인이 된다. 고혈압은 동맥을 손상시켜 경화시키며 죽상동맥경화과정을 촉진한다. *넷째*, 비만이다. 비만인 사람은 죽상동맥경화의 요인이 되는 콜레스테롤과 중성지방, 혈압이 높으며 당뇨병을 가지고 있는 경우가 많다. 심지어 심한 비만은 다른 복합증세가 없더라도 혈관질환의 위험을 증가시킨다. *다섯째*, 높은 적혈구수치는 혈액의 점성을 증가시켜 심장의 부담은 물론 고혈압과 뇌졸중의 위험을 증가시킨다. *여섯째*, 일시적인 혈관수축에 의한 국소빈혈증후를 가진 사람은 그렇지 않은 사람들에 비하여 10배 높은 뇌졸중의 위험을 가지고 있다. 국소빈혈은 뇌졸중의 증후가 단지 몇 분 동안 지속되는 mini stroke를 말한다.

셋째, 지리적 위치, 계절, 기후, 사회·경제적 요소와 같은 **환경적 요인**을 들 수 있다. 뇌졸중은 미국 남동부에 더욱 흔하며 극한의 온도는 뇌졸중의 위험을 증가시킨다. 수입이 낮은 사람들은 높은 사람들에 비하여 뇌졸중의 발병이 높다.
넷째, 스트레스와 적개심, 노여움과 같은 **성격적 요인**은 혈관질환을 초래할 가능성을 높인다. 적개심, 급한 성격, 불신, 냉소적인 성격을 가진 사람들은 믿음이 있고 냉정하고 긍정적 사고를 가진 사람들에 비하여 동맥질환으로 발달할 가능성이 더욱 많다. 적개심과 노여움을 가진 사람들은 그렇지 않은 사람들에 비하여 혈압의 상승을 촉발하는 생리적 스트레스 반응에 더욱 민감하다. 특히 과식과 흡연과 같은 방법으로 스트레스를 해소하는 것은 건강하지 못한 방법이다.
다섯째, 코카인과 경구피임약과 같은 **약물**에 의한 심혈관질환이 있다. 한편 아스피린은 심혈관질환의 예방에 효과적인 것으로 알려져 있다. 심장발작증상이 없는 사람들은 규칙적으로 아스피린을 복용함으로써 위험을 낮출 수 있다. 그렇지만 간이나 신장질환, 궤양 또는 출혈 문제가 있는 사람들의 경우 아스피린 복용은 좋지 않다.

5. 심혈관질환의 예방

심혈관질환의 치료 및 예방을 위해 제일 먼저 해야 할 일은 동맥경화를 악화시키는 위험인자를 제거하는 것이다. 흡연을 하는 사람은 금연을 하여야 하며 고혈압이 있으면 치료를 하고 콜레스테롤이 높으면 동물성 지방섭취를 가급적 피하는 등의 식이조절을 하여야 한다. 고혈압이 있거나 흡연을 하는 여성은 피임약의 복용을 금하여야 한다. 당뇨병과 비만이 있는 경우 적절한 운동과 식이조절을 하여 체중을 감소시켜야 한다. 규칙적인 운동과 휴식, 심신이완기법을 통한 정신적인 스트레스의 해소 또한 중요하다.

6. 심혈관질환과 운동

신체활동은 심혈관질환의 예방과 치료를 위하여 중요하다. 실제 적절한 운동은 죽상동맥경화에 의한 사망률을 50% 이상 감소시킨다고 한다. 그렇지만 심혈관질환자들의 운동은 혈압상승에 의한 심장과 혈관의 부담을 증가시켜 치명적인 결과를 초래할 수 있으므로 전문가의 상담 하에 적절한 방법으로 이행되어야 한다. 심혈관질환자의 운동은 질환의 정도와 상태에 따라 다르게 수행되어야 한다. 증후가 심한 입원상태인지, 치료를 마치고 퇴원한 상태인지에 따라 운동은 다르게 시행되어야 한다.

1) 운동의 효과

심혈관질환자들이 규칙적인 운동을 수행할 경우 다음과 같은 효과가 나타난다. 첫째, 규칙적인 운동은 **심장의 부담**을 감소시킨다. 규칙적인 운동은 보다 적은 심장의 노력으로 혈액을 순환시키고 에너지를 생산하게 하여 충분하게 운동을 할 수 있도록 도와준다. 규칙적인 운동에 따른 이러한 효과는 혈관의 탄성과 동맥의 구경 증가, 동정맥산소차의 증가, 운동 시 나타나는 흉통과 ST하강(허혈을 의미)의 약화, 운동 전보다 높은 수축기혈압에서 허혈발생, 1회 박출량 증가, 안정 시나 운동 시 심박수와 혈압의 감소에 의해 나타난다. 둘째, 규칙적인 운동은 **측부혈관**의 신생화를 유도한다. 운동은 막힌 혈관의 주위로 새로운 혈관을 생성하여 심장으로 혈액을 공급한다. 셋째, 혈관질환의 원인이 되는, 또는 혈관질환에 의해 나타날 수 있는 **다른 질환**을 예방한다. 신체활동은 혈관질환에 영향을 미치는 콜레스테롤과 중성지방을 감소시키고 HDL은 향상시킨다. 또한 당뇨병을 감소시켜 간접적으로 건강한 심장을 유지하게 한다. 넷째, **심리적 안정**을 도모한다. 운동은 심장의 기능적 회복은 물론 일상생활이나 수술 등의 치료에 따라 나타날 수 있는 스트레스나 심리적 불안정상태로부터 벗어나게 한다.

2) 운동프로그램

(1) 운동종류

입원중인 환자가 수행할 수 있는 적절한 운동의 종류는 일어나고 눕고 걷는 등 개인적인 활동이나 가벼운 걷기 등의 가벼운 강도의 운동이 적당하다. **퇴원 후 운동**은 기능이 어느 정도 회복이 된 상태이기 때문에 심장에 부담을 주지 않는 걷기, 체조, 수중운동, 실내 자전거타기와 같은 유산소운동이 적당하다. 라켓경기와 같은 대인경기는 운동강도의 조절이 어렵고 과격한 운동이므로 삼가는 것이 좋다. 저항운동 또한 회복 정도에 따라 적절한 방법으로 이행하면 안전하게 운동의 효과를 얻을 수 있지만 올바른 수행방법을 알고 있지 못하거나 숙달이 되어 있지 않을 경우 이행하지 않는 것이 좋다. 재활운동을 마치고 **직장으로 복귀**할 경우 먼저 직장과 유사한 환경에서 노동과 스트레스에 대한 적응훈련을 하여야 한다.

(2) 운동강도

심혈관질환자들이 운동을 할 경우 운동의 강도는 아주 중요하다. 심혈관질환자들의 운동은 기능의 향상보다 건강을 유지할 수 있게 낮은 강도로 진행되어야 하며 전문가의 판단 없이 숨이 차거나 힘이 드는 운동을 삼가야 한다. **입원중인 환자**의 운동은 반드시 전문가의 판단과 통제 하에 시행하여야 한다. 일어나고 눕고 걷는 등 개인적인 일을 스스로 할 수 있도록 하는 것부터 시작하며 이것이 가능할 때 걷기와 휴식을 번갈아 시도한다. 초기에는 3-5분 정도 걷다가 회복에 따라 서서히 보행을 늘려 1회 10-15분 까지 걸을 수 있도록 운동한다. 한 번으로 충분한 양의 운동을 하는 것이 힘들 경우 2-4회씩 나누어서 운동할 수 있으며 15-150m의 거리를 보행할 수 있도록 한다. 어느 정도 회복이 이루어진 단계에서는 분당 120-130 미만의 심박수에서 운동할 수 있다. 그렇지만 베타차단제, 칼슘통로차단제를 투여하는 환자는 심박수의 사용이 적절하지 않다. 이러한 경우에는 휴식 시 보다 20~30회 이상 심박수로 운동하면 된다. 운동자각도를 기준으로 할 경우 다소 힘이 드는 강도인 13의 수치를 넘어서지 않게 한다.

심혈관질환자의 운동강도는 징후성한계시험을 이용할 수도 있다. *징후성한계시험이란* 운동검사 중 이상응답이나 합병증이 나타나는 시점의 분당심박수를 최대운동강도로 하여 운동의 강도를 설정하는 것이다. 즉 심혈관질환자가 이상이 발생하지 않고 운동할 수 있는 최대강도의 운동을 말한다. 예를 들면 운동 중 심박수가 135회/분인 상태에서 ST분절의 이상, 심실성부정맥, 혈압의 이상변화, 흉통이 나타나면 이보다 10-20회 정도 낮은 115-125회/분의 심박수에서 운동하는 방법이 있다. 또한 135회/분의 60~80%의 심박수 범위에서 운동할 수도 있다. 징후성 한계시험에서 이상이 나타나지 않는 환자는 전문가의 판단 후 정상인과 동일한 강도로 운동할 수 있다. 입원하는 동안 퇴원 후 가정이나 직장, 지역사회에서 스스로 운동을 수행할 수 있는 방법과 능력을 전문가로부터 습득하는 것도 중요하다.

퇴원환자의 경우 심폐기능운동은 최대여유심박수의 40-50%에서 시작하다가 50-80%까지 높이도록 한다. 저항운동은 1RM의 30-60%, 운동자각도를 기준으로 할 때는 11-14의 범위에서 운동할 수 있다. 저항운동은 무게의 증가보다 가벼운 무게에서 반복횟수를 증가하여 심장의 부담을 줄여야 한다. 체중을 지니는 운동보다 앉거나 누워서 하는 운동이, 대근운동이나 복합관절운동보다 소근운동이나 단순관절운동이 안전하다. 대근운동과 복합관절운동의 경우 많은 부위가 운동된다는 장점이 있지만 에너지소모가 많고 힘이 들어 심장에 부담을 줄 수 있다. 대근운동과 복합관절운동은 증후가 어느 정도 회복되었을 때 전문가의 판단 하에 가벼운 부하에서 수행 할 수 있다. 증후가 상당히 호전되고 운동에 익숙해지면 환자는 전문가의 판단에 따라 정상인과 같이 1회의 운동으로 300kcal의 에너지를 소비할 수 있는 운동을 할 수 있다. 재활운동을 마치고 **직장으로 복귀**할 경우 먼저 직장과 유사한 환경의 강도에서 노동과 스트레스에 대한 적응훈련을 하여야 하며 복귀한 후에도 완전한 적응이 이루어질 때까지 과도한 업무와 스트레스를 받지 않도록 해야 한다. 퇴원 후에도 지속적으로 전문의와 상담하여 몸의 상태를 확인하여야 한다.

(3) 운동시간 및 빈도

운동시간과 빈도는 환자의 건강상태와 체력수준에 따라 다양하게 설정할 수 있다. 운동빈도는 하루 3일 이상 시작하여 5일 까지 운동할 수 있도록 서서히 빈도수를 증가시킨다. 아주 강도가 낮은 걷기운동의 경우 부담을 주지 않는 범위 내에서 매일 수행할 수도 있다. 운동시간 또한 초기에는 강도를 낮게 해서 5-10분 범위에서 수행하며 20-60분 까지 운동할 수 있도록 서서히 증가시킨다.

3) 운동 시 주의 점

운동을 시작하기 전 다음과 같은 증후가 있는 경우에도 의료기관의 방문이 필요하다. *첫째*, 운동의 도중 어지럼증, 협심증, 호흡곤란, 흉통, 심전도의 이상, 심각한 부정맥이 나타날 경우, *둘째*, 심한 당뇨와 고혈압, 염증 등과 같은 합병증이 있는 경우, *셋째*, 심장과 뇌 등의 혈관질환을 가지고 있으면서 수축기혈압이 180mmHg, 이완기혈압이 110mmHg를 초과하는 경우, *넷째*, 심한 기립성저혈압환자, *다섯째*, 의료적 처치에도 증후가 개선되지 않는 경우이다.

운동을 시작해도 좋다는 진단이 있을 경우에도 다음과 같은 조건을 고려하여 운동을 하여야 한다. *첫째*, 익숙하지 않거나 새로운 운동은 하지 않는 것이 좋다. 익숙하지 않은 운동은 심장의 부담증가는 물론 부상의 위험도 높아진다. 따라서 혈관 질환을 가지고 있는 사람들은 한 가지 운동을 선택하여 익숙하도록 하여야 하며 운동의 종류를 바꾸지 않고 운동을 꾸준히 하는 것이 안전하다. *둘째*, 운동절차의 준수이다. 심혈관질환을 가지고 있는 환자들이 운동에 따른 위험을 줄이기 위해서는 반드시 운동절차를 지켜야 한다. 준비운동과 정리운동을 수행하여 충분한 체온의 상승과 운동의 가동범위가 이루어진 상태에서 운동을 하여야 한다. *셋째*, 운동 환경의 고려이다. 저온환경에서 운동할 경우 혈관이 수축하고 혈압이 상승하여 심장의 스트레스가 증가될 수 있다. 고온, 다습한 환경에서 운동할 경우 온도조절의 장애와 발한에 의한 탈수가 나타날 수 있다. 고지환경에서의 운동 또한 동맥의 산소포화도 저하와 적혈구 농도 증가를 초래하여 심장의 부담이 증가될 수 있다. *넷째*, 하루 운동의 시기 또한 고려해야 한다. 심혈관질환자들의 경우 아침의 운동을 되도록 삼가는 것이 좋다. 이유는 아침의 경우 혈압과 혈소판의 응집력을 증가시키는 cortisol의 수치가 높기 때문이다. 이것은 심장의 부담을 증가시키는 것은 물론 혈전형성의 가능성을 높인다. 특히 겨울과 같은 저온환경에서 아침의 운동은 더욱 위험할 수 있다. 부득이하게 이러한 상황에서 운동을 할 경우 온도가 높은 실내에서 더욱 낮은 강도의 운동을 하여야 한다.

chapter 09

이상지질혈증과 운동

1. 지질과 지단백

지질이란 물에 용해되지 않는 무색의 유기화합물을 말하며 콜레스테롤, 중성지방, 인지질이 포함된다. **콜레스테롤**은 주로 간에서 만들어지며(약 1,000mg) 식이를 통해서도 섭취된다. 콜레스테롤은 세포막에서도 발견되며 비타민 D, 스테로이드호르몬, 담즙산염bile salts의 형성에 중요한 재료이다. 콜레스테롤은 성호르몬을 만들기 때문에 부족하면 성기능 장애가 생길 수도 있다. **중성지방**은 인체 에너지로 사용되며 글리세롤과 지방산으로 구성되어 있다. 수치가 높게 되면 혈액을 끈적끈적하게 하여 혈류를 방해한다. 지방산은 포화의 유무에 따라 포화지방산과 불포화지방산으로 분류된다. **인지질**은 세포막의 주요한 구성성분이고 신경조직에 풍부하다. 분자의 머리 부분은 친수성이고 다른 꼬리 부분은 소수성이어서 물에서는 용해되지 않고 지방에 용해된다. 인지질의 이러한 서로 다른 극성 때문에 물과 접촉하는 머리는 바깥쪽을, 소수성인 꼬리부분은 안쪽으로 서로 마주 향하면서 막을 형성한다. 이러한 막의 구조 때문에 이온과 극성이 다른 분자들은 막을 통과할 수 없으며 따라서 인지질 사이에 있는 단백질을 통하여 막의 안쪽과 바깥쪽으로 물질들이 운반될 수 있다.

지단백질이란 수분으로 구성된 혈장에서 물에 용해되지 않아 운반될 수 없는 중성지방과 콜레스테롤 등의 지질성분을 혈관을 통하여 요구되는 조직으로 운반하는 기능을 한다. 혈중에서 불용성인 지질이 운반되기 위해서는 먼저 지단백질과 결합해야 한다. 지단백의 종류로는 LDL-C low density lipoprotein cholesterole, VLDL-C very low density lipoprotein cholesterole, HDL-C high density lipoprotein cholesterole이 있으며 모두 합쳐 *총콜레스테롤* *total cholesterole*이라 한다. *LDL-C*는 간에서 만들어지며 주로 콜레스테롤을 간에서 조직으로 운반하는 기능을 한다. 자신이 운반하는 지질의 45%가 콜레스테롤이다. 그렇지만 일부는 운반되지 않고 동맥의 혈관 벽에 축적되어 혈관질환을 유발하기 때문에 나쁜 콜레스테롤로 알려져 있다. *VLDL-C* 또한 간에서 만들어지며 자신이 운반하는 지질의 55~65%가 중성지방이다. LDL-C와 마찬가지로 동맥벽에 플라크를 형성하게 하여 죽상동맥경화 과정을 촉진시킨다. *HDL-C*는 다른 지단백질과 다르게 단백질이 많이 포함되어 있다. 전체 구성성분 중 40-45%가 단백질로 구성되어 있으며 인지질을 가장 많이 운반한다. 자신이 운반하는 지질의 30%는 인지질이며 중성지방과 콜레스테롤의 운반 량은 적은 편이다. HDL은 사용되지 않는 혈중의 나쁜 콜레스테롤을 간으로 운반하고 여기에서 대사나 분비를 통하여 제거시키는 역할을 한다. 즉 HDL은 나쁜 콜레스테롤이 혈관의 벽에 축적되는 것을 막아주고 염증반응을 억제해 주며 혈액의 과다응고 또한 어느 정도 방지해주어 심장을 보호한다. 이러한 기능 때문에 HDL은 좋은 콜레스테롤로 알려져 있다. *Chylomicron* 또한 지단백의 일종으로 장에서 중성지방을 주로 운반한다. 자신이 운반하는 지질의 80-95%가 중성지방이며 단백질의 함량이 가장 낮다.

이상지질혈증이란 혈액 중 언급한 지질들이 비정상적으로 분포되어 있는 상태를 말한다. 즉 인체에 나쁜 영향을 미치는 중성지방이나 LDL은 과도하게 높은 반면 좋은 콜레스테롤로 알려진 HDL은 낮은 상태를 말한다. 이상지질혈증을 방치할 경우 혈관 벽에 쌓여 협심증이나 심근경색증, 뇌혈관질환, 말초혈관폐쇄 등의 **심혈관질환**의 원인이 되므로 적절한 수준을 유지해야 한다. 통계에 따르면 LDL이 높은 사람은 낮은 사람보다 허혈성심장질환(협심증, 심근경색증) 발생률이 2배 이상 높다고 한다.

2. 이상지질혈증의 진단 기준

식생활의 서구화와 인스턴트 등 가공식품의 범람으로 중년층 이상에서 이상지질혈증환자가 빠르게 늘어나고 있다. 총콜레스테롤은 **240mg/dl** 이상, LDL은 **130mg/dl**이상, HDL은 **40mg/dl** 이하, 중성지방 **150mg/dl**이상이 되면 이상지질혈증에 해당된다. 근래 이러한 혈중지질의 기준이 너무 과도하며 콜레스테롤의 섭취가 반드시 심장병을 초래하지 않는다는 보고도 있지만 명확한 규명이 이루어지지 않은 실정이므로 적절지질의 유지를 위해 노력하여야 한다.

표 9-1 지질의 적정기준(Jackson 등, 2004)

항목	정상	약간 높음	높음	매우 높음
총 콜레스테롤	<200mg/dl	200-239mg/dl	≥240 mg/dl	
LDL	<100mg/dl	100-129mg/dl	130-159mg/dl	≥190mg/dl
중성지방	<150mg/dl	150-199mg/dl	200-499mg/dl	≥500mg/dl

연령이 증가함에 따라 콜레스테롤이 증가함을 감안할 때 젊은 사람의 경우 이보다 낮아야 한다. 미국심장협회와 국제심장폐혈액협회National Heart, Lung, Blood Institute에 의하면 19세 이하를 기준으로 총콜레스테롤 수치가 170mg/dl를 넘지 않도록 권고한다. 〈그림 9-1〉은 연령에 따른 이상지질혈증의 경향을 보여준다.

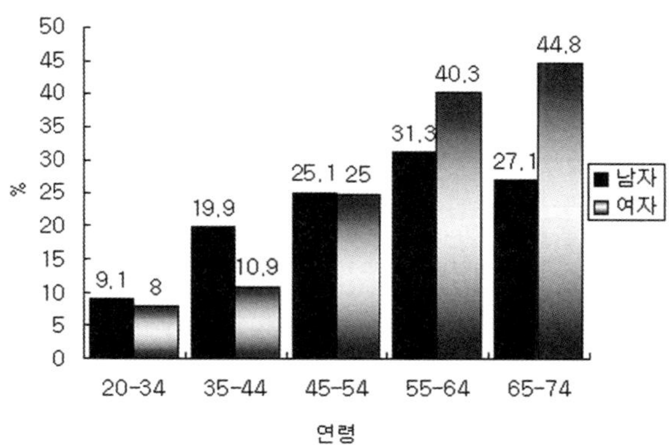

그림 9-1. 20대와 고령자의 고콜레스테롤 경향
(National Health and Nutrition Examination SurveyⅢ, National Center for Health Stations, 1996).

이상지질혈증의 판단을 위해서는 HDL과 총콜레스테롤의 **상대적 비율** 또한 고려해야 한다. 총콜레스테롤수준이 정상일지라도 HDL수준이 낮으면 위험하다. 반면 HDL이 정상이더라도 총콜레스테롤이 지나치게 높을 경우 이상지질혈증에 해당된다. 평균 HDL에 대한 적정 총콜레스테롤의 비율이 남성의 경우 약 **5.0**, 여성이 경우 **4.5이하**이면 정상범위에 해당된다. 예를 들면 총콜레스테롤이 240mg/dl이고 HDL이 60mg/dl인 사람의 경우 총콜레스테롤의 수치는 이상지질혈증에 해당되지만 비율은 4.0에 해당되어(240/60) 정상범위에 해당된다. 3.5이하의 비율을 가진 사람들은 평균비율을 가진 사람들에 비하여 심혈관질환의 위험이 절반으로 줄어든다.

3. 이상지질혈증의 원인

이상지질혈증을 유발하는 요인으로 첫째, **유전적 요인**을 들 수 있다. 인종에 따른 차이도 있는데 북미흑인과 멕시코계미국인의 발병률이 높은 경향이 있다. 둘째, **환경적 요인**은 이상지질혈증의 원인이 된다. 환경적 요인으로 잘못된 식이와 신체활동의 부족을 들 수 있다. 콜레스테롤이 높은 식이나 알코올섭취, 신체활동의 부족은 고지혈증을 유발한다. 흡연, 스트레스, 경구피임약의 사용 또한 지단백질 수준에 영향을 미칠 수 있다. 셋째, **연령의 증가**는 혈중의 총콜레스테롤, LDL, 중성지방증가와 관련된다. 넷째, **성차**에 의해서도 영향을 받는데 남성이 여성보다 중성지방, LDL이 높고 HDL은 낮다. 그렇지만 남성이 규칙적인 운동을 할 경우 운동을 하지 않는 여성보다 HDL수준이 높다. 다섯째, **병리적 요인**으로 비만과 당뇨를 들 수 있다. 비만은 중성지방과 LDL을 높이고 HDL은 저하시키는 경향이 있다. 여섯째, **수용체 이상** 또한 이상지질혈증의 원인이 된다. 세포의 표면에는 LDL수용체가 있어서 혈중 콜레스테롤을 세포 안으로 운반하는데 이 수용체에 이상이 생기면 이상지질혈증을 초래한다.

4. 이상지질혈증의 예방 및 치료

중년의 나이에 병원에서 이상지질혈증으로 판정을 받고 놀라는 이들이 많으며 큰 병이 아닐까? 라는 걱정을 많이 한다. 그렇지만 이상지질혈증은 바르게 관리하면 완화되거나 치유될 수 있다. 이상지질혈증의 **예방**을 위해서는 정기적인 점검이 중요하다. 45세 이상의 남성과 55세 이상의 여성, 가족 중 50세 전에 관상동맥질환을 경험한 사람이 있거나 부모가 심장병에 걸린 사람들의 자녀, 고혈압과 당뇨병, 비만과 같은 질병이 있는 경우, 흡연자인 경우 1년에 한번 정도 검사를 받는 것이 좋다. 흡연자가 금연하면 혈중 총콜레스테롤과 LDL, HDL의 양이 적절하게 유지된다. 특히 비만은 인슐린저항insulin resistance에 의한 고인슐린혈증을 초래하며 고인슐린혈증은 중성지방의 합성과 VLDL의 분비를 증가시키고 HDL을 저하시키며 말초에서의 VLDL 대사를 지연시키므로 적절한 체중의 관리가 중요하다. 또한 이상지질혈증의 원인이 되거나 영향을 미치는 당뇨병, 갑상선기능저하증, 신부전증 등의 질환으로부터 벗어나는 것도 중요하다. 이상지질혈증의 **치료**는 행동수정요법과 약물요법에 의해 이루어진다. 행동수정요법으로 저지방 저칼로리의 식이와 운동을 들 수 있다. 규칙적인 운동과 식이조절은 지질대사는 물론 표준체중을 유지하게 하여 이상지질혈증의 예방이나 치료에 중요한 역할을 한다. 혈중의 지질이 지나치게 높을 경우에는 약물을 복용하여 낮추어야 한다.

5. 이상지질혈증과 운동

운동부족이 비만이나 이상지질혈증을 야기한다는 것은 많은 연구를 통하여 확인되었다. 적절한 신체활동은 총콜레스테롤을 낮추고 HDL을 상승시킨다. 운동은 중성지방을 에너지로 사용함으로서 혈중 중성지방의 수치를 감소시킨다. 운동의 초기에는(5-10분) 탄수화물이 주로 에너지로 사용되지만 이후 중성지방에 의한 에너지 기여가 높아진다. 장기간 운동을 수행할 경우 중성지방을 생성하는 지방자체가 줄어들어 혈중의 중성지방수치가 낮아진다.

이상지질혈증에 적합한 운동을 수행하기 위해서는 연령, 성, 비만도, 심혈관 상태 등을 고려하여야 한다. 유산소운동과 저항운동 모두 적절한 혈중지질의 형성에 도움이 된다. 운동강도는 최대심박수의 60~75%에서 시작하여 체력의 향상 정도에 따라 강도를 점차 증가시킬 수 있다. 일주일에 3~5일정도, 운동시간은 40~50분간 수행할 수 있도록 서서히 증가한다.

6. 이상지질혈증과 식이

식이요법은 이상지질혈증의 치료에 기본이 되며 우선적으로 시도되어야 하는 치료방법이다. 적절한 영양 상태를 유지하면서 혈중지질을 바람직한 수준으로 낮추기 위해서 지속적인 식사관리가 필요하다. 콜레스테롤 및 포화지방산의 섭취를 줄이며 불포화지방산을 섭취하도록 한다. 당지수가 높은 탄수화물의 섭취 또한 중성지방의 수치를 높이므로 삼가야 한다. 포화지방산이 많은 동물성 음식으로는 육류(소고기, 돼지고기 등), 각종 난류(특히 노른자), 내장육(소, 돼지와 닭의 간), 일부 갑각류(새우, 가재, 오징어), 생선알, 버터, 닭껍질, 우유류(전유, 버터, 치즈, 요구르트)가 있고 식물성 중에서도 코코넛기름, 야자유(팜유) 등이 있다. 식이로 섭취되는 포화지방산을 불포화지방산으로 대치하면 혈중 콜레스테롤을 낮추는 효과가 있다. 불포화지방산은 콩류, 견과류, 참기름, 옥수수유, 올리브유 등의 식물성기름과 일부 등이 푸른 생선에 많이 포함되어 있다. 따라서 고기 종류 대신 생선으로, 동물성기름 대신에 식물성기름으로 섭취하면 좋으나 불포화지방산도 열량이 많으므로 지나친 섭취는 삼가야 한다. 적절한 양의 식이섭취는 물론 비타민과 무기질 및 3대 영양소(단백질, 탄수화물, 지방)의 균형을 이루는 식이가 중요하다. 비만한 경우 과잉열량의 섭취를 감소시키고 운동량을 증가시켜 이상지질혈증의 위험도를 감소시킬 수 있다. 현실적으로는 갑자기 표준체중까지 감량이 어려우므로 한 달에 1-2kg씩 점진적으로 감량한다. 표준체중을 계산하여 체중 당 하루 25~35kcal 정도의 열량을 섭취하도록 한다. 식사는 거르지 말고 하루 세끼 균등하게 섭취한다.

chapter 10

고혈압과 운동

1. 혈압의 정의

혈압blood pressure 이란 심장이 혈액을 방출하면서 혈관 벽에 발휘하는 압력이며 혈류에 대한 동맥의 저항을 의미한다. 수축기혈압systolic blood pressure이란 심장이 수축하여 혈액을 내보낼 때 나타나는 동맥의 압력을 말하며 이때의 혈압이 가장 높다. 이완기혈압diastolic blood pressure이란 심장이 이완될 때의 압력을 말하며 압력이 가장 낮다. 이완기혈압 때 정맥에서 충분히 혈액을 받아들여야 원활한 수축기혈압이 이루어질 수 있다.

맥압pulse pressure은 수축기와 이완기혈압의 차이를 말하며 35-45mmHg의 차이가 나타날 때 정상이다. 맥압이 비정상적으로 높거나 낮게 되면 갑자기 쓰러지거나 혈관질환의 원인이 된다. 맥압의 증가는 중심혈관에 이상이 나타났음을 의미한다. 맥압에 영향을 미치는 요인은 *첫째*, 동맥혈관의 탄성이다. 동맥혈관의 탄성이 낮을 경우 혈액의 박출량이 동일하더라도 혈압과 맥압이 상승한다. 연령의 증가는 혈관의 탄력저하와 맥압 증가의 가장 흔한 요인이며 실제 고령자나 동맥경화가 있는 사람은 그렇지 않은 사람보다 맥압이 높은 경우가 많다. 장기간 고혈압을 앓았거나 몸의 상태가 좋지 않을 경우, 심장병이 있을 경우 맥압이 증가한다. *둘째*, 일회박출량의 증가이다. 일회박출량이 증가하면 동맥 내에 잔류하는 혈액의 양 또한 증가하고 그 결과 수축기와 이완기 동안 혈압의 상승과 하강범위가 높아진다.

평균동맥압mean arterial pressure; MAP 또는 평균혈압은 최고혈압과 최저혈압의 중간을 말하며 동맥의 벽에 가해지는 압력의 평균치를 말한다. 평균혈압이 높다는 것은 심장의 부하가 높은 상태임을 의미한다. 정상적인 평균동맥압의 범위는 남성의 경우 90-110mmHg이고 여성의 경우 80-100mmHg이다. 만약 수축기혈압이 130mmHg이고 이완기혈압이 80mmHg라면 평균동맥압은 아래와 같이 계산된다.

평균동맥압 = 이완기혈압 + 맥압/3 = 80 + (130-80)/3 = 80 + 16.7 = 96.7mmHg

2. 혈압과 주기리듬

주기리듬circadian rhythm이란 박테리아에서 포유류에 이르는 유기체의 생리적 과정과 행동에 영향을 미치고 조절하는 내인성의 24시간 주기를 의미한다. 이러한 주기적 변동은 유기체가 환경의 변화를 예상하고 대사, 생리, 행동을 조화롭게 조정하게 한다. 혈압 또한 하루를 기준으로 일정한 주기적 리듬을 나타내는데 아침에 높고 낮과 밤에 낮은 경향을 보인다. 밤 동안 나타나는 혈압의 저하는 신체의 회복과정의 하나이다. 아침 수면으로부터 깨어날 때 혈압의 과대한 상승은 혈관질환에 의한 사고의 위험을 증가시킨다. **Dipping**이란 일일 주기에 따른 최고혈압과 최저혈압의 차이를 의미하며 정상적인 dipping의 범위는 10-20%이다. 10% 이상의 dipping이 나타나지 않게 되면 고혈압에 의한 말단기관의 손상end organ damage은 물론 혈관질환의 위험을 증가시킨다. 정상적인 dipping에서 5% 감소하게 되면 심혈관이나 뇌혈관질환에 의한 사망의 위험이 18% 증가된다. 과다한 dipping 또한 뇌경색의 위험을 높인다.

3. 혈압의 측정

혈압을 나타내는 단위는 mmHg이며 수동혈압계의 경우 수은(원소기호 Hg) 기둥의 높이를 나타낸다. 혈압을 나타낼 때에는 수축기혈압을 먼저 사용하고 다음에 이완기혈압을 표시한다. 혈압은 2분 이상의 간격으로 두 번 이상 측정하여 평균치를 이용하며 각 수치의 차이가 10이상 차이가 나면 다시 측정한다. 혈압은 매우 유동적이고 신체적 자극이나 스트레스 등의 심리적 상태에 의해서도 다르게 나타날 수 있다. 혈압은 심리적 상황에 따라 백의고혈압과 가면고혈압으로 분류된다. **백의고혈압**이란 백의를 입은 의료종사자를 보면 혈압이 평상시와 다르게 높게 나타나는 것을 말한다. 백의고혈압이 지나치게 되면 고혈압으로 발전할 수 있다. **가면고혈압**은 백의고혈압과 반대로 의료기관에서 측정할 때 보다 가정이나 직장에서 측정할 때 혈압이 높게 나타나는 것을 말한다. 실제 고혈압은 의료기관에서 측정된 혈압의 수치로 판단함을 감안할 때 고혈압이 아닌 것으로 판단하여 방치될 수 있다.

혈압측정 시 주의 사항

* 적당한 온도의 조용한 실내에서 측정 한다.
* 측정 전 5분 동안은 안정된 상태로 휴식한다.
* 운동직후에는 측정하지 않아야 한다.
* 측정 전 30분 이전에는 흡연이나 식이, 카페인의 섭취를 금한다.
* 두 번 이상의 측정을 평균한다.
* 측정 시 환자의 상박은 충분히 노출되고 심장의 높이에 편안히 놓인 상태이어야 한다.
* 수동혈압계일 경우 걷어 올린 옷이 팔을 조이지 않아야 하며 고무주머니Rubber bladder는 상박의 2/3 이상을 감싸야 한다.

4. 고혈압의 증상 및 합병증

고혈압은 증후가 나타나지 않기 때문에 침묵의 살인자로 알려져 있지만 주의와 관심을 기울이면 증후를 감지할 수 있다. 가벼운 신호를 무시하고 지나칠 경우 고혈압이 더욱 악화되어 심각한 문제로 발달된다. 고혈압의 **증후**는 다음과 같다.

* 머리가 무겁고 두통이 있다.
* 어깨나 목덜미가 뻣뻣해지고 아프다.
* 이명이 생긴다.
* 현기증이 난다.

고혈압이 무서운 것은 높은 혈압 자체보다는 합병증을 유발하기 때문이다. 고혈압의 **합병증**은 주로 높은 혈압에 의한 물리적 충격에 의해 심장과 혈관이 변형되거나 손상되어 나타난다. 심부전, 협심증, 심근경색, 뇌출혈, 뇌졸중, 신부전, 시력저하, 동맥류 등은 고혈압 합병증의 대표적인 예가 된다. 이완기혈압이 90mmHg 이상인 경우 관상동맥질환 발병률이 2.17배 높아진다. 고혈압에 의한 합병증은 다른 질환과 같이 있을 경우 더욱 높아진다. 고혈압에 의한 혈관질환의 발병률은 이상지질혈증과 동반될 경우 5배, 내당능장애와 동반할 경우 6배, 이상지질혈증, 내당능장애, 흡연을 동반할 경우 9배 까지 증가된다.

5. 고혈압의 원인

고혈압의 원인으로 첫째, **유전적 요인**이 있다. 가족력이나 일란성 쌍둥이 연구에 의하면 고혈압은 유전과 밀접하게 관련됨을 제시한다. 부모가 모두 고혈압환자일 경우 그 자녀가 고혈압환자가 될 가능성은 약 80%나 되며 양친 가운데 한 쪽이 고혈압일 경우에도 40~50%가 된다. 인종에 따라서도 고혈압은 다르게 나타날 수 있다. 흑인(아프리카계 미국인)과 히스파니아인은 코카서스인보다 고혈압의 비율이 높은 것으로 알려져 있다. 둘째, **환경적 요인**이 있다. 환경적 요인으로는 신체활동부족, 부적절한 식이와 염분의 과다섭취, 음주, 흡연과 스트레스, 문화적 요소 등이 있다. 셋째, **생리적 요인**이 있다. 적혈구의 증가나 혈장 량의 감소에 의한 혈액의 점도증가, 혈관의 탄성감소는 혈관의 저항을 증가시켜 고혈압을 유발할 수 있다. 또한 혈압은 연령의 증가와 정비례하며 여성에게 더욱 현저하게 나타난다. 유전적 요인에 환경적, 생리적 요인이 더해지면 고혈압의 위험은 더욱 증가된다.

6. 고혈압의 분류

1) 원인의 유무에 따른 분류

원인의 유무에 따라 고혈압은 본태성고혈압essential hypertension과 속발성고혈압secondary hypertension으로 분류될 수 있다. **본태성고혈압**은 정확한 발병원인이 알려져 있지 않으며 전체 고혈압환자의 75~90%를 차지한다. 가능한 병인기전으로는 교감신경계의 활성화에 의한 혈관수축작용과 신장에서 소디움의 과다재흡수가 제시되었다. 반면 원인을 찾을 수 있는 고혈압을 **속발성고혈압**이라 한다. 신장염(만성사구체신염 등), 대동맥 또는 심동맥의 협소, 부신수질이나 피질에 발생한 종양 및 부갑상선의 이상 등에 의한 내분비계통의 질환으로 혈압이 높아지는 경우이다. 여성의 경우 폐경 후 에스트로겐의 분비가 저하되며 이로 인해 혈관의 확장능력이 저하되어 고혈압이 나타난다.

2) 혈압치에 의한 분류

혈압은 정도에 따라 〈표 10-1〉과 같이 분류될 수 있다. 미국심장학회The American Heart Association에 의하면 최적의 혈압을 수축기는 120mmHg이하 이완기는 80mmHg이하로 규정하고 있다.

표 10-1 혈압치에 의한 분류

구분	수축기혈압(mmHg)	이완기혈압(mmHg)
정상혈압	<120	<80mmHg
경계 고혈압(high normal)	130–139	85–89mmHg
1단계 고혈압(mild)	140–159	90–99mmHg
2단계 고혈압(moderate)	160–179	100–109mmHg
3단계 고혈압(high)	≧180	≧110mmHg

3) 장기장애 정도에 의한 분류

고혈압이 위험한 것은 장기간 방치될 경우 다른 조직에 손상을 주기 때문이며 이러한 조직의 손상은 혈압의 증가와 비례하여 높아진다. **1단계** 고혈압에서는 좌심실 비후와 같은 장기변화는 있으나 외관상의 징후는 나타나지 않는다. **2단계** 고혈압이 되면 한 부분 이상의 장기이상이 나타나며 단백뇨증, 망막이상, 혈장크레아틴의 증가 등이 나타난다. **3단계** 고혈압이 되면 심장, 뇌, 망막, 신장 등 여러 장기들이 손상되어 좌심실의 기능마비, 뇌출혈, 망막의 출혈 등의 증후가 나타난다.

7. 고혈압의 검사

고혈압의 의심이 있거나 증후에 노출되었다면 손상 받기 쉬운 조직이나 혈압에 영향을 미치는 혈액성분을 검사해볼 필요가 있다. 가장 우선적으로 검사해야 할 장기는 첫째, **심장검사**이다. 혈압이 높다는 것은 심장의 부하가 높다는 것을 의미하며 반드시 필요한 검사이다. 심장의 이상을 확인하기 위해서는 보통 심전도검사가 행해진다. 둘째는 **안저검사**이다. 고혈압은 미세혈관이 있는 망막의 손상을 초래할 수 있으며 따라서 망막의 이상유무의 확인을 위해 중요하다. 셋째는 **신장검사**이다. 신장은 모세혈관이 복잡하게 얽혀 있어 혈압의 증가에 의해 쉽게 손상될 수 있다. 혈압이 높으면 신장 동맥벽의 충격이 심해지고 이로 인해 혈관이 손상될 수 있다. 혈중의 당이 높은 경우에도 신장의 모세혈관이 막히고 손상되어 신장의 기능을 떨어뜨리게 된다. 실제 신장질환의 원인 중 고혈압이 20%, 당뇨가 48%를 차지한다. 신장은 인체에서 필요한 물질은 다시 사용하게 하고 나쁜 물질은 배출하는 정화기능을 한다. 신장에 손상이 생기면 이러한 배설과 회수기능이 저하되어 단백뇨 등 다양한 문제가 발생할 수 있다. 신장은 인체 혈압의 조절에도 관여하기 때문에 신장의 손상은 혈압의 조절에도 영향을 미친다. 혈압이 높을 경우 혈중의 수분을 배출시키고 낮을 경우 제한하여 혈압을 안정시킨다. 넷째는 혈중 **지질과 당**의 측정이다. 콜레스테롤과 당은 혈류를 방해하고 혈압을 상승시키는 요인이 된다. 고혈압과 더불어 콜레스테롤과 당의 수치가 높으면 심장질환이나 뇌졸중의 위험이 증가된다.

8. 고혈압의 치료대상

고혈압에 노출되어 있음에도 불구하고 방치하게 될 경우 치명적이 될 수 있으며 혈압을 정상화하기 위해 최대한의 조치가 이루어져야 한다. 고혈압의 치료대상은 다음과 같다.

* 이완기혈압이 95mmHg 이상인 경우
* 이완기혈압이 90mmHg와 94mmHg 사이이고 장기 손상, 당뇨병 또는 동맥경화와 같은 다른 위험인자를 갖고 있는 경우
* 이완기혈압은 정상이나 수축기혈압이 160mmHg 이상인 경우

9. 고혈압과 운동

1) 운동의 효과

운동은 혈압의 조절에 아주 효과적이다. 특히 1단계고혈압과 같이 고혈압

의 증후가 심하지 않을 경우 정기적 운동에 의한 고혈압의 치료효과는 더욱 높게 나타난다. 운동에 따른 혈압의 저하효과는 장기간 운동뿐만 아니라 **일회성운동**에 의해서도 나타난다. 일회성운동 후 혈압의 저하효과는 운동의 강도와 양에 따라 달라진다. 연구에 의하면 높은 강도에서 운동하였을 때가 낮은 강도의 운동을 하였을 때보다 수축기혈압은 1시간, 이완기혈압은 40분간 더 오래 혈압저하가 지속된다고 한다. 그렇지만 혈압이 높은 상태에서 높은 강도의 운동은 심혈관에 부담을 주어 치명적인 결과를 초래할 수 있으므로 부하를 낮게 하고 시간을 증가시켜 운동의 양을 증가시키는 것이 안전하다. 운동에 의한 혈압의 **감소기전**으로 *첫째*, 운동에 의한 혈관의 조절기능과 탄성의 향상이다. 운동은 혈관을 확장시키는 NO[nitric oxide]와 PGI2[prostcyclin]를 증가시키는 반면 혈관을 수축시키는 ET-1[endothelin-1]은 감소시킨다. *둘째*, 운동에 의한 교감신경의 완화와 부교감신경의 활성화가 나타나 심장과 혈관의 긴장을 완화시킨다. 이러한 효과는 혈압을 저하시키는 약물을 섭취할 때와 유사하다. *셋째*, 운동에 의한 신장의 혈압조절능력 향상이다. 운동은 renin-angiotensin시스템을 통하여 신장에 의한 혈장의 염분과 수분의 조절능력을 향상시킨다. *넷째*, 동정맥산소차의 증가이다. 장기간의 운동은 적혈구의 산소운반능력을 증가시켜 동일한 강도의 운동을 하더라도 보다 많은 산소를 근육으로 운반하여 심장의 부담을 줄여준다.

2) 운동프로그램

(1) 운동종류

고혈압환자들에게 적당한 운동종류는 운동의 강도가 일정하게 유지되고 심장의 부담이 적은 걷기, 조깅, 사이클링 등의 **유산소운동**이 적절하다. 한편 **저항운동**은 고혈압환자들에게 부적절한 것으로 알려져 있지만 적절한 강도에서 수행한다면 효과를 볼 수 있다. 저항운동의 경우 많은 근육과 에너지가 사용되는 다관절운동보다 단관절운동이, 기립자세보다 앉거나 누워서 할 수 있는 운동이, 프리웨이트보다 머쉰 형태의 고정된 기구를 사용하는 것이 보다 안전하다. 다관절운동을 할 경우에는 운동의 강도를 특히 약하게 할 필요가 있다.

(2) 운동강도

혈압은 운동의 강도와 정비례하여 증가하기 때문에 적절한 강도에서 운동을 수행하는 것은 고혈압환자들에게 아주 중요하다. 정상혈압을 가진 사람들이 운동을 할 경우 수축기혈압은 최대 220mmHg를 넘지 않으며 이완기혈압은 유지 또는 감소된다. 하지만 고혈압환자의 경우 운동에 따라 수축기혈압이 최대 250mmHg 이상으로 높아지고 이완기혈압도 건강한 일반인보다 높게 나타나는 경우가 많다. 실제 고혈압환자의 경우 최대운동능력의 70%에서 운동을 할 때에도 혈압이 250mmHg까지 도달할 수 있다. 운동 중 혈압이 250mmHg 이상으로 높아지면 동맥류, 뇌출혈 등의 혈관질환이 초래될 수 있으며 이러한 이유로 많은 고혈압환자들은 건강을 위하여 높은 강도의 운동을 하지 못하는 삶을 살고 있다.

고혈압환자들에게 적절한 운동의 강도는 증후에 따라 차이가 있지만 **유산소 운동**의 경우 최대심박수를 기준으로 할 경우에는 *40~70%* 범위가 적절하다. 그렇지만 심장의 활동을 억제하는 배타차단제와 같은 약물을 사용할 경우 심박수를 이용한 운동강도의 설정은 위험하며 이러한 경우 운동자각도를 이용하여 *11(가벼움)*의 운동자각도에서 시작하는 것이 적절하다.

고혈압환자들이 **저항운동**을 할 경우 특별한 주의가 필요하다. 무엇보다 고혈압환자들은 저항운동을 수행할 경우 먼저 전문가로부터 충분한 지식과 방법을 먼저 습득한 후 이루어져야 한다. 고혈압환자들은 무거운 물건을 들어 올릴 때 혈압이 순간적으로 300~500mmHg까지 올라갈 수 있으므로 무거운 부하에서의 저항운동은 절대 금하여야 한다. 저항운동을 할 때에는 가벼운 무게에서 시작하며 무게의 증가보다 반복횟수를 증가시켜 운동의 양을 증가시켜야 한다. 예를 들면 10-12RM에서 6-10회 범위에서 반복할 수 있도록 운동한다. 특히 다관절운동의 경우 방법의 변형을 통하여 무게와 강도를 낮게 하거나 증후가 개선된 후 시작해야 한다. 운동자각도를 기준으로 할 때에는 "가벼움"과 "다소 힘듦"의 범위인 11-13정도에서 적절한 강도의 운동을 하여야 한다.

(3) 운동시간, 운동빈도

운동시간은 초기에는 20분 이내에서 자신에게 적당한 강도로 운동하며 이후 체력의 향상정도에 따라 점차 증가시켜 50~60분간 운동할 수 있도록 한다. 고혈압의 증세가 심하거나 고혈압환자이면서 고령자인 경우 오전과 오후로 나누어 수행할 수도 있다. **운동빈도**는 주당 3일 이상이 적당하며 부작용이 없는 범위에서 주당 5일 까지 운동할 수 있도록 한다. 가벼운 걷기와 같은 낮은 강도의 운동은 5일 이상의 운동도 가능하다.

3) 운동 시 주의할 점

고혈압환자들이 운동을 할 때 주의할 점은 **첫째**, 운동 중 가슴의 답답함과 통증, 호흡곤란, 불규칙한 심장박동 등의 이상증후가 나타날 때는 운동을 중단해야 한다. **둘째**, 고강도의 등척성 운동, 지칠 정도의 장거리 달리기, 급격한 동작이나 운동강도의 변화가 많은 운동, 경쟁적인 운동은 삼간다. **셋째**, 급격하거나 많은 혈압의 감소는 오히려 심혈관질환에 의한 사망률을 증가시킬 수 있다. 운동은 혈압을 저하시키며 이러한 상태에서 갑작스런 정적인 휴식은 심장으로의 혈액회귀나 뇌로의 혈류감소를 초래할 수 있으므로 주의해야 한다. **넷째**, 올바른 호흡으로 운동해야 한다. 바르지 못한 호흡은 흉곽의 압력을 높여 혈압을 상승시키며 이로 인해 의식을 잃을 수도 있다. **다섯째**, 혈압이 높을 경우 약물을 사용하여 혈압을 낮춘 후 운동을 시작해야 한다. 특히 운동 중 혈압이 250mmHg까지 상승하거나 낮은 강도의 운동임에도 불구하고 혈압이 200mmHg까지 상승할 경우 전문가와 상담하여 운동여부를 결정하여야 한다. **여섯째**, 너무 무덥거나 저온의 날씨, 고지환경과 같은 극한 환경에서의 운동은 적절하지 않다. 이른 아침 또한 혈압이 특히 높은 상태이기 때문에 되도록 운동을 피하는 것이 좋다.

10. 고혈압과 식이

고혈압의 치료를 위해서는 운동과 함께 적절한 식이가 중요하다. 고혈압을 위한 식사지침은 첫째, 과다한 **염분섭취의 제한**이다. 적정량의 염분섭취는 인체의 정상적인 기능을 위하여 중요하지만 과다한 섭취는 고혈압의 원인이 된다. 어떤 사람들은 많은 염분을 섭취하더라도 혈압에 민감하지 않고 고혈압으로 발전하지 않는 경우도 있지만 고혈압으로 발달하는 경우가 많으므로 주의해야 한다. 가공식품, 염장류, 찌개 등의 국물요리는 염분의 함량이 아주 높다. 미국심장협회는 건강한 성인의 경우 매일 최대 2,400mg 이하의 염분을 섭취해야 한다고 권고한다.

염분이 많은 음식의 부작용

과도한 염분섭취는 다양한 부작용을 초래한다. 과다한 염분섭취는 첫째, **혈장량**을 증가시킨다. 혈장량의 증가는 순환하는 혈류량을 증가시키며 결국 혈압의 상승과 연결된다. 염분섭취에 의한 혈장량의 증가는 수분과의 균형을 유지하기 위해 이뇨작용억제, 갈증에 의한 수분섭취, 삼투압 현상에 의한 세포에서 혈관 내로 수분 유입의 증가에 의해 나타난다. 둘째, 과다하게 섭취한 염분이 소변으로 배출되는 과정에서 칼슘이 함께 빠져 나가 **골다공증**의 원인이 된다. 셋째, 짠 음식으로 인한 혈관의 나트륨증가는 삼투압 유지 위해 혈관의 단백질을 뇨로 배출시켜 **단백뇨**가 나타난다. 단백뇨가 계속되면 근육 량이 줄어 팔과 다리가 가늘어지고 대사에 의한 칼로리소비가 억제되어 쉽게 내장지방이 축적된다. 넷째, 염분의 정화 과정에서 신장의 부담을 증가시켜 **신장질환**을 초래할 수 있다. 다섯째, 과도한 염분섭취는 위 점막 자극에 의한 **위염과 위암**의 원인이 된다. 여섯째, 염분이 많은 음식을 섭취하게 되면 짠 맛을 해소하기 위해 더 많은 **음료수나 밥**을 먹게 된다. 또한 짠 음식은 식욕을 억제하는 호르몬의 효과도 떨어뜨려 배가 불러도 계속 음식을 섭취하게 한다. 이러한 이유로 짠 음식을 먹는 사람이 싱거운 음식을 먹는 사람보다 **비만**일 가능성이 24% 높다. 뜨거운 국물요리는 미각을 둔하게 하며 짠맛을 느끼지 못하게 하며 짠 국물일수록 맛을 내기 위해 감칠맛이 나는 다른 조미료가 많이 들어간다.

둘째, **적절한 수분섭취**는 혈액을 맑고 깨끗하게 유지하여 혈압의 조절에 기여하지만 지나친 수분의 섭취는 혈장량을 증가시켜 혈압상승의 원인이 된다. 투석치료가 진행 중인 신부전증, 정도가 심한 갑상선 기능저하증은 체내수분을 제대로 배출하지 못하는 질병이므로 수분의 섭취를 제한해야 한다. 셋째, 포화지방과 트랜스지방, 콜레스테롤과 같은 **지질의 과다섭취**는 혈압을 상승시키는 요인이 된다. 포화지방은 콜레스테롤을 증가시킬 뿐만 아니라 저온상태에서 딱딱하게 굳어버리는 성격이 있으며 고온의 액체 상태로 섭취된 포화지방이 인체에 흡수되어 혈중의 온도가 저하될 경우 굳어질 가능성이 있다. 적절한 콜레스테롤 및 지방의 섭취는 건강을 유지하고 활력을 얻는데 도움을 주지만 과도한 양은 고혈압은 물론 비만, 심혈관질환 등의 원인이 된다. 넷째, 지나친 **알코올섭취** 또한 심장에서 혈액을 방출하는 기능을 떨어뜨리고 고혈압을 치료할 목적으로 섭취하는 약물의 효과를 감소시키므로 금하여야 한다.

11. 고혈압과 약물

일부 고혈압환자들은 부작용이나 평생 약을 복용해야 한다는 생각으로 약물섭취를 꺼려하는 경우가 있는데 잘못된 생각이다. 경증 고혈압환자의 경우 약물을 사용하지 않고 식이나 운동을 통한 치료가 가능하지만 비약물적 처치에 의해 혈압의 개선이 나타나지 않거나 고혈압의 증후가 심할 경우 약물섭취가 필요하다. 약물은 전문가의 처방과 지시에 따라 꾸준히 복용하여야 하며 환자가 마음대로 약을 섭취하지 않거나 줄이거나 다른 약으로 변경하는 것은 금해야 한다. 약물치료를 중단할 경우 혈압이 다시 상승한다. 약물로는 **혈관확장제, 베타차단제** 등이 있다. **경구피임약**의 사용 또한 혈압을 상승시킬 수 있으므로 자제해야 한다. 임신 또한 고혈압 발병위험을 증가시킬 수 있다. 약물요법 이외 식이조절, 올바른 식이습관, 운동과 같은 처치를 병행하는 것이 치료효과를 높일 수 있다.

12. 기타 요법

비만은 혈압을 높여 심장에 부담을 주지만 체지방을 적절한 수준으로 유지할 경우 혈압이 감소되는 것은 물론 항고혈압제의 효과를 증가시킨다. 체중을 줄이는 가장 좋은 방법은 규칙적인 운동과 함께 식이요법을 병행하는 것이다. **스트레스 해소** 또한 중요하다. 스트레스 해소는 신체적·정신적으로 보다 편안함을 느끼게 하며 부교감신경을 활성화시켜 혈압을 감소시킨다. 약물을 복용함에도 혈압이 개선되지 않을 경우 내시경으로 심장으로 가는 교감신경의 일부를 차단하는 **교감신경차단술**을 시술하여 치료할 수도 있다. 고혈압을 치료하기 위해서는 **금연** 또한 필수적이다. 니코틴은 혈관을 수축시킴은 물론 다양한 독성물질에 의해 혈관에 부정적 영향을 미친다. 실제 흡연자들의 고혈압 발생가능성은 비흡연자에 비하여 높다.

13. 저혈압

저혈압이란 고혈압과 반대로 혈압이 너무 낮은 상태를 말한다. 수축기와 이완기혈압이 각각 **90mmHg, 50mmHg** 이하일 경우 저혈압에 해당되며 고혈압에 비해 위험은 높지 않다. 저혈압의 대부분은 원인을 알 수 없으며 소화기가 약한 무기력성 체질에 많다. 원인이 있을 경우 주로 심장병, 내분비질환이나 약물의 부작용(항고혈압제, 협심증치료제, 진정제, 항우울제 등)에 의해 발생한다. 저혈압의 **증상**은 심장기능이 약하고 체온은 낮으며 쉽게 피로하고 나른하며 손발이 저리다. 작업능력이 떨어지고 끈기가 없어지고 불면증에 시달리기도 한다. 또 머리가 무겁고 아프며 귀에서 소리가 나고 가슴이 자주 두근거리며 숨이 차기도

한다. 또한 소화기가 약하기 때문에 식욕도 없고 속이 거북하여 조금만 먹어도 배가 부르다. 여성의 경우는 냉증과 월경불순이 따르기도 한다. **기립성저혈압** arthostatic hypotension은 체위변화 시 갑자기 아찔하고 눈앞이 캄캄해지고 어지러움이 나타나는 질환으로 누워서 안정을 하면 증상이 사라진다. 적절한 **치료방법**으로 평소 적당한 운동과 충분한 수면 그리고 규칙적인 식사가 있다. 일어설 때 현기증을 느낄 경우 서서히 체위변화가 이루어지도록 한다.

기립성 저혈압의 생활 지침

* 앉거나 일어설 때 천천히
* 이뇨제, 혈관확장제, 안정제 사용 금지
* 뜨거운 물 샤워나 장시간 기립 금지
* 과식, 음주 금지
* 저탄수화물, 고단백질 식사
* 운동 후 정리운동을 철저히

chapter 11

당뇨병과 운동

1. 정의

당뇨병은 기원전 3,500년경 이집트와 기원전 400~800년경 인도, 로마시대부터 기록되어 있는 아주 오래된 질병이다. 기원전 50년경 고대 중국 의학서적에서는 소갈이라는 용어로도 불리어 왔다. **당뇨병이란** 용어에서 의미하는 바와 같이 당glucose이 소변으로 배출되는 질환을 의미한다. 즉 중요한 에너지원인 당이 인체에서 에너지로 이용되지 못하고 배출되는 증후를 말한다. 당은 인체에서 탄수화물형태로 저장되어 있으며 필요에 따라 다시 당으로 분해되어 에너지로 사용된다. **내당능장애**란 당뇨병의 전 단계를 의미한다. 내당능장애로 진단되면 당뇨병으로 발전할 가능성이 높으므로 정기적인 검사와 처치가 이루어져야 한다. 당뇨가 발생하는 **원인**은 인슐린insulin이라는 호르몬의 이상에 의해 발생한다. 인슐린의 기능은 *첫째*, 혈중의 당을 근육으로 유입시켜 에너지로 이용하게 하게 한다. 인슐린이 불충분하거나hyposecretion 정상적으로 활동하지 않게 되면hypoactivity 혈당은 세포 안으로 들어가지 못하고 혈중에 축적된다. 혈중 당 농도가 160-180ml/dl를 초과하게 되면 체수분과 함께 소변으로 방출된다. *둘째*, 탄수화물과 아미노산, 지방산이 당으로 전환되는 것을 억제한다. 즉 인슐린은 혈중 당의 농도를 저하시키는 역할을 한다. *셋째*, 근육세포에서 아미노산을 흡수하여 단백질을 합성한다. 인슐린은 췌장에 위치한 랑게르한스섬island of langerhans의 베타세포에서 생성된다.

2. 진단

당뇨병적 상태를 가장 정확하게 측정할 수 있는 검사로 **경구당 부하검사**oral glucose tolerance test, OGTT가 있다. 이것은 포도당을 섭취한 후 상승된 혈중의 당이 시간에 경과함에 따라 얼마나 조직에서 빠르게 이용되어 감소되는지에 의해 당뇨병적 상태를 판단하는 것이다. 당뇨환자의 경우 당의 섭취 후 혈당이 감소되어 안정 시 수준으로 회복되는 시간이 정상인보다 오래 소요된다. 55세 이하의 경우 2시간 이내 혈당이 정상으로 회복되어야 하지만 나이가 많을수록 회복이 느리다. 검사방법은 먼저 10~16시간 금식 후 안정 시 혈중 당의 농도를 측정한다. 검사기간 전이나 도중 측정자는 당뇨병에 영향을 미치는 약물을 투여하거나 흡연, 심한 신체활동(천천히 걷는 것은 허용)을 해서는 안 되며 안정 상태로 검사를 받아야 된다. 이후 300ml의 물에 포도당 75g(어린이의 경우 1kg당 1.75g섭취)을 300㎖의 물에 녹여 5분 동안 마신 후 3시간 동안 30분 간격으로 소변과 혈액을 채취하여 혈중 당의 농도를 측정한다. 섭취 후 혈중 당의 수치가 30분과 60분, 90분에 200mg/dl미만, 120분에 140mg/dl미만으로 나타나면 정상이지만 이를 초과할 경우 당뇨병적 상태가 된다. 경구당부하검사는 정확하게 진단할 수 있다는 장점이 있지만 비용이 들고 번거롭다는 단점이 있다.

당뇨병을 진단하는 다른 방법으로 **혈액검사**가 있다. 이것은 경구당부하검사에 비하여 정확하지 않지만 비교적 진단이 편하고 용이하기 때문에 보편적으로 사용되는 방법이다. 정상 혈당수치는 공복 시 80-120mg/dl로 알려져 있지만 최근에는 70-110mg/dl로 기준이 낮아 졌다. 내당능장애는 공복 시 혈중 당의 수치가 110-125mg/dl인 상태를 말한다. 당뇨병단계는 공복 시 혈당이 140mg/dl 이상인 경우를 말한다.

표 11-. 당뇨병의 진단기준

	공복 시	식후 2시간
정상	70–110mg/dl	140mg/dl이하
내당능장애	110–125mg/dl	140–200mg/dl
당뇨병	140mg/dl이상	200mg/dl이상

3. 당뇨병의 증후 및 합병증

1) 증후

* 다뇨 또는 빈뇨(아동들의 경우 침상뇨)
* 배고픔
* 갈증
* 혈중이나 요urine의 당 증가
* 피부, 잇몸, 질, 또는 방광의 반복적인 감염
* 손과 발이 쑤시거나 감각의 손실, 심하면 괴사
* 메스꺼움, 구토
* 체중감소
* 흐리거나 불선명한 시야
* 허약과 피로
* 안절부절, 기분의 변화

2) 합병증

당뇨병이 위험한 것은 다양한 합병증을 초래하기 때문이다. 가장 대표적인 당뇨의 합병증은 혈관과 관련된 질환이다. 당뇨병은 혈관질환의 가장 큰 위험인자이며 이러한 이유로 당뇨를 혈관질환으로 분류하기도 한다. 혈중의 당이 높아지면 혈관 벽으로 당이 들러붙는 것은 물론 혈액의 점도가 높아져 끈적끈적해지고 혈전이 생성되어 혈류를 방해하게 된다. 당뇨와 함께 높은 혈중 지질과 고혈압이 동반되면 혈류장애의 가능성이 더욱 증가된다. 당뇨에 의한 혈류장애가 **뇌, 심장**에 발생하게 될 경우 협심증, 뇌졸중과 같은 질환일 가능성이 높다. 실제 당뇨환자의 75%가 심혈관질환으로 사망한다. 당뇨에 의한 혈류장애는 사지의 **말초혈관**에서 특히 빈번히 발생하여 괴저gangrene에 의해 절단해야 하는 경우도 발생한다. **망막**에 발생할 경우 시력저하나 실명을 초래할 수 있다. 모세혈관이 많은 **신장**의 사구체에 발생하면 신부전kidney failure이나 정화능력상실로 인한 단백뇨가 발생할 수 있다. 단백뇨란 신장의 이상에 의해 단백질성분이 소변으로 배출되는 증후를 말한다. 혈중의 단백질은 삼투압이나 pH유지, 영양원 등으로 중요한 역할을 하는데 신장의 손상은 단백질이 소변으로 빠져나가게 한다. 실제 신장손상의 원인으로 당뇨가 48%를 차지하고 고혈압이 19%를 차지한다.

당뇨는 대사에도 영향을 미쳐 **당뇨병성 케톤산증**을 초래한다. 케톤산증은 인슐린이 거의 생산되지 않는 1형 당뇨에서 주로 발생한다. 뇌와 같은 신경조직세포가 인슐린결핍으로 당을 공급받지 못하게 되면 지방을 당으로 전환시켜 에너지로 이용되는데 이 과정에서 케톤체ketones body로 알려진 독성물질이 생성되어 당뇨병성 케톤산증을 초래한다. 생성된 케톤은 뇌의 연료로도 사용되지만 어쩔 수 없이 연료로 사용되는 질이 좋지 않은 연료이다. 생성되는 케톤이 연료로 사용되는 케톤보다 많은 경우 혈중의 케톤농도가 계속 증가하여 케톤산증을 초래한다. 케톤산증의 **증후**로는 신경예민, 현기증, 두통, 무기력증, 탈수는 물론 심해지만 구토, 실신, 설사는 물론 사망에도 이를 수 있다. 탈수는 케톤이 뇨로 배출되는 과정에서 수분과 함께 빠져나가 발생한다. 만약 신경조직이 당의 공급을 받지 못하게 되면 **신경적 문제**를 초래하기도 한다. 신경적 문제의 결과로서 감각의 손실. 방광기능의 손상, 발기부전에 이를 수 있다.

4. 당뇨병의 분류

1) 인슐린의존성당뇨병

1형 당뇨병 Insulin-dependent diabetes mellitus으로도 알려져 있으며 췌장의 베타세

포가 70% 이상 파괴되어 인슐린을 제대로 또는 거의 생성하지 못하여 나타나는 당뇨이다. 1형 당뇨는 인슐린이 아주 부족한 상태이기 때문에 정기적으로 **인슐린을 주입**하여야 한다. 인슐린의 공급이 이루어지지 않을 경우 비정상적인 대사에 의해 케톤이 생성될 수 있다. 이전에는 고혈당과 케톤산증을 관리하기 위하여 매일 한두 번 인슐린을 주입하였지만 근래에는 하루 4번까지 주입하기도 한다. 1형 당뇨는 **자가면역**autoimmunity에 의해 인슐린을 생산하는 췌장의 베타세포beta cel가 파괴되어 나타난다. 자가면역이란 면역체제가 자신의 정상적인 세포나 조직을 인체 해가되는 외부의 물질, 즉 항원으로 잘못 인식하여 공격하는 상태를 말한다. 즉 인슐린을 생산하는 베타세포가 외부에서 침입한 이물질로 인식되어 면역반응에 의해 파괴되어 나타난다. 파괴된 베타세포는 인슐린을 만들어 내지 못하게 된다. 일반적으로 1형 당뇨는 15세 이전 이른 연령에서 발생하지만 근래에는 모든 연령의 사람들에게서도 발생하는 경향이 있다. 1형 당뇨는 2형 당뇨와 다르게 과체중이나 비만이 아닌 경우가 많다. 당이 에너지로 사용되지 못하고 과다하게 소변으로 빠져나갈 경우 체중이 감소된다.

2) 인슐린비의존성당뇨병

인슐린비의존성당뇨병Non-insulin-dependent diabetes mellitus은 2형 당뇨병이라고도 알려져 있으며 대부분의 당뇨병이 여기에 해당된다. 2형 당뇨는 1형과는 달리 인슐린이 어느 정도 생산되기 때문에 케톤산증이 심하지 않으며 반드시 인슐린으로 치료할 필요는 없다. 2형 당뇨는 생산되는 인슐린이 불충분하거나 인슐린저항에 의해 인슐린이 정상적으로 작용하지 못하여 나타난다. **인슐린저항**insulin resistance은 인슐린수용체결함receptor defect과 인슐린수용체후결함post-receptor defect에 의해 나타난다. *인슐린수용체결함*은 인슐린의 수용체가 감소되거나 인슐린이 수용체에 제대로 결합하지 못해 나타난다. 수용체결합의 장애는 내장에서 유리되는 지방산이 인슐린의 결합을 방해하여 나타난다. *인슐린수용체후결함*은 인슐린이 수용체와 결합하더라도 이후의 작용이 원활하게 이루어지지 않아 나타난다. 인슐린수용체후결함은 지방세포에서 염증인자인 TNF-alphatumor mecrosis factor-altha가 과도하게 생산되고 이것이 당수송체인 Glut-4glucose transporter4

의 합성을 억제하여 나타난다. Glut-4는 근육세포와 지방세포 내에 존재하고 있으며 신체활동이 증가할 경우 근육세포의 표면으로 이동하여 혈중의 당이 세포 내로 유입되도록 도와준다. 인슐린비의존성당뇨병은 주로 40세 이후 발생하며 I형 당뇨병과는 달리 비만인 경우가 많다. **비만**은 인슐린저항insulin resistance에 의한 비인슐린의존형당뇨병의 가장 중요한 요인이며 2형 당뇨의 90%가 비만이라는 사실이 이것을 입증한다. 운동과 식이조절에 의해 적절한 체중을 유지하게 되면 상태가 극적으로 좋아진다.

3) 영양실조성당뇨병

영양실조성당뇨병Malnutrition related diabetes mellitus은 만성적인 영양부족으로 인하여(특히 단백질결핍) **베타세포**가 손상되어 나타난다. 영양이 부족하면 인체는 부족한 부분을 보충하기 위하여 생존에 중요한 자신의 세포를 희생한다. 이것은 인슐린의 분비를 저하시키고 인슐린의 요구 정도는 1형 당뇨보다 높다. 또한 영양부족에 의해 **면역반응이 저하**되면 바이러스나 음식물독소와 같은 요소에 의한 손상도 나타난다. 특히 당뇨병에 대한 유전적 소인을 가진 사람의 영양부족은 이러한 당뇨에 노출될 가능성을 더욱 높인다.

4) 임신성당뇨병

임신성당뇨병Gestational diabetes은 임신 중 당뇨병에 노출되는 경우를 말한다. 우리나라 임산부의 2.2~3.6% 정도가 임신성당뇨병을 경험하며 2형 당뇨병으로 발달하는 경향이 있다. 대부분 출산 후 소실되지만 약 60%의 환자는 15년 이내 다시 당뇨병으로 재발하는 경향이 있다. 임신여성이 당뇨병을 발전하는 **원인**은 임신 중에 만들어지는 여러 가지의 호르몬이 인슐린의 기능을 저하시키는 불능효과locking effect를 초래하기 때문이다. 인슐린의 불능효과를 상쇄하기 위해 췌장은 인슐린을 더욱 많이 생산하게 된다. 그러나 일부 여성들의 경우 이러한 여분의 인슐린이 충분히 분비하지 못하고 결국 임신성당뇨병으로 발전하게 된다. 임신성당뇨병으로 진단될 경우 적절한 치료가 이루어져야 태아의 질환과 사망을 예방할 수 있다. 임신 24~28주에 경구당부하검사를 하면 임신성당뇨의 유무를 알 수 있다. 임신성당뇨병으로 진단될 경우 치료와 식이조절, 운동 등을 통하여 혈당을 적정수준으로 유지하여야 한다.

5. 인슐린비의존성당뇨병의 발전단계

인슐린비의존성당뇨병은 단시간에 발전되는 것이 아니고 오랜 시간에 걸쳐서 진행되는 특징이 있다. 인슐린비의존성당뇨병의 발전단계는 첫 번째로 **당뇨병전단계**pre-diabetic stage로 혈당내성검사 시 혈당반응은 정상이나 인슐린이 비정상적으로 높은 경우가 이에 속한다. 두 번째 단계는 **임상전 단계**sub-clinical stage로 피로나 스트레스를 받지 않고 안정된 상태에서 혈당내성검사를 하면 정상적으로 나타나지만 피로나 스트레스를 많이 받고 난 후에는 혈당과 인슐린이 높게 나타나는 단계이다. 세 번째 단계는 **임상단계**clinical stage로 안정 시 혈당은 정상적으로 나타나지만 혈당내성검사 시 인슐린과 혈당반응 모두가 비정상적으로 높게 나타난다. 네 번째 단계는 **당뇨병단계**diabetic stage로 안정 시 혈당이 140mg/dl 이상을 나타낸다. 많은 사람들이 임상단계나 당뇨병단계에 도달한 후에야 비로소 당뇨병에 노출된 사실을 인지하게 되며 이때에는 이미 인슐린저항이 오랫동안 발전된 상태이므로 간단히 치유될 수는 없다.

6. 당뇨병의 위험인자

당뇨병은 치료가 어려운 위험인자와 치료가 가능한 위험인자로 구분된다. **치료가 어려운 위험인자**로 유전이 있다. 부모나 형제가 I형 당뇨병인 경우 가장 위험이 크다. 인종에 따라서도 다르게 나타나는데 스페인계, 흑인 그리고 미국 원주민들의 2형 당뇨병 발병률이 높다고 한다. 노화 또한 치료가 힘든 위험인자이며 45세 이상의 연령에서 II형 당뇨의 발병이 높다고 한다. 이외에도 임신성당뇨병, 출생 시 체중이 많은 아이high birth weight baby가 치료가 힘든 위험인자에 포함된다. **치료가 가능한 위험인자**로 비만을 들 수 있다. 비만은 2형 당뇨병의 가장 큰 위험 요인이다. 당뇨환자의 80%는 비만이며 마른사람보다 20배 높은 발병률을 가지고 있다. 비만의 당뇨병환자가 체중과 체지방을 감소시키면 당뇨병은 완화되거나 사라지게 된다. 운동부족에 의한 당뇨 또한 치료가 가능한 위험인자이다. 비활동적이거나 좌업의 생활습관을 가진 사람들은 당뇨병으로 발전할 위험이 높다. 운동부족이나 침상생활은 인슐린에 대한 저항과 당의 내성을 증가시킨다. 기타 조절 가능한 인자로 높은 중성지방, 식이습관, 흡연, 스트레스 등이 있다.

7. 당뇨병의 운동처치

1) 운동의 효과

운동은 혈중의 당을 감소시켜 당뇨병적 상태를 개선시켜 준다는 것은 잘 알려진 사실이다. 운동에 의한 이러한 당뇨의 개선은 장기간의 운동은 물론 일회성운동에 의해서도 나타날 수 있다. 근육의 수축에 의한 당의 개선은 운동의 강도에 따라 다르지만 운동 후 72시간까지도 지속된다(Frøsig, 2007). 운동에 의한 혈중 당의 감소효과는 다양한 **요인**에 의해 나타난다. *첫째*, 인슐린수용체의 민감성insulin sensitivity 증가이다. 인슐린민감성의 증가는 인슐린의 활동을 방해하는 유리지방산이 운동에 의해 감소하기 때문이다. *둘째*, 근수축의 인슐린효과이다. 인슐린은 근섬유초(sarcolemma)의 당수송체를 증가시켜 혈중 당의 이용을 증가시키는 것으로 알려져 있지만 운동에 의한 근육의 수축 또한 당수송체를 증가시킨다. *셋째*, 근량의 증가를 들 수 있다. 지속적인 운동은 근량을 증가시키며 운동을 통한 근육양의 증가는 근수축의 인슐린 효과는 물론 근육으로의 당의 유입도 증가시킨다. 실제 연구에서도 근육 양이 높을수록 당뇨위험이 낮아진다고 한다. *넷째*, 미토콘드리아의 증가이다. 당을 대사시키는 미토콘드리아의 증가는 혈중 당의 개선요인이 된다. 이러한 측면에서 당뇨환자의 경우 근육의 기능을 발달시키는 운동이 특히 중요하다고 할 수 있다. *다섯째*, 장기간 운동에 의한 체지방의 감소이다. 비만은 당뇨의 주요한 원인으로 알려져 있다. 운동에 따른 당뇨의 개선은 당뇨의 합병증으로 알려진 관상동맥질환, 뇌혈관질환이나 말초혈관질환과 같은 혈관질환의 개선에도 도움이 된다. 또한 인슐린의 분비가 부족하거나 이루어지지 않아 인슐린을 주입하여야 하는 I형 당뇨환자에게 운동은 인슐린의 역할을 대신함은 물론 인슐린 주사에 의한 당의 이용을 최대화하고 극대화할 수 있게 한다. 그렇지만 당의 이용이 지나치게 높아지면 저혈당을 초래할 수 있으므로 유의하여야 한다.

2) 운동 시 주의할 점

당뇨에 노출된 사람들은 신체활동을 통하여 혈당을 적절하게 유지할 수 있도록 하여야 한다. 한편 당뇨환자들이 운동을 할 경우 **저혈당**에 주의하여야 한다. 일회성운동과 장기간운동에 따른 당의 이용증가는 저혈당증을 초래할 수도 있다. 특히 인슐린을 주사하는 1형 당뇨의 경우 저혈당의 위험이 더욱 높다. 운동에 의한 저혈당을 방지하기 위해서는 *첫째*, 운동프로그램을 실시하기 전 자주 혈당검사를 해야 한다. 저혈당은 운동을 하지 않는 안정 시나 운동 후에도 나타날 수 있으므로 지속적으로 혈당검사를 하여야 한다. *둘째*, 식이 후 운동을 하도록 한다. 특히 운동 전 혈당이 100mg/dl 이하일 경우 추가로 탄수화물을 섭취해야 한다. 섭취량은 개인에 따라 다르지만 중간강도로 30분 운동할 경우 약 15~30g의 탄수화물을 섭취하도록 한다. *셋째*, 운동 전 인슐린의 주사는 평상시보다 적은 양을 투여하는 것은 물론 운동이나 활동이 일어나지 않는 근육부위에 주입하여야 한다. 또한 인슐린의 활동이 최고조에 달했을 때 운동은 삼가며 1시간 휴식 후 운동을 하는 것이 좋다. *넷째*, 갑작스럽게 저혈당에 노출될 경우를 대비하여 다른 사람과 같이 운동하여야 한다. 혼자 운동하는 것보다 동료나 다른 사람과 같이 운동을 함으로서 응급상황에 대한 대처가 이루어질 수 있다. 혼자 운동할 경우에는 자신의 병적 상태와 신분, 연락처, 주소를 확인할 수 있는 명찰을 소지하는 것이 좋다. 저혈당에 대비해 사탕과 같은 당이 풍부한 식품을 항상 준비하도록 한다. *다섯째*, 공복 시 혈당이 300mg/dl 이상이거나 혈당이 250mg/dl 이상이면서 케톤산증이 있을 경우에는 운동을 하지 않는 것이 좋다.

3) 운동프로그램

(1) 운동종류

당뇨환자들에게 적절한 운동의 종류는 Ⅰ형과 Ⅱ형 모두 육체적·심리적 부담을 주는 종목은 피하는 것이 좋으며 즐거움을 얻을 수 있는 운동이 좋다. 기본적으로 심폐기능을 발달시킬 수 있는 **유산소운동**은 당뇨를 위한 적절한 운동프로그램이 될 수 있다. 적절한 유산소운동으로는 전신의 움직임을 유도하는 걷기, 조깅, 사이클링, 수영 등이 있다. **저항운동** 또한 당뇨병의 개선이나 예방에 중요하다. 당뇨병은 근육에서 당을 흡수하지 못하여 나타나는 것은 물론 근육의 수축 자체가 인슐린과 같은 역할을 수행하기 때문은 운동을 통한 근육과 근력의 향상은 당뇨병의 개선을 위해 아주 중요하다고 할 수 있다. 어떻게 보면 저항운동을 통한 근육의 향상이 심폐기능의 향상보다 더욱 중요할 수 있다. 무엇보다 심폐기능을 강화하는 유산소운동과 저항운동을 동시에 수행한다면 효과는 더욱 높아진다. 실제 미국당뇨협회The Americal Diabetes Association는 심폐운동만을 수행하는 것보다 저항운동을 동반할 경우 당의 개선에 더욱 도움이 된다고 보고한 바 있다. 하루 중 일정한 운동시간을 마련하기가 어려울 경우에는 청소, 산책, 정원 손질 등과 같은 **대안적 신체활동**을 통해서 최소한의 운동효과를 얻을 수 있도록 해야 한다. **주의해야 할 운동**으로 경쟁적 스포츠, 운동강도의 변화가 많고 급격한 동작이 요구되는 과격한 운동이다. 이러한 운동은 부상을 초래함은 물론 급속한 당의 감소에 의한 저혈당이 나타날 수 있다.

(2) 운동강도

당뇨환자들에게 적절한 운동 강도는 무리 없이 적절한 에너지를 소모할 수 있는 운동이면서 연령, 당대사의 이상 정도와 합병증의 유무, 개인의 체력에 맞게 결정되어야 한다. 초기의 운동에서는 되도록 낮은 강도에서 시작하여 증후의 개선과 체력의 향상 정도에 따라 점차 강도를 높여 가는 것이 중요하다. 수영, 사이클, 조깅과 같이 운동의 강도가 일정하게 지속되는 운동은 **심박수**를 이용하여 적절한 운동의 강도를 설정할 수 있으며 최대심박수의 55~80%(최대산소섭취량의 경우 50~80%) 사이가 적당하다. 저항운동의 경우 운동의 초기에는 무게를 낮게 해서 반복횟수를 많이 하는 것이 안전하다. 초기 **1RM**의 50%에서 10-15회 반복하다가 증후가 호전되었을 경우 1RM의 75-80%에서 8-10회 반복하여 운동할 수 있도록 한다. 인체 전체의 근육을 균형적으로 발달시킬 수 있도록 5-10개 저항운동종목을 선택하여 3-4세트를 실시한다. 심박수나 RM을 이용할 수 없을 경우에는 **운동자각도**를 이용할 수 있으며 가벼움(11)과 힘듦(15)사이의 범위에서 운동하도록 한다. 한편 **1형 당뇨**의 경우 저혈당의 위험이 많음을 감안할 때 2형보다 강도를 낮게 하고 지속시간을 길게 하거나 운동을 나누어 수행할 수 있다. 예를 들면 50분의 운동을 아침 25분, 오후 25분으로 나누어 수행할 수 있다.

(3) 운동시간과 빈도

운동시간은 준비운동과 정리운동을 포함하여 30~60분이 적당하다. 구체적으로 준비운동 5-10분, 주운동 20-40분, 정리운동 5-10분이 적당하다. 유산소운동과 저항운동을 같이 할 경우 격일제로 수행할 수도 있다. 당 조절을 위한 적절한 **운동빈도**는 주당 3~5일이다. 일부 보고에서는 주당 3-7일(당의 조절을 목적으로 할 경우) 또는 5-7일의 운동(체중감소를 목적으로 할 경우)을 제시하기도 하지만 운동의 빈도가 높을 경우 운동의 강도가 인체에 무리를 주지 않도록 낮아야 한다. 운동강도, 시간, 빈도는 절대적이 아니며 개인의 적성이나 상태, 체력수준, 당뇨병의 정도에 따라 다르게 수행되거나 계획될 수 있다. 주당 500~3,500kcal을 소비할 수 있는 범위에서 운동의 강도와 빈도, 시간을 조절하여 운동량을 점차 증가시킬 수 있다.

8. 당뇨병의 기타 요법

1) 식이요법

당뇨병은 식이와 밀접하게 관련되어 있다. 과식에 의한 비만은 당뇨의 원인된다는 것은 잘 알려진 사실이다. 식이에 의한 당뇨의 위험은 당뇨에 노출된 후에 더욱 심각하게 나타난다. 당뇨에 노출되었음에도 불구하고 적절하게 식이를 조절하지 않으면 더욱 악화된다. 당뇨환자들에게 가장 효과적인 식이는 첫째, **적절한 양**의 식이이다. 과도한 식이는 당뇨의 위험을 증가시킨다. 둘째, **균형 잡힌 식**이이다. 인체가 필요로 하는 영양소가 균형적으로 포함하고 있으면서 하루 필요한 칼로리를 충족할 수 있는 영양의 섭취가 중요하다. 따라서 당질 55~60%, 지방 20~25%, 단백질 15~20%로 구성하며 비타민과 무기질 또한 충분히 보충될 수 있도록 야채, 과일 등을 섭취하여야 한다. 비타민은 조절소로서 탄수화물과 지방의 대사에 중요한 역할을 한다. 셋째, **당지수**가 높은 음식의 제한이다. 설탕이나 꿀 등의 당지수가 높은 음식은 제한하고 현미나 잡곡 등의 당지수가 낮은 음식을 섭취한다. 넷째, **고지방식이**의 제한이다. 고지방식이는 인슐린의 저항을 증가시킨다. 다섯째, 염분이 높고 매운 **자극성 음식**은 피하도록 한다. 여섯째, **음주** 또한 혈당 조절을 방해함으로 삼가는 것이 좋다.

2) 체중조절

모든 질병이 마찬가지이지만 비만은 당뇨의 가능성을 증가시킨다. 따라서 비만을 예방하거나 완화하기 위해 적절한 체중의 유지가 무엇보다 중요하다. 체중의 조절은 영양섭취의 조절과 신체활동을 통하여 달성될 수 있다. 신체활동은 칼로리를 연소하고 대사를 높여주는 것은 물론 인슐린 반응을 증가시켜 당의 개선에 도움이 된다. 체중의 조절은 언급한 신체활동과 식이방법을 통하여 이루어질 수 있다.

3) 약물

식이요법과 운동요법으로 혈당조절이 이루어지지 않는 경우 약물요법을 시행한다. 혈당을 조절하는 **경구혈당강하제**는 다양하며 개인에게 나타나는 효과 또한 다르므로 전문가와 상의하여 개인에게 적절한 약물을 선택해야 한다. **인슐린**은 1형 당뇨에 주로 사용하지만 2형 당뇨일 경우에도 식사요법과 경구혈당강하제로 조절되지 않는 경우, 대수술이나 감염, 기타 스트레스가 심하여 인슐린의 요구량이 급증할 때 사용할 수 있다. 임신 중의 당뇨병 또한 상황에 따라 인슐린을 사용할 수 있다.

chapter 12

노화와 운동

1. 노화의 영향

인간은 나이가 들어감에 따라 노화가 진행된다. Cooper(2007)에 의하면 인간은 30대 중반이나 후반이 되면 자연적으로 신체적·정신적 감퇴와 같은 노화과정이 진행된다고 하였다. 일반적으로 65세 이상을 고령으로 간주하며 85세 이상을 아주 높은 고령으로 정의한다. 근래에는 수명과 사회참여 연령이 증가함에 따라 70세 이상을 고령으로 간주하여야 한다는 주장도 나오고 있다. 지역이나 환경에 따라 다소 차이는 있지만 일반적으로 65세 연령의 사람들은 15년에서 20년 정도 더 오래 살 수 있다고 한다. 한국인의 평균수명은 남자 77.3세, 여자 84세로 평균 80.7세로 알려져 있으며 이러한 평균기대수명은 점차 증가하고 있다. 이것은 현대의학의 발달로 질병에 의한 조기사망과 유아의 사망률이 낮아졌기 때문이다.

노화에 따라 인체는 다양한 건강적인 문제가 나타나기 시작한다. 미국의 노화행정부Administration on Aging에 의하면 2000년도를 기준으로 고령자의 27%가 기능적 능력의 감소와 만성적인 질환에 노출되어 있다고 한다. 1994년 조사에 따르면 65세 이상 고령자의 경우 질병이나 상해로 인하여 평균 년 14일 동안 침상생활을 하고 35일 동안 자유로운 활동을 하지 못하는 것으로 보고되었다. 1995년의 조사에서는 고령인구가 전 인구의 약 13% 정도였지만 전체 입원환자의 38%를 차지하였으며 하루의 48%를 병원에서 소비하는 것으로 나타났다. 고령인구가 점차 증가함을 감안할 때 이러한 비율은 더욱 증가할 수 있음을 예상할 수 있다. 특히 신체적으로 건강하지 못한 고령자들은 건강한 고령자보다 기능적 감퇴 현상이 더욱 광범위하고 급속하게 나타난다. 노화에 따른 다양한 퇴행적 변화는 다음과 같다.

* 기관 기능의 감소 : 소화계, 간, 신장, 비뇨
* 골과 근량의 감소 : 매년 근량과 골량이 1% 감소
* 체력의 감소 : 심폐기능(매년 1.5% 감소), 근력, 유연성, 근지구력, 반응시간, 균형, 유산소운동능력의 감소
* 기력저하 : 오후도 되기 전에 기력이 고갈됨
* 신체기능의 손상 : 만성심장질환, 척추질환 등
* 면역기능의 약화 : 감염의 증가
* 감각의 감소 : 미각, 후각, 시각, 청각
* 정신적 능력의 감소 : 기억력, 판단력, 언어

인간의 기능적 능력을 측정하는 하나의 방법으로 ADLs(Activities of Daily Living) 평가가 있다. **ADLs**의 예는 목욕, 몸단장, 식이, 침대나 의자로부터 이동, 걷기, 외출(getting outside), 화장실 사용능력 등의 평가가 포함된다. 65세에서 84세 연령의 50%가 일상생활에서 이러한 필수적인 작업능력의 장애를 가지고 있다고 한다. 85세 이상이 되면 이러한 장애의 비율은 더욱 증가한다. 고령자의 건강관리와 보호를 위해 소비되는 비용 또한 엄청나게 증가하였는데 이러한 증가는 만성질환뿐만 아니라 ADLs 평가지수의 저하와 관련이 있다고 한다.

2. 평생 신체활동의 의미

신체활동은 노화에 따른 퇴행적 변화를 완화하고 삶의 질을 개선하는데 아주 많은 영향을 미친다. 의학자 Hippocrates는 적당한 신체의 사용은 인체 기능을

강화시키지만 사용하지 않게 되면 노화에 따른 퇴행성변화와 질병을 증가시키는 것으로 보고하였다. 그렇지만 상당수의 사람들이 노화를 연령증가에 따른 자연스러운 현상으로 생각하며 신체활동을 평생 하는 것이 나의 삶에 영향을 미칠 수 있는지에 대한 의문을 가진다. 분명한 것은 신체활동과 같은 건강관리의 계획 없이 인생의 후반기를 맞이하는 사람들은 노화에 따른 퇴행적 변화를 보다 빨리, 보다 심하게 맞이하게 된다는 것이다. 같은 연령의 고령자라도 생리적 기능, 활동능력, 질환발생의 정도에 많은 차이를 보이는 것도 신체활동과 같은 생활습관이 다르기 때문에 나타난다. 고령이더라도 동맥경화 없이 건강한 경우가 흔한 반면 젊은 연령이더라도 생활습관이 잘못되면 고령자와 마찬가지로 동맥경화 등의 질환이 발생한다. 한국전쟁과 월남전에 참전한 많은 젊은 병사들에게서 동맥경화가 발생한 것도 이러한 사실을 뒷받침한다.

흐르는 세월과 운명을 거스를 수는 없지만 적절하고 지속적인 신체적 활동은 노화에 따른 정신적 예민함, 체력저하, 수명의 단축을 최대한 억제하는 것은 물론 젊은 사람과 유사한 생리적·신체적인 적응을 만들어 낸다. 현재 나타나고 있는 수명의 증가 또한 신체활동의 증가와 무관하지 않다. 〈그림 12-1〉은 일생 동안 정신적·신체적인 능력이 어떻게 변화되는지를 보여준다. 20세에서 30세 범위의 연령을 가진 신체적으로 활동적인 사람과 비활동적인 사람의 최고치를 비교하면 현저한 차이가 난다. 그 이후 연령에서는 모두 점진적인 감퇴가 시작되지만 여전히 신체적으로 활동적인 사람의 수치가 좌업적인 활동을 하는 사람들에 비하여 훨씬 높다.

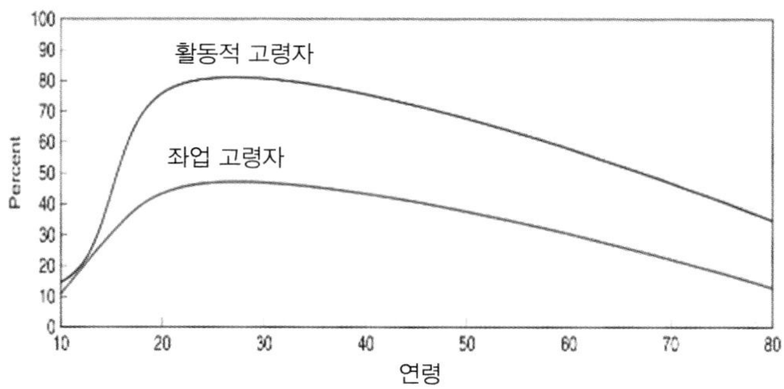

그림 12-1. 활동적인 노인과 좌업의 노인의 기능적 능력의 변화(Jackson 등, 2004)

〈그림 12-2〉는 신체활동의 정도가 다른 세 집단의 노화과정에 따른 심폐지구력의 변화를 보여준다. 세 집단 모두 연령이 증가함으로써 심폐지구력이 감소하지만 활동적인 집단은 전 연령 범위에 걸쳐서 높은 심폐지구력수준을 유지한다. 활동적인 60세 남자는 신체활동을 하지 않는 20대와 30대에 비하여 높은 심폐지구력을 보여준다. 따라서 젊은 사람들과 마찬가지로 나이든 사람들도 건강, 기능적 능력, 삶의 질을 향상시키기 위하여 신체활동을 할 필요가 있다. 규칙적인 신체활동과 적절한 영양섭취는 현재뿐만 아니라 미래에 신체적·정신적 그리고 재정적으로 보상을 가져다 준다.

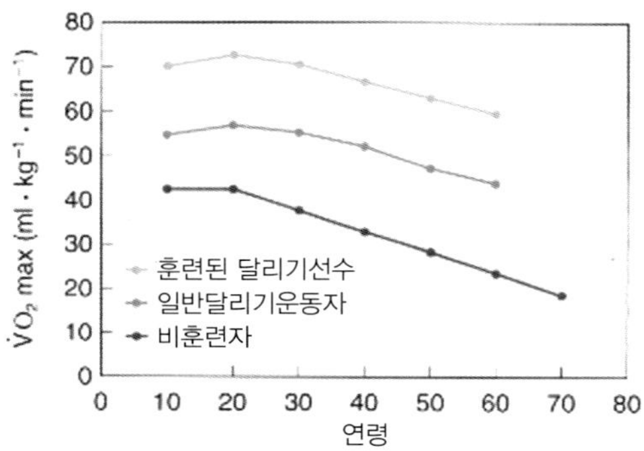

그림 12-2. 훈련된 남성과 훈련되지 않은 남성의 가령에 따른 최대산소섭취량 감소율
(Jackson 등, 2004)

3. 건강연속체

노화에 따른 신체활동의 중요성을 인식하기 위해서는 인간의 출생에서부터 사망에 이르기까지 나타나는 건강적 변화과정을 이해할 필요가 있다. 〈그림 12-3〉은 유아시절부터 사망에 이르기까지 일생의 연속체를 보여준다. 노화는 임신에서 출생, 사망에 이르는 자연적인 과정이며 노화에 따른 사망의 끝에는 항상 질병이 동반된다. 인간은 언젠가는 건강한 상태에서 쇠퇴기로 접어들면서 질병으로 진행되어 사망한다. 어느 누구도 이러한 원칙으로부터 벗어날 수 없다.

삶의 일정 경로 →			
완전한 건강	건강	질병	사망
	↔ 건강상태의 많은 변화		

그림 12-3. 건강 연속체(Jackson 등, 2004)

그렇지만 이러한 과정은 자신이 어떤 생활양식을 선택하느냐에 따라 조절될 수 있다. 규칙적인 신체활동은 건강한 삶에서 질병에 이르는 시기를 최대한으로 지연시키는 것은 물론 사망의 시점 또한 연장시켜 연속체의 마지막 부분을 훨씬 오랫동안 건강하게 생활할 수 있도록 한다. 반면에 건강하지 못한 생활양식(특히 고령자)은 자신의 생애의 많은 부분을 질병적인 상황에서 생활하게 하는 것은 물론 수명의 단축 또한 나타난다. 질병과 스트레스와 같은 자극은 수명에 영향을 미친다. 실제 인간은 약 120세 까지도 살 수 있다는 주장이 있지만 이러한 수명을 다하고 사망하는 사람은 거의 없다. 그 이유는 질병, 스트레스 등의 자극이 인간의 수명에 영향을 미치기 때문이다. 건강한 생활방식을 유지한다면 인간의 수명은 100세 또는 그 이상도 가능하다. 자신이 건강하지 않으면 어떤 것도 가질 수 없다는 것을 기억해야 한다.

질병에 이르게 하는 생활양식은 과음, 흡연, 스트레스, 신체활동의 부족 등 다양하며 특히 신체활동의 부족은 질병에 의한 사망과 밀접하게 관련되어 있다. 활동적인 사람은 질병에 노출될 가능성이 낮지만 활동량이 저하될수록 질환의 발생가능성은 높아진다. 실제 질병에 노출되어 사망하는 고령자를 관찰해 보면 대체로 신체활동이 저하되는 시점과 일치한다. 이것은 사망의 궁극적 원인은 노화에 의한 질병이라는 것을 의미하지만 반대로 질병의 배후에는 노화에 따른 신체활동의 저하와 관련되어 있다는 의미도 된다. 고령자들의 경우 연령이 증가할수록 움직이는 것을 싫어하며 이러한 상태에서 질병에 노출되면 침상생활과 비활동의 시간은 점차 증가하며 이로 인한 퇴행성변화와 질병은 더욱 악화되어 결국 사망하게 된다. 즉 사망의 궁극적인 원인은 질병자체라기 보다 노화에 따른 신체활동의 부족과 더욱 관련될 수 있음을 의미한다. 특히 하지의 근력약화는 노화에 따른 비활동의 원인을 제공한다. 하지의 경우 비활동에 노출되었을 때 근력의 약화속도가 다른 근육부위보다 현저하게 높다. 따라서 노화에 따른 질환과 이에 따른 사망을 최소한 지연시키고 싶다면 활발한 신체활동을 유지하는 것이 무엇보다 중요하다.

4. 고령자의 운동과 심폐기능, 근력의 변화

ACSM은 1998년 고령자를 위한 운동과 신체활동이라는 명제에서 고령자는 심폐지구력, 근력, 자세의 안정postural stability, 그리고 유연성을 향상시킬 수 있도록 규칙적인 운동을 수행하여야 한다고 권고하였다. 고령자의 신체활동프로그램은 연령과 체력수준에 맞추어 시행되어야 한다. 고령자의 **심폐지구력운동**은 연령증가에 따른 심폐기능의 감소를 절반으로 줄여준다. Hagberg 등(1989)은 70세와 79세의 남성과 여성을 대상으로 여섯 달 동안 심폐지구력훈련을 수행한 결과 최대산소소비가 22% 증가하였음을 보고하였다. 운동에 따른 이러한 증가는 젊은 성인들에게도 흔히 나타나지 않으며 더욱이 젊은 성인들에게 권장되는 것 보다 낮은 강도의 운동에서 나타난다는 것을 입증하였다. 낮은 강도의 운동은 고령자의 근육과 골격의 상해를 낮추기 때문에 더욱 의미가 있다고 할 수 있다. 추가연구에서 이러한 고령자의 심폐지구력향상은 젊은 성인의 훈련 시와 같은 생리적 변화에 의한 것이라는 것을 입증하였다.

저항운동 또한 허약한 고령자의 근력을 상당히 증가시킬 수 있다고 한다. Fiatarone 등(1994)은 평균연령이 87세이고 허약하고 간호가 필요한 상태인 100명 이상의 남성과 여성을 대상으로 높은 강도의 근력훈련을 수행한 결과 근력은 113%, 걷기 속도는 12%, 계단오르기 능력은 28% 향상되었음을 보고하였다. 이러한 향상은 이미 많은 근력을 잃은 젊은 성인에게서 나타나는 것 보다 훨씬 크다고 한다. 걷기속도와 계단오르기 능력은 고령자의 기능적인 능력과 밀접하게 관련됨을 가정할 때 생활에 중요하다고 할 수 있다. 근력증가와 더불어 대퇴근육량 또한 훈련 후 3% 증가하였는데 이것은 고령자의 훈련에 따른 근력증가는 근육과 같은 제지방의 향상에 의해 나타난다는 것을 의미한다.

따라서 고령자의 운동은 근량을 증가시키거나 유지시켜 노화에 따른 **기초대사**의 감소를 예방하거나 최소화 할 수 있다. 기초대사율은 연령이 증가함으로써 저하되는데 그 이유는 대사적으로 활동적인 근육조직이 대사적으로 덜 활동적인 지방조직으로 대체되기 때문이다. 이외에도 고령자의 규칙적인 체력운동은 근지구력, 유연성, 평형성, 반응시간, 조정력 등의 체력을 향상시키는 것으로 보고하였다. 또한 고령자의 규칙적인 운동은 청년수준으로 체지방량을 유지하게 하는 것은 물론 수명과 관련된 유전자인 말단소립telemore의 소모율과 **낙상**의 위험을 낮추어준다. 보고에 의하면 고령인의 50% 정도가 균형을 유지하는데 어려움을 느끼며 이로 인한 낙상은 골절을 초래하여 이른 사망의 원인이 될 수 있다고 한다. 특히 고령인의 경우 골절된 뼈의 재생이 어려우며 수술이나 인공관절의 교환마저 불가능한 경우가 있다.

5. 운동프로그램

1) 운동종류

고령자에게 적합한 운동은 인체에 무리를 주지 않고 효과를 증대시킬 수 있는 운동이다. 기본적으로 심폐기능과 근 기능을 높일 수 있는 운동이 포함되어야 한다. **심폐기능**을 강화할 수 있는 운동으로 걷기, 수영, 에어로빅댄스, 수중에어로빅 등의 유산소운동이 있다. 수영과 수중에어로빅운동aquatic aerobic exercise은 물의 부력으로 다리와 허리관절의 부담을 줄일 수 있다는 장점이 있다. 계단오르기 운동기구step-action stair climbing machines와 같이 실내에서 기구를 이용하는 운동은 기후나 장소의 영향을 적게 받고 낙상과 같은 사고의 위험이 없으므로 적절한 운동이 될 수 있다. **저항운동**은 노화에 따른 퇴행성변화와 ADLs 지수의 저하에 따른 삶의 질의 저하와 관련된 근 위축과 근력저하를 예방하거나 강화하므로 고령자에게 아주 중요한 운동이다. **삼가야 할 운동**으로 축구, 과격한 배드민턴 등과 같은 과격하고 힘든 운동이다. 이러한 운동은 고령의 나이에 계속 하기에는 무리가 있으며 운동을 변형하여 수행하거나 부담을 주지 않는 다른 운동으로 대체한다.

2) 운동강도

고령자들이 운동을 실시할 때 신중하게 고려되어야 할 요소는 운동의 강도이다. 고령자들의 운동강도는 순환계와 근육에 무리를 주지 않는 범위에서 설정되어야 한다. 먼저 **심폐기능** 강화를 위한 운동강도는 최대심박수의 50~70%정도가 적당하며 체력수준이나 운동 기능이 낮을 경우 최대심박수의 50~60%정도가 적당하다. 심박수를 이용한 운동강도의 설정이 어려운 경우 운동자각도를 사용할 수 있으며 11-12의 운동자각도에서의 운동이 안전하다. 운동자각도는 에어로빅, 테니스, 배드민턴 등과 같이 운동 중 심박수 측정이 어려운 경우에도 이용할 수 있다. **저항운동**을 위한 운동강도는 1set당 8~12회 반복하였을 때 조금 힘들다는 느낌이 들 정도에서 시작해서 체력의 향상 정도에 따른 증가시키는 것이 적절하다. 힘이 드는 저항운동은 고령자의 체력수준에 맞추어 변형하여 수행될 수 있다. 예를 들면 윗몸일으키기의 경우 고령자에게 힘들 수가 있으며 이때는 상체를 반 정도만 들어 올려 운동을 수행할 수 있다.

3) 운동시간과 빈도

운동빈도는 심폐기능운동과 저항운동 모두 일주일에 3~5일 정도가 적당하다. **운동시간**은 체력의 수준과 운동의 강도에 따라 30분 이상 60분 이내 수행할 수 있도록 한다. 심폐지구력 강화운동과 근력운동을 동시에 수행 할 경우 자신에게 적절한 배분으로 운동할 수 있다. 동시에 두 가지의 운동이 힘이 드는 경우 격일제로 운동할 수도 있다. 운동의 시간과 빈도는 동시에 고려되어 한쪽이 감소되면 한쪽은 증가되어야 한다. 대체로 과로와 상해를 예방하기 위하여 운동강도 보다는 운동의 지속시간을 늘이는 것이 좋다.

6. 유연성운동

연령이 증가함에 따라 현저하게 나타나는 퇴행성변화 중의 하나는 유연성의 감소이다. 고령자의 유연성 저하는 근육의 경직과 관절의 가동범위저하와 관련되어 있으며 이것은 척추의 변형이나 관절의 기능저하, 부하증가에 의한 부상이나 질환의 원인이 된다. 따라서 노화에 따라 유연성이 감소되지 않도록 관리하는 것은 고령자의 삶의 질의 향상을 위해 아주 중요하다. 유연성운동의 방법은 3장에서 언급하였으며 참고하기 바란다. 고령자에게 적절한 유연성운동의 **강도**는 부담과 통증을 느끼지 않는 범위에서 실시하는 것이다. 고령자의 경우 다른 일반인에 비하여 퇴행적인 변화가 많고 유연성이 낮은 상태이므로 더욱 **많은 시간**이 할애되어야 한다. **운동빈도**는 최소한 주당 3일 이상 7일 까지 수행할 수 있다. 유연성운동은 피로나 과사용에 따른 증후를 초래하지 않기 때문에 적절하게 수행한다면 매일 수행해도 문제가 되지 않는다. 유연성운동의 **방법**은 먼저 어느 정도 체온을 상승시켜야 한다. 가벼운 조깅은 체온을 상승시키는데 효과적이다. 만약 가벼운 운동으로 체온의 상승이 힘들 경우 고온의 실내에서 준비운동을 하거나 핫팩과 같은 도구를 이용하여 전체적, 부분적으로 체온을 상승시킬 수 있다. 유연성운동전의 마사지 또한 근육의 이완은 물론 유연성운동에 따른 통증의 감소와 효과증진에 도움이 된다.

7. 고령자의 운동지침과 정보Physical Activity and Health; 1996

* 새로운 신체활동프로그램을 시작하기 전에 의사와 같은 전문가와 상담을 한다.
* 운동 중이나 운동 후 심장리듬이 비정상적이거나 가슴의 두근거림, 압박감, 통증, 현기증, 방향감각의 상실, 식은땀 등의 증상이 나타나면 운동을 중단하고 전문가와 상담해야 한다.
* 강도 높은 신체활동 시 상해의 위험이 증가할 수 있기 때문에 지나친

양의 활동을 하지 않도록 주의할 필요가 있으며 짧은 시간의 적당한 신체활동부터 시작하여(5~10분) 점차적으로 증가한다.

* 체력이 허용할 경우 운동의 양을 증가시킴으로써 추가적인 건강의 이익을 얻을 수 있다.
* 정기적으로 적절하게 운동을 수행할 때 이익을 얻을 수 있다.
* 규칙적인 운동은 체력수준이 낮은 고령자의 장보기, 요리 등과 같은 일상적인 생활을 가능하게 한다.
* 심폐강화운동 외에도 근육운동을 통하여 추가적인 이익을 얻을 수 있다. 강한 근육은 낙상에 의한 상해의 위험을 감소시키고 일상적인 작업을 수행할 수 있는 능력을 향상시킨다.
* 규칙적인 운동은 질병으로 손실되는 비용을 줄임으로써 경제적인 여유와 신체적인 독립을 가능하게 한다.
* 신체적인 활동은 고령자들로 하여금 변화하는 사회에 적응할 수 있게 도와준다.

8. 건강한 노후를 위한 조언

일생 동안 신체적으로 활동적인 사람들은 좌업의 사람들에 비하여 보다 나은 삶의 질을 누릴 수 있다. Breslow와 Breslow(1993)에 의하면 건강한 삶의 방식은 수명을 9년 연장할 수 있고 무능disability은 50% 낮출 수 있다고 하였다. 건강한 삶의 방식으로 아래와 같은 것들이 있다.

* 금연
* 적당한 알코올섭취
* 조식(매일)
* 균형 잡힌 식사
* 간식 제한

* 매일 7~8시간의 수면
* 규칙적인 신체활동
* 건강한 체중의 유지
* 정기적인 건강검진
* 낙상fall 방지 위한 안전한 생활습관 이행(빙판길에서 보행금지 등)
* 가족이나 친구들과의 접촉유지(활동성 유지)
* 태양이나 추위에 과다노출 금지
* 건전한 장기간의 재정적 계획수립과 유지
* 긍정적 태도를 유지(자신을 행복하게 만드는 것을 이행)

13 chapter

골다공증과 운동

1. 골다공증의 정의

골다공증을 이해하기 위해서는 먼저 뼈의 기능을 이해할 필요가 있다. **뼈의 기능**은 움직임을 가능케 하는 근육의 부착점이며 신체의 지지, 기관보호, 적혈구 생성, 미네랄의 저장기능을 한다. 이중 미네랄은 뼈의 강도를 결정하는 중요한 요인이며 칼슘, 인, 마그네슘, 망간으로 구성되어있다. 인체의 뼈는 조골세포에 의한 뼈의 미네랄저장bone deposit과 파골세포에 의한 뼈의 미네랄방출bone resorption을 통하여 끊임없이 재형성bone remomeling이 이루어지며 이 과정을 통하여 혈중의 미네랄균형과 뼈의 강도가 유지된다. 만약 미네랄의 방출이 저장을 능가하게 되면 뼈의 강도가 약해지는 원인이 된다. **미네랄의 균형**은 첫째, 호르몬의 음피드백negative feedback과 둘째, 중력, 근육수축과 같은 스트레스에 의해 조절된다. 호르몬피드백의 예를 들면 혈중의 칼슘이 감소하면 부갑상성호르몬이 분비되고 부갑상선호르몬은 파골세포를 자극한다. 부갑상선호르몬에 의해 활성화된 파골세포는 뼈에 저장된 칼슘을 분해하여 혈중으로 방출하여 혈중의 칼슘농도를 다시 상승시킨다. 반대로 혈중의 칼슘이 증가할 경우 갑상성호르몬에서 calcitonin이 방출되고 calcitonin은 조골세포를 자극한다. 조골세포는 혈중의 칼슘을 뼈로 축적하게 하여 혈중의 칼슘농도를 저하시킨다. 중력과 근육수축과 같은 스트레스는 뼈의 미네랄함량을 증가시키지만 스트레스가 주어지지 않을 경우 감소된다.

건강하고 젊은 성인의 경우 미네랄의 저장과 방출에 의한 골의 재형성은 균형적으로 이루어져 일정량의 골량을 유지한다. 골량이 일정수준으로 유지된다는 것은 뼈에 대한 미네랄의 저장과 뼈로부터 미네랄의 방출이 균형을 이루고 있다는 것을 의미한다. **골다공증**osteoporosis이란 어떤 원인에 의해 저장되는 미네랄의 양보다 소실되는 양이 높아 뼈의 강도가 약해진 상태를 말한다. **골감소증**osteopenia은 골다공증의 전 단계를 말하며 골다공증으로 발달할 위험을 가지고 있다. 골다공증의 진단은 골밀도bone mineral density의 측정을 통하여 알 수 있다. 미국의 경우 1,000만 명 정도가 이미 골다공증을 가지고 있으며 4,400만 명 정도는 골다공증의 전단계인 골감소증에 노출되어 있다고 한다.

2. 골다공증의 분류

골다공증은 1차성 골다공증과 2차성 골다공증으로 분류될 수 있다. **1차성 골다공증**primary osteoporosis이란 뚜렷한 원인 없이 노화에 따라 자연스럽게 발생하는 골다공증으로 특히 여성들의 경우 폐경기 이후 에스트로겐estrogen 생성의 감소가 가장 큰 원인이다. 에스트로겐은 골의 손실을 막고 체내의 칼슘을 저장하도록 도와주며 따라서 에스트로겐 분비가 줄어들면 골의 손실이 급속히 일어난다. **2차성 골다공증**secondary osteoporosis은 원인이 있는 골다공증으로 당뇨, 신장병, 갑상선기능항진증, 약물과 같은 원인에 의해 발생하는 골다공증을 말한다.

3. 골다공증의 예후진단

골다공증에 의한 골의 소실은 징후나 통증 없이 장시간에 걸쳐 조용히 알지 못하는 사이에 발병되기 때문에 "침묵의 도둑"으로도 불린다. 골다공증과 관련된 증후가 나타났을 때에는 이미 심각한 상황에 이르게 되었을 때가 많다. 따라서 골다공증으로의 노출을 방지하기 위해서는 골다공증의 가능성을 미리 예측하여 예방조치를 취하는 것이 중요하다. 골다공증은 다음과 같은 증후를 통하여 미리 진단할 수 있다.

* 가족 중에 골다공증 병력이 있는 사람이 있는가?
* 코카서스인이나 아시아 여성인가?
* 뼈대가 작고 가는가?
* 고령자 인가?
* 폐경기인가?
* 조기폐경(45세 이전) 또는 난소제거수술을 받은 적이 있는가?
* 갑상선기능항진증이나 천식, 류마티스 치료약 또는 항암제를 먹고 있는가?
* 칼슘의 섭취가 부족하지 않은가?
* 신체활동량이 적지 않은가?
* 담배를 피우거나 알코올을 과다하게 섭취하는가?

언급한 내용에서 "예"가 많을 경우 골다공증의 위험에 처해 있다고 할 수 있다. 특히 45세 이전의 조기폐경은 골다공증으로 발달할 가능성이 높으며 폐경 후 첫 5~7년 동안 상당한 양의 골량을 잃을 수도 있다. 조기폐경이 자연적이건 또는 자궁절제술이나 난소절제술과 같은 외과적 수술의 결과이든 마찬가지이다. 이러한 요인에 노출되어 있을 경우 x-ray 촬영이나 골밀도를 측정할 필요가 있다. 국제골다공증협회The National Osteoporosis Foundation에 의하면 골밀도의 손실이 30%이상일 때 x-ray에서 그 증후가 나타나므로 경비가 많이 소요되더라도 조기에 발견하기 위해 정밀한 골밀도측정기를 사용하여 측정하는 것이 좋다. 한편 "아니요"라는 항목이 많다고 해서 위험이 없다는 의미 또한 아니다. 현재 자신의 뼈 상태가 정상이더라도 관리가 이루어지지 않을 경우 언제든지 골다공증에 노출될 수 있다. 지속적으로 뼈 건강에 좋은 행동지침을 지키는 것이 중요하다.

4. 여성들의 골다공증의 원인

여성의 경우 특히 골다공증에 노출될 가능이 높으며 골다공증을 앓고 있는 천만 명 가운데 약 80%가 여성이다. 여성에게서 골다공증이 높은 이유는 다음과 같다.

* 낮은 칼슘섭취량(여성들은 남성들보다 적은 양의 칼슘을 섭취)
* 체중감소를 목적으로 한 심한 다이어트
* 왜소한 체격과 체중(뼈에 미치는 물리적 스트레스가 감소)
* 폐경(뼈의 손실이 가속화)
* 임신, 모유수유는 뼈의 칼슘저장량을 감소
* 남성보다 높은 수명
* 칼슘흡수장애를 일으키는 갑상선기능항진증, 신장병, 암

5. 골다공증의 증상

골다공증에 의해 나타날 수 있는 증후로 첫째, 뼈의 약화에 의한 **골절**이 있다. 골다공증에 노출되면 구부림, 일어나기, 넘어짐과 같은 경미한 충격에도 뼈가 부러지는 골절이 나타난다. 둘째, 뼈의 약화에 의한 **함몰**이 있다. 뼈의 함몰에 의해 나타날 수 있는 증후로 신장의 감소가 있다. 만약 신장이 2인치(5.1cm) 이상 감소하였다면 골다공증에 의해 척추가 손상되었을 가능성이 있다. 또한 평상시에 입던 옷이 더 길게 내려와 있거나, 체중이 증가하였음에도 옷의 사이즈가 크게 느껴진다면 골다공증을 의심해야 한다. Dowager's hump증후 또한 척추의 변형이나 함몰에 의해 나타날 수 있는 질환이다. 이 증후에 노출되면 척추의 앞부분이 얇아지면서 머리가 앞으로 향하고 자신도 모르는 사이에 척추가 곱사등처럼 변하게 된다. 또한 흉부가 좁아지면서 폐활량감소와 같은 폐기능 저하나 폐렴을 초래하기도 한다. 셋째, **치아의 약화** 또한 뼈가 약화되어 나타날 수 있는 증후이다.

6. 골다공증의 원인

골다공증은 다양한 요인에 의해 발생한다. 먼저 **치료가 어려운 원인**으로 *첫째*, 성차가 있다. 여성이 남성에 비하여 골다공증의 발달 위험이 높다. 여성은 감소될 뼈의 조직이 적으며 폐경기에 더욱 급격하게 소실된다. *둘째*, 노화이다. 뼈의 형성이 시작되는 젊은 연령의 경우 뼈에서 미네랄이 빠져 나가더라도 다시 축적되며 이 과정에서 뼈의 강도는 더욱 강해진다. 그렇지만 뼈의 형성에 절정에 이른 후 노화가 시작되면 뼈의 미네랄저장보다 뼈의 미네랄 방출이 증가한다. 뼈는 30대 중반부터 서서히 약화되기 시작하며 특히 폐경이 된 65세 이상 여성들의 경우 골의 손실이 급격하게 나타난다. 근래에는 고령자나 여성뿐만 아니라 젊은 연령의 남성과 여성에게도 나타나며 10대 초반부터 시작될 수도 있다. *셋째*, 유전이나 인종에 따라서도 골다공증은 다르게 나타난다. 코카서스인이나 아시아여성이 골다공증으로 발달할 위험이 더욱 높다.

치료가 가능한 원인으로는 *첫째*, 칼슘섭취 부족에 의한 골다공증이다. 칼슘의 원래 기능은 혈액응고, 효소활성, 신경전달이며 뼈는 이러한 칼슘을 저장하는 역할을 한다. 식이에 의한 칼슘의 섭취가 부족할 경우 인체는 뼈를 분해하여 필요한 칼슘을 공급하며 이러한 상태가 장기간 지속되면 저장되는 칼슘에 비하여 뼈로부터 빠져나가는 칼슘이 증가하여 골다공증으로 진행된다. 하루 보충해야 할 적절한 칼슘의 양은 개인의 상태에 따라 다르다. 국제골다공증협회National Osteoporosis Foundation에 의하면 25~64세의 남성, 호르몬대체 치료를 받고 있는 폐경기 후 여성, 폐경 전 여성과 에스트로겐을 보충하는 여성의 경우 매일 약 1,000mg의 칼슘섭취를 권고한다. 또한 골 형성 기간에 해당되는 14-18세 남성과 여성은 매일 1,200~1,500mg의 칼슘을 섭취하여야 한다. 폐경기 후 호르몬대체요법을 하지 않는 여성과 65세 이상의 남성과 여성은 매일 1,500mg의 칼슘섭취를 권고한다. 그럼에도 불구하고 많은 사람들이 충분한 양의 칼슘을 섭취하지 않는다. 성장이 이루어지는 어린이의 경우 50% 이상이 1일 권장량을 섭취하지 않는 것으로 보고되었다. 충분한 양의 칼슘을 섭취하고 있다면 그 양을 초과할 필요는 없다. *너무 많은 양의 칼슘섭취는 신장의 결석과 죽상동맥경화를 일으킨*

다. 가격이 싼 일부 위장약은 칼슘제에 좋지 않은 영향을 미칠 수 있으며 칼슘제 중에 알루미늄이 함유된 것을 과다 섭취할 경우 체내에서 오히려 칼슘이 빠져나갈 수 있다.

둘째, 비타민D의 부족에 의한 골다공증이다. 충분한 칼슘을 섭취하더라도 비타민 D가 부족하게 되면 뼈로 흡수될 수 없다. 비타민D가 부족한 상태에서 하루에 1,000mg 이상 칼슘을 섭취하게 되면 흡수되지 않으므로 800mg 이상의 칼슘을 섭취해서는 안 된다. 특히 산모의 비타민 D부족은 모유의 비타민 D 부족을 초래하고 이로 인해 아이들의 면역기능을 약화시킬 수 있다. 비타민D의 1일 권장량 400IU이다. 비타민 D는 계란노른자, 생선류, 버터, 우유, 빵, 시리얼 등 식품에 포함되어 있지만 인체에 필요한 대부분의 비타민 D는 햇볕을 통하여 얻어진다. 따라서 충분한 햇볕을 쬐는 것이 중요하다. 햇볕은 비타민 D의 생성에도 중요할 뿐만 아니라 멜라토닌을 생성하여 불면과 우울증을 예방하고 면역기능을 향상시키며 암세포와 심혈관질환, 대사성질환의 억제 등 다양한 긍정적인 영향을 미친다. 그렇지만 과도한 햇볕의 노출은 피부의 노화, 피부암 등을 초래할 수 있으므로 주의해야 한다. 햇빛의 부작용과 관련된 보고는 햇빛에 약한 백인들의 연구를 근거로 하는 경우가 많으므로 고려해야 한다. 적절한 햇빛으로의 노출시간은 노출면적, 계절이나 태양의 고도(일몰시점)에 따라 다르지만 피부의 10% 이상을 매일 15분 이상, 20-30분 정도가 적당하다. *셋째*, 칼슘과 비타민 D가 원활히 작용하기 위해서는 마그네슘 또한 필요하다. 매일 균형 있는 식사를 한다면 마그네슘보충제는 필요치 않지만 보충제를 섭취해야 한다면 칼슘섭취량의 절반 정도 섭취한다.

넷째, 과다한 알코올과 단백질, 카페인의 섭취에 의한 골다공증이다. 음주는 칼슘의 흡수를 억제하여 골다공증을 가속화시키며 많은 양의 음주를 하는 사람들은 골 손실이 증가하는 경향이 있다. *다섯째*, 성호르몬수준 저하에 의한 골다공증이다. 에스트로겐의 감소가 높은 폐경 후 여성들의 경우 골다공증의 위험성은 더욱 높아진다. 따라서 폐경 후 여성의 경우 에스트로겐과 같은 호르몬대체요법으로 골다공증을 치료할 수 있다. 에스트로겐은 인체 내에서 뼈속의 칼슘을 혈액으로 이동시키는 부갑상선호르몬과 반대 작용을 한다. 즉 부갑상선호르몬

에 대한 뼈의 반응성을 감소시킴으로써 석회질제거decalcification와 분해를 감소시킨다. 그렇지만 에스트로겐처방은 자궁내막암이나 유방암 등의 부작용을 초래할 수 있기 때문에 주의하여야 한다.

여섯째, 흡연이다. 흡연은 조골세포의 활성과 여성의 에스트로겐수준을 저하시키는 것은 물론 초기 폐경을 초래한다. 또한 흡연자들은 비흡연자들에 비하여 식이를 통해 보다 적은 칼슘을 섭취한다. *일곱째*, 극도의 체지방감소에 의한 골다공증이다. 체지방은 여성호르몬의 생성에 중요한 역할을 하며 과도한 운동이나 식이제한에 의해 체지방이 많이 감소하게 되면 에스트로겐 생성의 감소를 초래하여 골다공증에 노출될 수 있다. *여덟째*, 무분별한 약물의 사용에 의한 골다공증을 들 수 있다. 장기간의 glucocorticoid나 항경련제anticonvulsant의 사용은 골다공증의 위험을 증가시킨다. 천식, 알레르기, 류마티스, 암 등의 치료에 사용하는 약의 섭취도 골다공증의 위험을 증가시킨다. *아홉째*, 신체활동의 부족에 의한 골다공증이다. 따라서 적절한 신체활동은 골다공증의 예방과 치료에 중요하다고 할 수 있다. 운동에 의한 뼈의 강화는 호르몬 요법 등과 같은 처치에 비하여 부작용이 없으므로 가장 효과적인 골다공증예방이나 치료의 방법이라고 할 수 있다.

7. 낙상과 골절

낙상fall이란 넘어짐과 같은 급격한 체위 이동과 이에 따른 신체의 충격에 의해 상해를 입은 상태를 말한다. 젊고 건강한 사람들의 가벼운 낙상은 문제가 되지 않지만 골다공증에 노출되어 있는 상황에서 낙상은 심각한 상황을 초래한다. 골다공증환자에게 낙상이 **위험한 이유**는 *첫째*, 골절과 뼈의 함몰을 수반할 수 있기 때문이다. 손목골절, 고관절골절, 척추압박골절은 낙상에 의해 흔하게 발생하는 골절이다. 미국의 골다공증과 골질환 관련센터Osteoporosis and Related Bone Diseases National Resource Center에 의하면 골다공증으로 인하여 매년 150만 명이 골절을 경험하며 이중 70만 명 이상은 척추골절, 30만 명은 엉덩이골절, 25만 명은 손목골절환자가 차지하는 것으로 보고하였다. *둘째*, 낙상에 의한 골절은 신체활동을 제한한다. 간접적으로는 골절에 대한 두려움으로 신체활동을 제한하게 한다. 신체활동은 인체의 기능유지는 물론 건강을 유지하게 하는 주요한 원천이며 신체활동의 제한은 퇴행성변화는 물론 생명을 위협하는 다양한 질환에 노출되게 한다. 특히 고관절골절은 걷기와 같은 기본적인 신체활동을 불가능하게 하여 사망에 이르게 하는 경우가 많다. 실제 고령자의 고관절 골절 후 사망률이 1년 이내가 20%, 2년 이내가 50%에 이르는 것으로 알려져 있으며 이러한 사망의 위험은 연령이 높을수록 더욱 높아진다.

낙상에 의한 골절을 **예방**하기 위해서는 *첫째*, 신체활동에 의해 근력과 골밀도를 강화해야 한다. 신체활동에 의한 근력강화는 뼈의 밀도 또한 증가시킨다. 하지근력약화는 뼈의 밀도를 저하시키는 것은 물론 보행에 따른 균형의 유지를 어렵게 하거나 넘어질 때 방어능력을 현저히 저하시킨다. 따라서 하지 운동을 통하여 충분한 근력을 유지하는 것이 중요하다. *둘째*, 균형감각, 반응시간, 유연성을 증진하는 것이다. 균형감각, 반응시간, 유연성은 운동을 통하여 향상시킬 수 있으며 균형운동의 방법으로는 30초 이상 한발로 서서 버티기, 직선 보행 등이 있다. 그렇지만 규칙적인 운동에 참여하고 있다면 특별한 경우를 제외하고 별도의 균형감각과 반응시간, 유연성을 강화하는 운동을 할 필요가 없다. 대부분 올바르게 규칙적으로 운동을 수행할 경우 자체적으로 유연성은 물론 균형감각과 반응시간 등의 신경적인 운동능력이 자연적으로 향상되기 때문이다. *셋째*, 칼슘, 마그네슘, 비타민 D와 같은 뼈를 강화시키는 영양성분을 충분히 섭취한다. 비타민 D는 식이를 통해서도 섭취할 수 있지만 주로 햇볕을 통하여 인체에서 생성되므로 햇볕을 충분히 쬐어 주도록 한다. 뼈를 약화시키는 알코올 등은 섭취하지 않도록 한다. *넷째*, 골절을 초래할 수 있는 환경에 노출되지 않게 한다. 특히 겨울철 빙판이나 계단, 눈길 등은 매우 위험하므로 주의해야 한다. 어두운 밤에 외출을 하는 것은 더욱 위험하다. 부득이하게 외출이 필요할 경우 보호자를 동반한다. 낙상은 실외뿐만 아니라 실내에서도 발생한다. 실제 낙상사고의 50%는 실외에서 발생하지만 실내에서의 낙상사고 또한 40%에 이르는 것으로 알려져 있다. 실내이더라도 어둡거나 시설과 가구 등의 배치가 부적절하게 되어 있을 경우, 바닥이 미끄러울 경우 낙상의 위험이 높으므로 이러한 위험요인을 제거하여야 한다. *다섯째*, 낙상을 예방하거나 최소화 할 수 있는 기구나 장비를 이용하는 것이다. 지팡이의 생활화는 이러한 측면에서 유용할 수 있다. 실내이동이든 실외 이동이든 항상 지팡이를 사용하여 낙상의 위험을 줄이는 것이 중요하다. 어두운 환경에서 이동할 경우 조명기구로 시야를 확보하는 것도 중요하다.

8. 골다공증과 운동

1) 운동의 효과

신체활동의 부족은 골다공증과 밀접한 관계가 있다. 질환에 의해 장기간 침상생활을 하는 환자들이나 중력이 작용하지 않는 우주에서 장기간 생활하는 우주비행사의 경우 근력과 골의 밀도가 현저하게 감소된다고 한다. 활발한 신체활동이나 운동은 골을 강화시켜 골다공증의 예방이나 치료에 도움이 된다. 운동에 의한 골밀도의 증가는 첫째, **노화**에 따른 골밀도의 감소를 지연시킨다. 인체 뼈의 형성은 13~20세의 연령에서 가장 많이 나타나며 30대에 이르러 최대치에 이른다. 이후 유지되다가 점차적으로 감소하게 된다. 따라서 골의 형성이 많이 나타나는 시기에 신체활동을 통하여 골의 양과 밀도를 최대로 형성하면 노화에 따른 골의 감소를 최소화 할 수 있다. 둘째, 낙상에 의한 **골절**을 예방한다. 운동에 의한 근력, 균형조절능력, 반응시간, 민첩성의 증가는 장애물을 피하는 것을 돕고 넘어지지 않도록 하여 뼈가 부러지는 것을 방지하여 준다. 고령자의 자세조절postural control 능력과 다리의 근력감소는 낙상에 의한 사고증가와 관련된다. 또한 운동에 의해 강화된 뼈는 넘어지더라도 뼈의 손상을 방지하거나 최소화한다. 운동에 의해 골밀도의 변화가 나타나기 위해서는 적어도 여섯 달 이상 규칙적으로 운동을 하여야 한다.

운동에 의해 골의 밀도가 강화되는 **요인**은 *첫째*, 운동에 의한 뼈의 스트레스 증가이다. 운동은 뼈에 대해 물리적인 저항이나 압박을 증가시킨다. 예를 들면 상체의 체중이 자신의 다리나 하체의 뼈를 압박하는 기립자세에서 운동을 하게 되면 뼈에 대한 압박과 충격이 더욱 증가된다. 또한 운동 시 관절을 가로지르는 근육의 수축은 관절뼈의 두 표면의 압박을 더욱 증가시킨다. 운동의 강도나 근력의 증가가 높아질수록 이러한 뼈에 대한 스트레스는 증가하여 골의 밀도 또한 비례적으로 증가하게 된다. 운동에 의한 뼈의 **강화 기전**은 뼈에 스트레스가 가해지면 미세골절이 나타나며 손상된 미세골절을 치유하기 위해 칼슘이 보수를 하는 과정에서 뼈가 더욱 강화된다고 한다. 그렇지만 과도한 운동에 의한 장기적인 미세골절은 실제 골절을 초래할 수 있다. *둘째*, 운동에 의한 성장호르몬이나 성호르몬의 증가이다. 성장호르몬, 테스토스테론과 에스트로겐은 뼈의 밀도를 강화시킨다.

2) 운동프로그램

(1) 운동종류

골밀도를 증가시키는데 적당한 운동종류는 뼈에 스트레스를 줄 수 있는 운동이 적당하다. 골량과 골밀도를 증가시키기 위해서는 물리적으로 **골에 부하** mechanical load가 주어지는 운동을 하여야 한다. 달리기, 축구, 테니스 등의 **유산소운동**은 중력과 근육의 수축에 의한 뼈의 스트레스를 증가시켜 골밀도를 증가시킬 수 있다. **걷기**와 같은 낮은 강도의 유산소운동 또한 중력에 의한 뼈의 저항을 증가시켜 하체의 골밀도를 증가시킨다. Krall과 Dawson-Hughes(1994)에 의하면 하루에 약 일 마일(1.6km)의 걷기는 폐경 후 여성의 건강한 골밀도에 유익한 영향을 미치는 것으로 입증하였다. 그렇지만 언급한 유산소운동에 의한 골밀도의 향상은 특정부위에 한정되어 있다. 더욱이 걷기는 골밀도에 긍정적인 변화를 만들어 낼 정도로 충분한 자극을 제공하지 못할 수도 있다(Uusi-Rasi 등, 1994).

가장 효과적으로 골의 밀도나 양을 증가시킬 수 있는 운동으로 **저항운동**이 있다. 저항운동이 골밀도나 골의 량의 증가에 더 효과적인 이유는 *첫째*, 체중 이외 무게를 추가하여 근력적인 운동을 수행하기 때문에 중력에 의한 뼈의 스트레스가 더욱 높기 때문이다. *둘째*, 중력 이외에도 근육의 수축 또한 뼈에 대한 스트레스를 증가시키기 때문이다. *셋째*, 하체의 골밀도를 주로 발달시키는 걷기와 달리기 등의 유산소운동과 다르게 인체 모든 부위의 골밀도를 균등하게 향상시킬 수 있다. 따라서 유산소형태의 운동을 수행하고 있다면 별도의 저항운동을 수행할 필요가 있다.

(2) 운동강도

골을 강화하기 위한 운동의 강도는 저항이 높을수록 좋다. 연구에 의하면 골밀도를 강화시키기 위한 운동은 일상적인 신체활동에서 이루어지는 부하보다 높아야 하며Presidents Council on Physical Fotness and Sports, 1995 높은 부하의 운동high-impact이 낮은 부하의 운동low-impact보다 골밀도의 향상이 높다고 한다Bassey와 Ramsdale(1994).

(3) 운동빈도, 시간

운동빈도와 시간은 다른 운동과 마찬가지로 주당 3-5일이, 30-50분이 적당하다.

참고문헌

고성경, 권영우, 김윤미, 정소봉(2014). 운동검사 및 처방, 영광기획사.
김기학(1992). 체육측정평가. 형설출판사.
김문수, 문양호, 박소현, 박순권(2006). 생물심리학. 시그마프레스.
김범수, 김종만, 김효철, 박계순, 박은경, 백남섭, 유병규, 이한준, 정연옥, 정제순, 조현래, 채윤원, 최재청(2008). 도해 스트레칭해부, 영문출판사.
김웅진 외(1998). 당뇨병학. 대한당뇨병 학회.
김창규, 이건평, 정성태, 홍양자(1985). 체육과 운동경기의 생리학적 기초. 동양문화사.
류호상(1997). 스포츠심리학의 현황과 미래 방향. 한국스포츠심리학회지. 8(1), 101-117.
류호상(2005). 스포츠심리학 핸드북. 운동의 심리적 효과. 한국스포츠심리학회.
류호상, 정연택, 허용, 정혁(2007). 일회성 유산소운동 강도에 따른 성인남자의 수면 질과 정서의 변화. 한국스포츠심리학회지, 18(2), 45-57.
박승한(1993). 체력육성운동 프로그램. 학문사.
박유경(1993). 인슐린비의존형당뇨병 환자에서 인슐린 분비능력과 체중감소가 당질 및 지질대사에 미치는 영향. 연세대학교 석사학위 논문.
서울대학교 의과대학편(1996). 내분비학. 서울대학교 출판부.
서울대학교 의과대학편(1998). 심장학. 서울대학교 출판부.
성호경 외(1996). 생리학(제6판). 의학문화사.
오상우(2012). 대사증후군. 청림 Life.
용준환 외(1998). 인체해부생리학. 도서출판 정담.
이강옥(2003). 운동부하검사와 운동처방. 대경북스.
이강평, 김대권(1991). 운동생리학. 보경문화사.
이인모(1992). 인체 생리학. 형설출판사.
이정수, 조명제, 박선애, 김광애, 이시경, 최자윤, 이한기, 이용덕, 김유정, 김미희, 정영태(2003). 해부생리학. 도서출판 현문사.
이정윤(2007). 의료계 '자살병 국가대책 요구' 촉구. 의학전문신문 2월 15일.
장경태 외(1995). 웨이트 트레이닝(A guide to beginning weight training). 대한미디어.
장용수(1999). 운동강도가 Sprague-Dawley 쥐의 신체구성에 미치는 영향. 경북대학교 박사학위 논문.
전태원(1994). 운동검사와 처방. 태근문화사.
정일규, 윤진환(2008). 휴먼 퍼포먼스와 운동생리학. 대경북스.
주강외(1980). 인체해부학. 계축문화사.
채홍원(1997). 트레이닝 원론. 형설출판사.
최대혁, 최희남, 전태원(2008). 파워 운동생리학, 라이프사이언스; 서울.
최명애 외(1996). 생리학. 현문사.
추연경, 류호상(2007). Effect of regular swimming on stress-induced polyamine in rat brain & peripheral regions. 한국발육발달학회지, 15(4), 259-264.
하권익(1996). 임상스포츠의학, 도서출판 최신의학사.
ACSM(2010). ACSM's guidelines for exercise testing and prescription(8th ed). PA: Baltimore.

Adolfsson, P. 1., Nilsson, S., Albertsson-Wikland, K., & Lindblad, B. (2012). Hormonal response during physical exercise of different intensities in adolescents with type 1 diabetes and healthy controls. *Pediatr. Diabetes, 13*(8), 587-596.

Akgöz, H., Gürkan, U., Dayi, S.U., Terzi, S., Akbulut, T., Torun, A., & Tayyareci, G. (2006). The relationship between beta-receptor sensitivity and nocturnal blood pressure and heart rate recovery in normotensive people. *Angiology, 57*(4), 495-500.

American College of Obstetricians and Gynecologists. (1994). Exercising during pregnancy and the postpartum period. *ACOG Technical Bulletin 189(February)*: 1-5.

American College of Sports Medicine. (2001). Appropriate intervention strategies for weight loss and prevention of weight gain in adults. *Medicine And Science in Sports and Exercise, 33*, 2145-2156.

American college of sports Medicine. (2013). ACSM's guidelines for exercise testing and prescription. 9th ed., Lippincott Williams & Wilkins, Baltimore.

American college of sports Medicine. (2013). ACSM's resource manual for guidelines for exercise testing and prescription. 7th ed., Lippincott Williams & Wilkins, Baltimore.

American Heart Association. (1994). *Heart and stroke facts*. Dallas: American Heart Association.

American Heart Association. (2003). *Heart disease and stroke statistics*. 2003 update. Dallas: American Heart Association.

American Psychiatric Association. (1993). *Practice Guideline for Major Depressive Disorders in Adults*. Washington, D. C. American Psychiatric Association.

Arcelin, R. (2002). Acute exercise-induced activation and information processing: A meta-analysis. *Proceedings of the International Congress on Movement, Attention & Perception*, Poitiers, France, 32.

Arcelin, R., Delignieres, D., & Brisswalter, J. (1998). Selective effects of physical exercise on choice reaction processes. *Perception and Motor Skill, 87*, 175-185.

Armstrong, R. B. (1990). Initial events in exercise-induced muscular injury. *Medicine and Science in Sports and Exercise*. 429~435.

Bassey, E. J., & Ramsdale, S. J. (1994). Increase in femoral bone density in young women following high-impact exercise. *Osteoporosis International, 4*, 72-75.

Behrke, M. S., & Morgan, W. P. (1978). Anxiety reduction following exercise and meditation. *Cognitive Therapy and Research, 2*, 323-334.

Benight, C. C. (1989). A theoretical model for exercise as a mediator of anxiety. *Presented at the Annual Meeting of the American Psychological Association*, New Orleans.

Bill pearl. (1986). *Getting Stronger*. Shelter publications, Inc.

Blair, S. N. (1993). C.H. McCloy Research Lecture: Physical activity, Physical fitness, and health, *Research Quarterly for Exercise and Sports, 64*, 365-376.

Blair, S. N., Kampert, J. B., Kohl III, H. W., Barlow, C. E., Macera, C. A., Paffenbarger, R. S & Gibbons, L. W. (1996). Influence of cardiorespiratory fitness and other precursors on cardiorespiratory disease and all-cause mortality in men and women. *Journal of the American Medical Association*, 276-210.

Borg, G, A, V. (1998). *Borg's perceived exertion and pain scales*. Champaign, IL: Human Kinetics(47).

Bouchard, C., Perusse, L., Lebalnc, C., Theriault, A, & Theriault, G. (1988). Inheritance of the amount and distribution of body fat. *International Journal of Obesity. 12*, 205-215.

Breslow, L., & Breslow, K. (1993). Health practices and disability: Some evidence from Alameda County. *Preventive Medicine, 22*(1), 86-95.

Breus, M. J., & O'Connor, P. J. (1998). Exercise-induced anxiolysis: s test of the "time out" hypothesis in high anxious females. *Medicine & Science in Sports & Exercise, 30*, 1107-1112.

Brock, B. M., Haefiner, D. P., & Noble, D. S.(1988). Alameda County redux: replication in Michigan. *Preventive Medicine, 17*, 483-495.

Bruno, M. D.(1995). *The Fitness Handbook(2nd Edn)*. Sagamore Publishing, Inc.

Buckworth, J., & Dishman, R.K.(2002). *Exercise Psychology*. Champaign, IL: Human Kinetics.

Caspersen, C. J.(1994). Physical activity, exercise, and physical fitness : Definitions and distinctions for health-related research. *Public Health Reports, 100*, 126-131.

Caspersen, C.J., Powell, K.E., & Christenson, G.M.(1985). Physical activity, exercise, and physical fitness: Definitions and distinctions for health-related research. *Public Health Reports, 100*, 126-131.

Castorena, C.M.1., Arias, E.B., Sharma, N., & Cartee, G.D.(2015). Effects of a brief high-fat diet and acute exercise on the mTORC1 and IKK/NF-κB pathways in rat skeletal muscle. *Appl. Physiol. Nutr. Metab., 40*(3), 251-262.

Cohen, D. B.(1979). *Sleep & Dreaming: Origin, Nature and Functions*. New York: Pergamon Press.

Collings, C.A., Curet, L.B., & Mullin, J.P.(1983). Maternal and fetal responses to a maternal aerobic exercise program. *American Journal of Obstetrics and Gynecology 145*, 556-562.

Cooper, K.H., & Cooper, T.(2007). *Start strong, Finish strong: prescription for a lifetime of great health*, New York: Penguin Group Inc.

David, R. L

Dement, W. C.(1992). The proper use of sleeping pills in the primary care setting. *Journal of Clinical Psychiatry, 53*, 50-56.

Dilsaver, S. C. & Greden, J. F.(1984). Antidepressant withdrawl phenomenon. *Biological Psychiatry, 19*, 237-256.

Dishman, R. K.(1994). Biological psychology, exercise, and stress. *Quest, 46*, 28-59.

Dishman, R. K., Washburn, R. A., & Heath, G. W.(2004). *Physical Activity Epidemiology*. Champaign, IL: Human Kinetics.

Dishman, R.K., Warren, J.M., Youngstedt, S.D., Yoo, H.S. Bunnell, B.N., Mougey, E.H., Meyerhoff, J.L., Jaso-Friedman, L., & Evans, D.L.(1995). Activity wheel running attenuates suppression of natural killer cell activity after footshock. *Journal of Applied Physiology, 78*(4), 1547-1554.

Driziene, Z1., Jakutiene, E., Stakisaitis, D., Pundziene, B., & Sveikata, A.(2008). Characteristics of gender-related circadian arterial blood pressure in healthy adolescents. Medicina (Kaunas), 44(10), 768-774.

Dunn, A.L., & Dishman, R.K.(1991). Exercise and the neurobiology of depression. *Exercise and Sport Science Reviews, 19*, 41-98.

DuPont, R.L., Rice, D.P., Miller, L.S., Shiraki, S.S., Rowland, C.R., & Harwood, H.J.(1996). *Economic costs of anxiety disorders. Anxiety 2*(4), 167-172.

Edington, D.W.(1984). *The Biological of physical activity*. Houghton Miffrin Co. Boston 264.

Elaine, N. et al.(1997). *Essentials of Human Anatomy and Physiology(5th Edn)*. The Benjamin/Cumming Pub, Com, Inc.

Faisal, A.1., Beavers, K.R., & Hughson, R.L.(2010). O2 uptake and blood pressure regulation at the onset of exercise: interaction of circadian rhythm and priming exercise. *Am. J..Physiol. Heart. Circ. Physiol., 299*(6), H1832-1842.

Farell, P. A.(1988). Lack of exercise effects on peripheral enkephalin entry into whole brain of rats. *Medicine and Science in Sports and Exercise, 21*, S35-S41.

Feancis, S. et al.(1986). *Basic & Clinical Endocrinology (2nd Edn)*. Appleton-Century-Crofts Inc.

Fleck, J.F & Kraemer, W.J.(2004). *Designing resistance training programs*, Champaign, IL: Human kinetic, 3rd ed.

Folkins, C.H., & Sime, W.E.(1981). Physical fitness training and mental health. *American Psychologist, 36*, 373-389.

Fontaine, K.R., Redden, D.T., Wang, C., Westfall, A.O., & Allison, D.B.(2003). Years of life lost due to obesity. *Journal of the American Medicine Association, 289*, 187-193.

Forchi, B.C., & Hausenblas, H.(2001). Influence of quiet rest and acute aerobic exercise performed in a naturalistic environment on selected psychological responses. *Journal of Sport and Exercise Psychology, 23*, 108-121.

Ford, D. E., & Kamerow, D. B.(1989). Epidemiological study of slep disturbances and psychiatric disorders. *Journal of the American Medical Association, 262*, 1479-1484.

Fox, E, L(1984). *Sports physiology*, CBS College Publishing, Saunders Co.

Friedman, H.S., & Booth-Kewley, S.(1987). The Disease-prone personality. *American Psychologist, 42*, 539-555.

Frøsig, C1., Sajan, M.P., Maarbjerg, S.J., Brandt, N., Roepstorff, C., Wojtaszewski, J.F., Kiens, B., Farese, R.V., & Richter, E.A.(2007). Exercise improves phosphatidylinositol-3,4,5-trisphosphate responsiveness of atypical protein kinase C and interacts with insulin signalling to peptide elongation in human skeletal muscle. *J. Physiol., 582(Pt 3)*, 1289-1301.

Gruber, J. J.(1986). *Physical activity and self-esteem development in children : A meta analysis*. In G. Stull & H. Eckert(Eds.), Effects of physical activity on children (pp. 30-48). Champaign, IL: Human Kinetics.

Hagberg, J.M., Graves, J.E., Limacher, M., Woods, D.R., Leggett, S.H., Conoine, C., Gruber, J.J., & Pollock, M.L.(1989). Cardiovascular responses of 70-79 year old men and women to exercise training. *Journal of Applied Physiology, 66*, 2589-2594.

Hamer, M., & Steptoe, A.(2012). Vascular inflammation and blood pressure response to acute exercise. *European Journal of Applied Physiology, 112*(6), 2375-2379.

Hatfield, B.D., & Landers, D.M.(1983). Psychophysiology - A new direction for sport psychology. *Journal of Sport Psychology, 5*, 243-259.

Hedges, L.V., & Olkin, I.(1985). *Statistical methods for meta-analysis*. Academic Press. New York, 1985.

Helmrich, S.P., Ragland, D.R., Leung, R.W., & Paffenbarger, R.S.(1991). Physical activity and reduced occurrence of non-insulin dependent diabetes mellitus. *New England Journal of Medicine, 325*, 147-152.

Horne, J. A., & Moore, V. J.(1985). Sleep EEG effects of exercise with and without additional body cooling. *Electroencephalography and Clinical Neurophysiology, 60*, 154-157.

Houmard, J.A1., Weidner, M.L., Koves, T.R., Hickner, R.C., Cortright, R.L.(2000) Association between muscle fiber composition and blood pressure levels during exercise in men. *Am. J. Hypertens. 13(6 Pt 1)*, 586-592.

Ismail, A. et al.(1973). The effect of chronic exercise on the personality of middle-aged men by univariate and multivariate approaches. *Journal of Human Ergology, 2*, 47-57.

Jackson, A.S., Blair, S.N., Mahar, M.T., Weir, L.T., Ross, R.M., & Stuteville, J.E.(1990). Prediction of functional aerobic capacity without exercise testing. *Medicine and Science in Sports and Exercise, 22*, 863-870.

Jackson, A.W., Morrow, J.R, Hill, D.W., & Dishman, R.K.(2004). *Physical activity for health and fitness*, Champaign, IL: Humnan Kinetics, updated edition.

Johnson-Saylor, M.T.(1984). Relationships among anger expression, hostility, hardness, social support, and health risk. Unpublished doctoral dissertation, University of Michigan, Ann Arbor.

Jones, H., George, K., Edwards, B., & Atkinson, G. (2007). Is the magnitude of acute post-exercise hypotension mediated by exercise intensity or total work done? Eur. *J. Appl. Physiol., 102*(1), 33-40.

Kang, H. Y. (1997). The effects of dietary pyruvic and exercise training on insulin resistance in obese Zucker rats. *The '97 seoul international sport science congress proceedings 6*, 50-65.

Kario, K., Yano, Y., Matsuo, T., Hoshide, S., Eguchi, K., & Shimada, K. (2011). Additional impact of morning haemostatic risk factors and morning blood pressure surge on stroke risk in older Japanese hypertensive patients. *Eur. Heart J., 32*(5), 574-580.

Keese, F., Farinatti, P., Pescatello, L., Cunha, F.A., & Monteiro, W.D. (2012). Aerobic exercise intensity influences hypotension following concurrent exercise sessions. Int. *J. Sports Med., 33*(2), 148-153.

Kim, T.W1., Lee, S.H2., Choi, K.H2., Kim, D.H2., & Han, T.K3. (2015). Comparison of the effects of acute exercise after overnight fasting and breakfast on energy substrate and hormone levels in obese men. *J. Phys. Ther. Sci., 27*(6), 1929-1932.

Kimble, D. P. (1988). *Biological Psychology*. New York: HBJ.

King, A. C., Oman, R. F., & Brassington, G. S. (1997). Moderate intensity exercise and self-rated quality of sleep in older adults: A randomized controlled trial. *Journal of the American Medical Association, 277*(1), 32-37.

Kobasa, O.S. (1984). How much stress can you survive? *American Health*, 64-75.

Krall, E.A., & Dawson-Hughes, B. (2001). Walking is related to bone density and rates of bone loss. *American Journal of Medicine, 96*, 20-26.

Lamb, R,L. (1978). *Physiology of exercise, Responses & Adaptation*, Macmillan Publishing Co.

Landers, D. M., & Arent, S. M. (2001). Physical activity & mental health. In R. Singer, H. Hausenblas, & C. Janelle (Eds.), *Handbook of sport psychology* (2nd ed., pp. 740-765). New York: Wiley.

Lazarus, R.S. (1991). *Emotion and adaptation*. Oxford: Oxford University Press.

Lehninger, A.L., Nelson, D.L., & Cox, M.M. (1993). *Principles of biochemistry*. Worth Publishers, Inc.

Ling, C1., Diaz, K.M., Kretzschmar, J., Feairheller, D.L., Sturgeon, K.M., Perkins, A., Veerabhadrappa, P., Williamson, S.T., Lee, H., Grimm, H., Babbitt, D.M., & Brown, M.D. (2014). Chronic aerobic exercise improves blood pressure dipping status in African American nondippers. *Blood Press Monit., 19*(6), 353-358.

Lox, C.L., Martin, K.A., & Petruzzello, S.J. (2003). *The psychology of exercise: integrating theory and practice*. Holcomb Hathaway, Publishers.

Lutwak, L. et al. (1959). The effect of physical conditioning on glucose tolerance. *Clinic Research. 7*, 143-151.

Manson, J.E., Rimm, E.R, Stampfer, M.J., Colditz, G,A., Willett, W.C., Krolewski, A.S., Rosner, B., Hennekens, C.H., & Spiezer, F.E. (1991). Physical activity and incidence of non-insulin dependent diabetes mellitus in women. *Lancet, 338*, 774-778.

Marfella, R., Siniscalchi, M., Nappo, F., Gualdiero, P., Esposito, K., Sasso, F.C., Cacciapuoti, F., Di Filippo, C., Rossi, F., D'Amico, M., & Giugliano, D. (2005). Regression of carotid atherosclerosis by control of morning blood pressure peak in newly diagnosed hypertensive patients. *Am. J. Hypertens., 18*(3), 308-318.

Marieb, E.N. (1995). *Human anatomy and physiology(3rd Edn)*. California: The Benjamin/Cummings Publishing Co., Inc.

Martinsen, E. W. et al. (1994). *Exercise and mental health in clinical and free-living populations*. In R. K.

Dishman (Ed.), Advances in Exercise Adherence. Champaign, IL: Human Kinetics.

Martinsen, E.W., & Medhus, A.(1989). Adherence to exercise and patients' evaluation of physical exercise in a competitive treatment programme for depression. *Nordic Journal of Psychiatry, 43*, 411-415.

Martinsen, E.W., & Stephens, T.(1994). *Exercise and mental health in clinical and free-living populations*. In R.K. Dishman (Ed.), Advances in Exercise Adherence. Champaign, IL: Human Kinetics.

McArthur, J.W.(1985). Endorphins and exercise in females: possible connection with reproductive dysfunction. *Medicine and Science in Sports and Exercise, 17*, 82-33.

McDonald, D. G. et al.(1991). *Psychological effects of aerobic fitness training: Research and theory*. New York: Spring-Verlag.

Mellinger, G. D., Balter, M. B., & Uhlenhuth, E. H.(1985). Insomnia and its treatment: Prevalence and correlates. *Archives of General Psychiatry, 42*, 225-232.

Meyerhoff, H. et al.(1995). Activity wheel running attenuates suppression of natural killer cell activity after footshock. *Journal of Applied Physiology, 78*(4), 1547-1554.

Morgan, W.P.(1987). Reduction of state anxiety following acute physical activity. In W.P. Morgan & S.E. Goldston (Eds.), *Exercise and mental health* (pp. 105-109). Washington, DC: Hemisphere.

Moses, J., Steptoe, A., Mathews, A., & Edwards, S.(1989). The effects of exercise training on mental well-being in the normal population: A controlled trial. *Psychosomatic Research, 33*, 47-61.

Nieman, D.C.(1995). *Fitness and sports medicine: a health-related approach*, Mountain View, CA: Mayfield publishing.

North, T.C., McCullagh, P., & Vu Tran, Z.(1990). Effects of exercise on depression. *Exercise and Sport Science Review, 18*, 379-415.

O'Connor, P. J., & Morgan, W. P.(1990). Athletic performance following rapid travel of multiple time zone: a review. *Sports Medicine, 10*, 20-30.

O'Connor, P. J., & Youngstedt, S. D.(1995). Influence of Exercise on Human Sleep. *Exercise and Sport Science Reviews, 23*, 105-187.

Ohkubo, T., Imai, Y., Tsuji, I., Nagai, K., Watanabe, N., Minami, N., Kato, J., Kikuchi, N., Nishiyama, A., Aihara, A., Sekino, M., Satoh, H., & Hisamichi, S.(1997). Relation between nocturnal decline in blood pressure and mortality. *Am. J. Hypertens., 10*(11), 1201-1207.

Okutucu, S.1., Karakulak, U.N., & Kabakçı, G.(2011). Circadian blood pressure pattern and cardiac autonomic functions: different aspects of same pathophysiology. *Anadolu. Kardiyol. Derg., 11*(2), 168-173.

Pate, R.R., Pratt, M., Blair, S.N, Haskell, W.L., Macera, C.A., Bouchard, C., Buchner, D., Ettinger, W., Heath, G.W., King, A.C., Kriska, A., Leon, A.S., Marcus, B.H., Morris, J., Paffenbarger, R.S., Patrick, K., Pollock, M.L., Roppe, J.M., Sallis, J., & Wilmore, J.H.(1995). Physical activity and the public health: A recommendation from the Center for Disease Control and Prevention and the American College of Sports Medicine. *Journal of the American Medical Association, 273*, 402-407.

Pelletier, K.R.(1977). Mind as healer, mind as slayer. Psychology Today. February, 30-40.

Petruzzello, S.J., Landers, D.M., Hatfield, B.D., Kubitz, K.A., & Salazar, W.S.(1991). A meta analysis on the anxiety-reducing effects of acute and chronic exercise. *Sports Medicine, 11*(3), 143-182.

Pierce, D., Kupprat, I., & Harry, D.(1976). Urinary epinephrine and norepinephrine level in women athletes during training and competition. *European Journal of Applied Physiology, 36*, 1-6.

Raglin, J.S., & Morgan, W.P.(1985). Influence of vigorous exercise on mood state. *Behavior Therapist, 8*, 179-183.

Raglin, J.S., & Morgan, W.P.(1987). Influence of exercise and "distraction therapy" on state anxiety and blood pressure. *Medicine and Science in Sport and Exercise, 19*, 456-463.

Ransford, C.P.(1982). A role for amines in the antidepressant effect of exercise: A review. *Medicine and Science in Sport and Exercise, 14*, 1-14.

Regestein, Q. R., & Monk, T. H.(1991). Is poor sleep of shift workers a disorder? *American Journal of Psychiatry, 148*, 1487-1493.

Richter, E.A1., & Hargreaves, M.(2013). Exercise, GLUT4, and skeletal muscle glucose uptake. *Physiol Rev. 93*(3), 993-1017.

Ron, M. et al.(1997). *Biochemistry of exercise & training*. Great britain by biddles Ltd., Guildford, surrey.

Sachs, M. L.(1984). *The runner's high*. In M. L. Sachs, & G. W. Buffone (Eds.), *Running as therapy*: An integrated approac h(pp. 273-287). Lincolin: University of Nebraska Press.

Sanchís-Moysi, J1., Idoate, F., Olmedillas, H., Guadalupe-Grau, A., Alayón, S., Carreras, A., Dorado, C., & Calbet, J.A.(2010). The upper extremity of the professional tennis player: muscle volumes, fiber-type distribution and muscle strength. *Scand. J. Med. Sci. Sports, 20*(3), 524-534.

Sapolski, R.M.(1992). *Neuroendocrinology of the stress-response*. In J.B. Becker, S.M. Breedlove & D. Crews, (Eds.), Behavioral Endocrinology, pp. 287-324. The MIT Press.

Scheer, F.A1., Hu, K., Evoniuk, H., Kelly, E.E., Malhotra, A., Hilton, M.F., Shea, S.A.(2010). Impact of the human circadian system, exercise, and their interaction on cardiovascular function. *Proc. Natl. Acad. Sci., 107*(47), 20541-20546.

Schlosser, M.B., & Sheeley, L.A.(1985). Subjective wellbeing and the stress process. Paper presented at the 93rd annual convention of the American Psychiatric Association, Los Angels, CA.

Schoenfeld, B.J.1.(2012). Does exercise-induced muscle damage play a role in skeletal muscle hypertrophy? *J. Strength Cond. Res., 26*(5), 1441-1453.

Seeman, J.C.(1978). *Changes in state anxiety following vigorous exercise*. Unpublished and master's thesis, University of Arizona.

Simons, A.D., Epstein, L.H., McGowan, C.R., Kupfer, D.J., & Robertson, R.J.(1985). Exercise as a treatment for depression. *Clinical Psychology Reviews, 5*, 553-568.

Singh, N. A., Clements, K. M., & Fiatarone, M. A.(1997). A randomized controlled trial of the effect of exercise on sleep. *Sleep, 20*(2), 95-101.

Smith, M.L., Glass, G.V., & Miller, T.E.(1980). *The benefits of Psychotherapy*. Baltimore: Johns Hopkins University Press.

Somers, V. K., Dyken, M. E., Mark, A. L., & Abboud, F. M.(1993). Sympathetic-nerve activity during sleep in normal subjects. *England Journal of Medicine, 328*, 303-307.

Spielberger, D.C.(1987). *Stress, emotions and health*. In P.W. Morgan, E.S. Goldston, (Eds), Exercise and Mental Health, Harper & Row Publishers, Inc.

Taylor, A.H.(2001). Physical activity, anxiety, and stress. In S.J.H. Biddle, K.R. Fox, & S.H. Boucher (Eds.), *Physical activity and psychological well-being* (00. 10-45). London: Routledge & & Kegan Paul.

Thomas, R. J. et al.(1994). *Exercise and cognitive function*. C. Bouchard, R. J. Shephard, and T. Stephens (Eds). Physical Activity, Fitness, and Health (pp. 521-529). Champaign, IL : Human Kinetics Publishers.

Thompson, P. D. et al.(1988). Modest changes in high density lipoprotein concentration and metabolism with prolonged exercise training. *Circulation 78*, 25-34.

Tochikubo, O., Kawano, Y., Miyajima, E., Toshihiro, N., & Ishii, M.(1997). Circadian variation of hemodynamics and baroreflex functions in patients with essential hypertension. *Hypertens Res., 20*(3), 157-166.

Tochikubo, O., Kawano, Y., Miyajima, E., Toshihiro, N., & Ishii, M.(1997). Circadian variation of hemodynamics and baroreflex functions in patients with essential hypertension. *Hypertens. Res., 20*(3), 157-166.

Tollefson., G.D.(1991). Antidepressant treatment and side effect considerations. *Journal of Clinical Psychiatry, 52*, 4-13.

Trinder, J., Paxton, S., Montgomery, I., & Fraser, G.(1985). Endurance as opposed to power training: their effect on sleep. *Psychophysiology, 22*, 668-673.

Uusi-Rasi, K., Nygard, C.H., Oja, P., Pasanen, M., Sievanen, H., & Vuori, I.(1994). Walking at work and bone mineral density of premenopausal women. *Osteoporosis International, 4*, 336-340.

Vuori, J., Urponen, H., Hasan, I., & Partinen, M.(1988). Epidemiology of exercise effects on sleep. *Acta Physiologica Scandinavica, 133*, 3-7.

Wakamatsu, Y., Takeda, Y., Tanaka, S., Yamamoto, K., Yamashita, S., Sugiura, T., Dohi, Y., & Kimura, G.(2012). Excessive blood pressure elevation upon awakening involves an exaggerated cardiac response to slight physical activity: a possible mechanism underlying the risk of 'morning surge'. *Blood Press., Monit., 17*(5), 198-203.

Walker, B.E.(1998). *The Stretching Handbook.* Walkerbout Health. Qld, Australia.

Williams, S.R., Zies, D., Mullegama, S.V., Grotewiel, M.S., & Elsea, S.H.(2012). Smith-Magenis syndrome results in disruption of CLOCK gene transcription and reveals an integral role for RAI1 in the maintenance of circadian rhythmicity. *Am. J. Hum. Genet., 90*(6), 941-949.

Wilmore, J. H. et al.(1994). *Physiology of Sport and Exercise.* Human Kinetics.

Wilmore, J.H., & Costill, D.L.(1999). *Physiology and sport and exercise. 2d ed.* Champaign, IL: Human Kinetic.

Wilson, V.E., Berger, B.G., & Bird, E.I.(1981). Effects of running on an exercise class. *Perceptual and Motor Skills, 53*, 472-474.

Wittchen, H. et al.(1994). Lifetime and 12-month prevalence of DSM-III-R Psychiatric Disorders in the United States. *Archives of General Psychiatry, 51*, 8-19.

Workman, E.A., & Short, D.D.(1993). Atypical antidepressant versus imipramine in the treatment of major depression: A meta analysis. *Journal of Clinical Psychiatry, 54*, 5-12.

Yoo, H.S., Tackett, R.L., Crabbe, J.B., Bunnell, B.N., & Dishman, R.K.(2000). Antidepressant-like effects of physical activity versus imipramine: Neonatal clomipramine model. *Psychobiology, 28*(4), 540-549.

Youngstedt, S. D., Kripke, D. F., & Elliott, J. A.(1999). Is sleep disturbed by vigorous late-night exercise? *Medicine and Science in Sports and Exercise, 30*, 864-869.

Ziogas G, G. et al.(1997). Exercise training, postprandial hypertriglyceridemia, and LDL subfraction distribution. *Medicine and Science in Sports and Exercise, 29*(8), 986-991.